GREEN NOTE

糖尿病グリーンノート

寺内康夫 編著
横浜市立大学大学院医学研究科
分子内分泌・糖尿病内科学教授

中外医学社

執筆者（執筆順）

寺内康夫	横浜市立大学大学院医学研究科 分子内分泌・糖尿病内科学教室　教授
後藤　温	国立がん研究センター社会と健康研究センター 疫学研究部　室長
井上英昭	横浜市立大学大学院医学研究科 分子内分泌・糖尿病内科学教室
吉井大司	横浜市立大学大学院医学研究科 分子内分泌・糖尿病内科学教室（現・横浜南共済病院内分泌代謝内科）
亀田晶子	横浜市立大学大学院医学研究科 分子内分泌・糖尿病内科学教室
濱井順子	神奈川県立循環器呼吸器病センター 糖尿病内分泌内科　医長
山崎俊介	横浜市立大学大学院医学研究科 分子内分泌・糖尿病内科学教室
京原麻由	横浜市立　学院医学研究科 分子内分泌・糖尿病内科学教室
神子一成	埼玉メディカルセンター内科
青木一孝	神奈川歯科大学内科　教授
堀井三儀	横浜市立大学大学院医学研究科 分子内分泌・糖尿病内科学教室
奈良枝里子	横浜市立大学附属市民総合医療センター 内分泌・糖尿病内科
篠田みのり	横浜市立大学附属市民総合医療センター 内分泌・糖尿病内科
山川　正	横浜市立大学附属市民総合医療センター 内分泌・糖尿病内科　准教授
永倉　穣	横浜市立大学附属市民総合医療センター 内分泌・糖尿病内科
王城人志	横浜市立大学附属市民総合医療センター 内分泌・糖尿病内科　助教
岡本芳久	JCHO 横浜保土ヶ谷中央病院糖尿病内科　部長
髙橋まゆみ	横浜市立大学附属市民総合医療センター 内分泌・糖尿病内科
髙橋謙一郎	横浜市立大学附属市民総合医療センター 内分泌・糖尿病内科　助教
増谷朋英	横浜市立大学附属市民総合医療センター 内分泌・糖尿病内科
阪本理夏	横浜市立大学附属市民総合医療センター 内分泌・糖尿病内科
井上雄一郎	茅ヶ崎市立病院代謝内分泌内科
小西裕美	横浜市立大学大学院医学研究科 分子内分泌・糖尿病内科学教室
國下梨枝子	横浜市立大学大学院医学研究科 分子内分泌・糖尿病内科学教室
佐々木秀哲	横浜南共済病院内分泌代謝内科
渡辺　薫	横浜南共済病院内分泌代謝内科
井上亮太	横浜南共済病院内分泌代謝内科
神山博史	横浜市立大学附属市民総合医療センター 内分泌・糖尿病内科
木村雅代	横浜市立大学大学院医学研究科 分子内分泌・糖尿病内科学教室

楠　和久	関東中央病院代謝内分泌内科　医長
山田　択	関東中央病院代謝内分泌内科
水野有三	関東中央病院　医務局長／代謝内分泌内科　部長
長谷部正紀	関東中央病院代謝内分泌内科 （現・済生会横浜市東部病院糖尿病・内分泌内科）
佐田　晶	関東中央病院代謝内分泌内科　医長 （現・あきら内科）
秋山知明	横浜栄共済病院代謝内分泌内科
角田哲治	横浜栄共済病院代謝内分泌内科
佐々木浩人	済生会横浜市南部病院糖尿病・内分泌内科
長田　潤	済生会横浜市南部病院糖尿病・内分泌内科　医長
高野裕也	済生会横浜市南部病院糖尿病・内分泌内科
室橋祐子	済生会横浜市南部病院糖尿病・内分泌内科
稲積孝治	済生会横浜市南部病院糖尿病・内分泌内科
富樫　優	横浜市立大学大学院医学研究科 分子内分泌・糖尿病内科学教室　助教
近藤義宣	横浜市立大学大学院医学研究科 分子内分泌・糖尿病内科学教室　助教
柴田恵理子	横浜市立大学大学院医学研究科 分子内分泌・糖尿病内科学教室
近藤真衣	横浜労災病院内分泌・糖尿病センター
小野正人	横浜労災病院内分泌・糖尿病センター
天貝麻里	横須賀市立市民病院内分泌・糖尿病内科
土屋博久	横須賀市立市民病院内分泌・糖尿病内科　科長
飯島貴宏	横須賀市立市民病院内分泌・糖尿病内科
千葉ゆかり	横須賀市立市民病院内分泌・糖尿病内科
伊藤　譲	横浜市立大学大学院医学研究科 分子内分泌・糖尿病内科学教室　助教
田島一樹	横浜市立大学大学院医学研究科 分子内分泌・糖尿病内科学教室　助教
宇治原誠	横浜医療センター　副院長
中口裕達	横浜市立大学大学院医学研究科 分子内分泌・糖尿病内科学教室
折目和基	横浜市立大学大学院医学研究科 分子内分泌・糖尿病内科学教室　助教
奥山朋子	横浜市立大学大学院医学研究科 分子内分泌・糖尿病内科学教室
細川紗帆	横浜市立大学附属病院内分泌・糖尿病内科
吉田瑛子	横浜市立大学大学院医学研究科 分子内分泌・糖尿病内科学教室

はじめに

　日本のみならず，世界全体での糖尿病患者の増加はとどまることを知らない．新しい経口血糖降下薬やインスリン製剤，GLP-1製剤がここ10年間で次々と登場し，糖尿病治療は大きく変革した．しかしながら，多くの診療現場でこれらの特性を生かしきれていないのが悲しい現状である．さらに，糖尿病診療では血糖管理に加え，高血圧・脂質異常症，体重の管理，細小血管症・大血管症，悪性腫瘍や認知症などの併発症の管理にも配慮する必要があるが，その実践も不十分と言わざるを得ない．その背景として，新規薬剤の有効活用法，包括的治療の根拠やその意図が，医療現場に正確に伝わっていないことが挙げられる．

　中外医学社から，糖尿病診療マニュアルの製作依頼を受けて，本書の作成を開始したのは2014年であった．「糖尿病グリーンノート」は糖尿病の診療を学ぶうえで欠かすことのできない基礎知識，病態把握，治療の組み立て，患者ケアなどのポイントを簡明に解説し，実際の臨床現場で役立つ実践的なマニュアルである．中外医学社から出版されている研修医向けシリーズ書籍「グリーンノート」に倣い，要点を箇条書きでまとめ，図表と参考文献を適宜加えるスタイルとした．研修医，専門医を目指す若手医師に加えて，メディカルスタッフにも役立つものになるであろう．

　企画から校正にいたるまで，当教室の研修医，専門医を目指す若手医師に関わってもらい，万全を期したつもりではあるが，内容の偏り，見落としている部分，何でもお気づきの点があればお知らせいただきたい．改訂の際の参考にさせていただきたい．本書が臨床現場で役立つことを切に願い，序とさせていただく．

2016年8月

寺内康夫

目　次

Perspective　　　1

Perspective································〈寺内康夫〉　2

I　診療に必要な知識—疫学・病態・診断・検査—　　5

1. 疫学・頻度　　6
1 ▶ 糖尿病の頻度とその変遷················〈後藤　温〉　6
2 ▶ 年齢・男女差·····································　9
3 ▶ 糖尿病死因の歴史的変遷························　12

2. 病態生理　　14
1 ▶ インスリン分泌不全とインスリン抵抗性·········〈井上英昭〉　14
2 ▶ インクレチンとグルカゴン·····················　16
3 ▶ 食後高血糖と心血管病····················〈吉井大司〉　19
4 ▶ メタボリックシンドローム·····················　22
5 ▶ 内臓脂肪とアディポカイン·····················　25

3. 内分泌機能と糖代謝　　27
1 ▶ 下垂体機能・疾患と糖代謝················〈亀田晶子〉　27
2 ▶ 甲状腺機能・疾患と糖代謝·····················　30
3 ▶ 副腎機能・疾患と糖代謝·······················　32
4 ▶ 性腺機能と糖代謝······················〈濵井順子〉　34
5 ▶ 脂肪細胞機能と糖代謝·························　37
6 ▶ 食欲，エネルギーを調節するホルモンと糖代謝·······　40

4. 診断基準と病型分類　　43
1 ▶ 病型診断··························〈山崎俊介〉　43
2 ▶ 1型糖尿病·····························　45
3 ▶ 2型糖尿病·····························　48
4 ▶ 遺伝子異常による糖尿病················〈京原麻由〉　50
5 ▶ 妊娠糖尿病と糖尿病合併妊娠·····················　53
6 ▶ 他の病態に起因する糖尿病······················　55

5. 診断の進め方　　59
1 ▶ 糖尿病の診断·······················〈神子一成〉　59

2 ▶ 診断の進め方（青壮期）……………………………………… 62

3 ▶ 診断の進め方（高齢者）……………………………………… 64

4 ▶ 診断の進め方（小児）……………………〈青木一孝〉66

5 ▶ 診断の進め方（妊婦）……………………………………… 68

6. 検査指標 70

1 ▶ 血糖管理指標………………………………〈堀井三儀〉70

2 ▶ 75 g 経口ブドウ糖負荷試験 73

3 ▶ インスリン分泌能・抵抗性に関する検査……………… 76

4 ▶ 糖尿病合併症に関する検査……………………………… 79

7. 合併症・併発症の病態 82

1 ▶ 急性合併症（意識障害）…………〈奈良枝里子　篠田みのり〉82

2 ▶ 糖尿病神経障害……………………〈篠田みのり　山川　正〉85

3 ▶ 糖尿病網膜症………………………〈永倉　穣　山川　正〉88

4 ▶ 糖尿病腎症………………………………………………… 91

5 ▶ 糖尿病足病変………………………〈王城人志　山川　正〉93

6 ▶ 虚血性心疾患………………………………〈岡本芳久〉95

7 ▶ 脳血管障害…………………………………〈山川　正〉98

8 ▶ NAFLD，NASH……………………………〈岡本芳久〉100

9 ▶ 皮膚病変……………………………………〈山川　正〉103

10 ▶ 歯周病：疫学・病態・診断・検査……〈髙橋まゆみ　山川　正〉106

11 ▶ 感染症………………………………〈王城人志　山川　正〉108

12 ▶ ED…………………………………〈髙橋謙一郎　山川　正〉110

13 ▶ 糖尿病と認知症（病態）…………〈増谷朋英　山川　正〉114

14 ▶ 精神疾患……………………………〈阪本理夏　山川　正〉116

II 患者の病態把握 119

1. 問診 120

1 ▶ 現病歴・既往歴・家族歴………………〈井上雄一郎〉120

2 ▶ 生活習慣の聴取…………………………………………… 122

3 ▶ 薬剤歴・体重歴・職業歴………………………………… 123

2. 診察のポイント 125

1 ▶ バイタルサイン……………………………〈小西裕美〉125

2 ▶ 頭頸部……………………………………………………… 127

3 ▶ 胸腹部			129
4 ▶ 四肢			131
5 ▶ 神経学的診察			133

3. 検査オーダー　　　　　　　　　　　　　136

1 ▶ 血液検査	〈國下梨枝子〉136
2 ▶ 尿検査	139
3 ▶ 画像検査とその他の検査	141

Ⅲ 血糖コントロールのための治療の組み立て　145

1. 治療概論　　　　　　　　　　　　　　146

1 ▶ 病型と病態に応じた治療指針の立て方	〈佐々木秀哲〉146
2 ▶ 食事療法の意義と効果	149
3 ▶ 運動療法の意義と効果	151
4 ▶ 経口血糖降下薬の特徴と使い分け, 　使用上の注意 (概論)	〈渡辺　薫〉153
5 ▶ インスリン療法の実際, インスリン療法の 　適応, 開始のポイント	156
6 ▶ インスリン製剤の特徴と使い分け (概論)	〈井上亮太〉158
7 ▶ インスリン療法と経口血糖降下薬との併用	162
8 ▶ GLP-1 製剤の特徴と位置付け (概論)	〈神山博史〉165
9 ▶ 膵移植, 膵島移植	168

2. 食事習慣への介入　　　　　　　　　　　170

1 ▶ 適正なエネルギー摂取量の決め方と 　栄養素の配分	〈木村雅代〉170
2 ▶ 糖尿病食事療法のための食品交換表を用いる 　栄養指導	173
3 ▶ アルコール飲料, 嗜好飲料, 菓子の指導	175
4 ▶ 間食, 補食の指導	177
5 ▶ 外食, 中食の指導	178
6 ▶ 糖質制限	180

3. 運動習慣への介入　　　　　　　　　　　182

| 1 ▶ 身体運動とエネルギー代謝 | 〈楠　和久〉182 |
| 2 ▶ 運動開始時の検査 | 〈山田　択　水野有三〉184 |

3 ▶ 運動療法の指導の実際
（種類，強度，時間，頻度）……………〈長谷部正紀　水野有三〉187
4 ▶ 運動指導上の注意点………………………………………〈佐田　晶〉190
5 ▶ 合併症をもつ患者の運動指導…………………………〈水野有三〉192

4. 禁煙指導　196
1 ▶ 喫煙による健康障害………………………………………〈秋山知明〉196
2 ▶ 禁煙指導の実際………………………………………………… 199

5. 睡眠障害　202
1 ▶ 糖尿病患者の睡眠障害の実態…………………………〈角田哲治〉202
2 ▶ 睡眠障害が糖代謝に与える影響…………………………… 204
3 ▶ 睡眠障害に対する治療……………………………………… 207

6. 経口血糖降下薬の特性と使い分け，注意点　209
1 ▶ スルホニル尿素薬………………………〈佐々木浩人　長田　潤〉209
2 ▶ グリニド薬…………………………………………………… 212
3 ▶ α-グルコシダーゼ阻害薬（α-GI）…………………〈長田　潤〉214
4 ▶ ビグアナイド薬…………………………………〈高野裕也　長田　潤〉216
5 ▶ チアゾリジン薬…………………………………〈室橋祐子　長田　潤〉220
6 ▶ DPP-4 阻害薬……………………………………〈稲積孝治　長田　潤〉223
7 ▶ SGLT2 阻害薬……………………………………………〈長田　潤〉226
8 ▶ 糖代謝に影響を与える薬物………………………………… 228

7. インスリン療法　231
1 ▶ インスリン製剤の特徴と使い分け…………………………〈富樫　優〉231
2 ▶ インスリン自己注射指導…………………………………… 233
3 ▶ インスリン投与方法の選択と量の調整法………………… 235
4 ▶ インスリンポンプ…………………………………………… 237
5 ▶ 自己血糖測定………………………………………………… 239
6 ▶ 心理面への配慮……………………………………………… 241
7 ▶ 低血糖対策…………………………………………………… 243
8 ▶ シックデイ時のインスリン治療…………………………… 245

8. GLP-1 受容体作動薬　247
1 ▶ 短時間作用型 GLP-1 受容体作動薬と長時間作用型
GLP-1 受容体作動薬……………………………………〈近藤義宣〉247
2 ▶ 週 1 回製剤の適応…………………………………………… 250
3 ▶ どの段階で GLP-1 受容体作動薬を使うか………………… 252

4 ▶ GLP-1 受容体作動薬とインスリン製剤の併用·············· 254

5 ▶ 副作用軽減のための方策··································· 256

Ⅳ 血糖コントロール以外に心がけること   259

1. 体重管理   260

1 ▶ 管理目標·····································〈柴田恵理子〉260

2 ▶ 日本人でのエビデンス（疫学）······················ 262

3 ▶ 内科的治療·· 264

4 ▶ 外科的治療·· 267

2. 血圧管理   269

1 ▶ 管理目標·····························〈近藤真衣　小野正人〉269

2 ▶ 代表的な降圧薬とその特性························· 271

3 ▶ 糖尿病合併高血圧の特徴と降圧薬での治療の実際········ 273

4 ▶ 血圧管理に難渋したときは························· 276

3. 脂質管理   278

1 ▶ 管理目標··························〈天貝麻里　土屋博久〉278

2 ▶ 日本人でのエビデンス（疫学，臨床試験）········〈飯島貴宏〉280

3 ▶ 海外のエビデンス（疫学，臨床試験）·············〈土屋博久〉282

4 ▶ 脂質異常症治療薬の特性と
　　使い分け·······························〈千葉ゆかり　土屋博久〉284

Ⅴ 合併症マネージメント   287

1. 糖尿病合併症の管理と治療   288

1 ▶ 急性合併症（意識障害）·············〈奈良枝里子　篠田みのり〉288

2 ▶ 糖尿病神経障害····························〈篠田みのり〉290

3 ▶ 糖尿病網膜症·······························〈永倉　穣〉293

4 ▶ 糖尿病腎症·· 296

5 ▶ 足病変のマネージメント·················〈王城人志　山川　正〉299

6 ▶ 虚血性心疾患·······························〈岡本芳久〉302

7 ▶ 脳血管障害マネージメント·····················〈山川　正〉305

8 ▶ NAFLD，NASH·····························〈岡本芳久〉308

9 ▶ 皮膚病変··································〈山川　正〉310

10 ▶ 歯周病……………………………………〈髙橋まゆみ　山川　正〉312
11 ▶ 感染症マネージメント……………………〈王城人志　山川　正〉314
12 ▶ 勃起障害のマネージメント………………〈髙橋謙一郎　山川　正〉317
13 ▶ 糖尿病と認知症……………………………〈増谷朋英　山川　正〉320
14 ▶ 精神疾患……………………………………〈阪本理夏　山川　正〉323

2. 糖尿病と妊娠 325

1 ▶ 糖尿病合併妊娠と妊娠糖尿病…………………………〈伊藤　譲〉325
2 ▶ 妊娠が糖尿病に及ぼす影響…………………………………… 327
3 ▶ 糖尿病が妊娠（母・児）に及ぼす影響…………………………… 329
4 ▶ 糖尿病患者の妊娠管理……………………………………… 331
5 ▶ 糖尿病の母親から生まれた児の管理…………………………… 333

Ⅵ 質の高い患者ケアを目指して 337

1. 糖尿病医療環境の構築 338

1 ▶ チーム医療…………………………………………〈田島一樹〉338
2 ▶ 病診連携……………………………………………… 340
3 ▶ チームリーダーとして心がけること………………………… 342

2. 糖尿病患者の治療意欲向上に向けて 344

1 ▶ 糖尿病患者のストレス………………………………………… 344
2 ▶ 患者分類……………………………………………… 346
3 ▶ 患者ごとの適切なアプローチ………………………………… 348

3. 連携パスの構築 350

1 ▶ パートナーシップの構築…………………………〈宇治原誠〉350
2 ▶ 病院と診療所の役割分担…………………………………… 352
3 ▶ 成功のカギ…………………………………………… 355

Ⅶ できる糖尿病医になるために 357

1. 新患プレゼンテーション 358

1 ▶ 書類の準備………………………………………〈中口裕達〉358
2 ▶ プレゼンテーション………………………………………… 360

2. 医療文書の書き方の基本 363

1 ▶ 診療録（カルテ）……………………………〈折目和基　寺内康夫〉363

2 ▶ 退院サマリー──────────────── 366
3 ▶ 処方箋───────────────── 369
4 ▶ 入院時診療計画書──────────── 372
5 ▶ 退院時の説明────────────〈奥山朋子〉375
6 ▶ 情報提供書───────────── 377
7 ▶ 他科への院内併診─────────〈細川紗帆〉380
8 ▶ 死亡診断書───────────── 383

3. 糖尿病診療の展望 387
1 ▶ 日本糖尿病学会のミッション────〈吉田瑛子〉387
2 ▶ 日本糖尿病協会のミッション────── 389
3 ▶ 施設完結型チーム医療から地域包括型チーム医療へ──── 391

付録 395

1. 患者の病態把握　チェックポイント──────〈小西裕美〉396
2. 経口血糖降下薬一覧────────────── 398
3. インスリン製剤早見表────────〈富樫　優〉401
4. GLP-1 受容体作動薬一覧───────〈近藤義宣〉406

索引────────────── 407

Perspective

Perspective

まとめ

- 糖尿病はインスリン作用不足による慢性高血糖を主徴とし，種々の特徴的な代謝異常を伴う疾患群と定義される．
- 糖負荷試験は糖尿病を診断するための有力な手段ではあるが，糖尿病を定義するものではない．
- 薬物療法の進歩には目覚ましいものがあるが，糖尿病患者の平均寿命は一般人と比較し10〜15歳短く，根本的・画期的な予防法・治療法の開発が待たれる．

❶糖尿病の病態の把握

- 糖尿病はインスリン作用の不足による慢性高血糖を主徴とし，種々の特徴的な代謝異常を伴う疾患群と定義される．
- 発症には遺伝因子と環境因子がともに関与する．
- 代謝異常の長期間にわたる持続は糖尿病特有の合併症（細小血管症）をきたしやすく，また動脈硬化症（大血管症）をも促進し，代謝異常の程度によって無症状からケトアシドーシスや昏睡に至る幅広い病態を示す．
- 認知症，悪性腫瘍など糖尿病によりリスクが高まる病態がある．

❷糖尿病の診断の歴史

- 太古から糖尿病の診断自体は容易だった．糖尿病の診断として医者が最初に行った手段は尿の味をみることだったと想定される．
- 19世紀になると，尿糖量を測れるようになった．
- 血糖測定に関する画期的な発明は1913年に発表されたBangの微量血糖測定法である．
- 1918年にはHagedorn，Jensenが「Hagedorn-Jensen法」による血糖測定法を開発した．
- その後，Somogyi-Nelson法やグルコース・オキシダーゼ法などの新手法が開発され，さらに自動測定器開発とあいまって，血糖測定が広く普及した．
- 1950年代までは糖尿病の基準も施設ごとで異なっていて，相互の比較も困難な状況であった．
- 日本糖尿病学会の「糖尿病の診断に関する第1次委員会」が1967年に開かれ，糖負荷試験は糖尿病を診断する有力な手段ではあるが，糖尿病を定義するものではないという考え方が採用された❶．
- 日本糖尿病学会から1999年，現在の診断基準が発表されたが，これは1998年のWHO報告との整

❸治療法の変遷と目的

合性を保ちつつ，日本糖尿病学会の従来の考え方，日本の臨床データを取り入れたものである[2][3].

- 太古から糖尿病の治療はきわめて困難で，未治療ではひたすら悪いほうに進行していった.
- インスリン発見は糖尿病の治療の歴史を大きく変えた．しばらくの間，インスリンは豚，牛などの哺乳類や魚類から精製されていたが，1979年には遺伝子組換え技術でヒトインスリンが製造されるようになった.
- アミノ酸構造置換により作用発現までの時間と作用持続時間を短くした超速効型インスリン製剤や，1日1回投与で基礎インスリンを補充できる持効型インスリン製剤が登場した.
- 製剤の進歩とともに注射器具も進歩した.
- 1950～1990年代まではSU薬とビグアナイド薬の2種類の経口血糖降下薬が使われていたに過ぎないが，以降α-グルコシダーゼ阻害薬，チアゾリジン薬，速効型インスリン分泌促進薬，DPP-4阻害薬，SGLT2阻害薬が臨床開発された.
- 1960年以前は全国各地でまちまちの食事指導が試みられていただけで，全国的な統一がとれていなかった.
- 糖尿病患者の食事指導が大混乱に陥るのを避けるために食品交換表が作成され，現在，第7版が発行されるに至った.
- 糖尿病治療の最終目標は，健康な人と変わらない日常生活の質（QOL）の維持，健康な人と変わらない寿命の確保である.
- 糖尿病患者の平均寿命は一般人と比較して10～15歳短いのが現状であり[4]，根本的・画期的な予防法・治療法の開発が待たれる.

■参考文献
[1] 葛谷信貞，阿部正和，上田英雄，他．糖負荷試験における糖尿病診断基準委員会報告．糖尿病．1970; 13: 1-7.
[2] 葛谷 健，中川昌一，佐藤 譲，他．糖尿病の分類と診断基準に関する委員会報告．糖尿病．1999; 42: 385-404.
[3] 日本糖尿病学会．糖尿病の分類と診断基準の50年．日本糖尿病学会50年の歴史．2008; 112-21.
[4] 堀田 饒，中村二郎，岩本安彦，他．アンケート調査による日本人糖尿病の死因―1991～2000年の10年間，18,385名での検討―．糖尿病．2007; 50: 47-61.

〈寺内康夫〉

I

診療に必要な知識
疫学・病態・診断・検査

1. 疫学・頻度

1 ▶ 糖尿病の頻度とその変遷

まとめ
- 日本の糖尿病の有病者数は増加しており，2015年時点で約700〜1,000万人と推計されている．

■糖尿病の頻度とその変遷

❶国民健康・栄養調査

- 健康増進法（2002年）に基づいて，毎年実施されている調査で，2013年には全国から抽出された3,285人を対象に「糖尿病が強く疑われる人」の頻度が調べられた．
- 「糖尿病が強く疑われる人」（HbA1c≧6.5%あるいは糖尿病治療を受けている人）は，男性16.2%，女性9.2%で，経年的にわずかに増加している（図1）．
- 2012年の調査では，日本の「糖尿病が強く疑われる人」は950万人と推計された．

❷包括的な糖尿病有病率調査

- 国民健康栄養調査，糖尿病実態調査，多目的コホート研究，久山町研究，舟形町研究などを対象とした約16万人の調査である．
- 日本を代表する地域住民を対象としたコホート研究も含まれ，対象者が大規模であるが，国民健康栄養調査に比べて一般化可能性は劣る．
- 男女合わせた糖尿病（医師からの糖尿病診断，空腹時血糖値≧126 mg/dL，75 g経口ブドウ糖負荷後

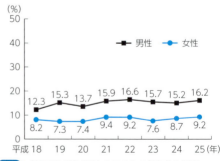

図1 「糖尿病が強く疑われる人」の経年的な頻度
（厚生労働省．平成25年国民健康・栄養調査結果の概要❶より）

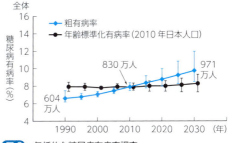

図2 包括的な糖尿病有病率調査
(Charvata H, et al. J Diabetes Investig. 2015; 6: 533-42[2]より)

2時間血糖値≧200 mg/dL, HbA1c≧6.5%, のいずれかを満たす場合）の頻度は, 1990年に6.6%（604万人）, 2000年に7.1%（714万人）, 2010年に7.9%（830万人）であり, 2030年には9.8%（971万人）まで上昇するものと予測された（図2）.

❸国際糖尿病連合（IDF）による糖尿病有病率調査

- 2015年版 [International Diabetes Federation (IDF) Diabetes Atlas, 第7版: http://www.idf.org/diabetesatlas] では, 世界の糖尿病患者は約4億1,500万人で11人に1人は糖尿病を有すると推計された.
- 日本の糖尿病有病者数は約720万人で世界第9位と推計された（図3）.

糖尿病有病者数

1	中国	1億960万人
2	インド	6,920万人
3	アメリカ	2,930万人
4	ブラジル	1,430万人
5	ロシア	1,210万人
6	メキシコ	1,150万人
7	インドネシア	1,000万人
8	エジプト	780万人
9	日本	720万人
10	バングラデシュ	710万人

図3 IDF Diabetes Atlas, 第7版（http://www.idf.org/diabetesatlas）

■参考文献

❶ 厚生労働省. 平成 25 年国民健康・栄養調査結果の概要. http://www.mhlw.go.jp/file/04-Houdouhappyou-10904750-Kenkoukyoku-Gantaisakukenkouzoushinka/0000106403.pdf

❷ Charvata H, Goto A, Goto M, et al. Impact of population aging on trends in diabetes prevalence: A meta-regression analysis of 160,000 Japanese adults. J Diabetes Investig. 2015; 6: 533-42.

〈後藤　温〉

2 ▶ 年齢・男女差

まとめ

- 加齢とともに糖尿病有病率が上昇するが,加齢によりインスリン感受性やインスリン分泌能が低下するものと考えられている.
- 日本では,主に人口の高齢化により粗有病率が増加しているものと考えられる.
- 日本では,糖尿病有病率は女性よりも男性のほうが高い.
- 糖尿病有病率の男女差の理由として,肥満度や性ホルモン作用の違いなどが想定されている.

■年齢・男女差

❶国民健康・栄養調査[1]

- 年齢による標準化を行うと,男性では「糖尿病が強く疑われる人」の割合がわずかに増加している傾向がみられた(図1).
- 男女別にみると,2013年は,「糖尿病が強く疑われる人」が男性16.2%,女性9.2%であり,女性より男性で頻度が多い(Ⅰ-1の図1参照).
- 年齢階級別の「糖尿病が強く疑われる人」の頻度は男女とも年齢とともに上昇しており,加齢によって糖尿病有病者数が増える傾向がみられる(図2).

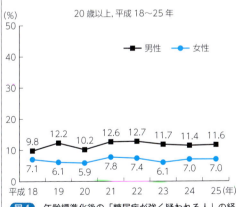

図1 年齢標準化後の「糖尿病が強く疑われる人」の経年的な頻度

(厚生労働省. 平成25年国民健康・栄養調査結果の概要. http://www.mhlw.go.jp/file/04-Houdouhappyou-10904750-Kenkoukyoku-Gentaisakukenkouzoushinka/0000106403.pdf[1]より)

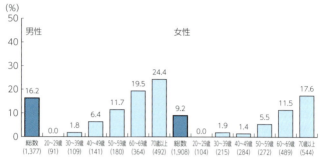

図2 年齢階級別の「糖尿病が強く疑われる人」の頻度
(厚生労働省. 平成25年国民健康・栄養調査結果の概要. http://www.mhlw.go.jp/file/04-Houdouhappyou-10904750-Kenkoukyoku-Gentaisakukenkouzoushinka/0000106403.pdf より)

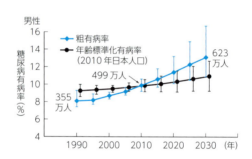

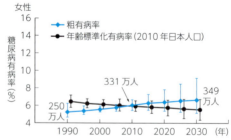

図3 包括的な糖尿病有病率調査
(厚生労働省. 平成25年国民健康・栄養調査結果の概要. http://www.mhlw.go.jp/file/04-Houdouhappyou-10904750-Kenkoukyoku-Gentaisakukenkouzoushinka/0000106403.pdf より)

❷包括的な糖尿病有病率調査[2]

- 年齢による標準化を行うと，男女を合わせた糖尿病有病率の経年的な変化を認めなかった（I-1 の図2 参照）．
- 男女別の糖尿病の粗有病率は，1990 年に男性8.1%，女性 5.3%，2000 年に男性 8.7%，女性5.6%，2010 年に男性 9.9%，女性 6.1%と推定され，女性より男性での頻度が高かった（図 3）．
- 年齢による標準化後，男女別の糖尿病有病率は経年的に女性でやや減少，男性でやや増加していた（図3）．

■参考文献

[1] 厚生労働省. 平成 25 年国民健康・栄養調査結果の概要.
http://www.mhlw.go.jp/file/04-Houdouhappyou-10904750-Kenkoukyoku-Gantaisakukenkouzoushinka/0000106403.pdf

[2] Charvata H, Goto A, Goto M, et al. Impact of population aging on trends in diabetes prevalence: a meta-regression analysis of 160,000 Japanese adults. J Diabetes Investig. 2015; 6: 533-42.

〈後藤　温〉

3 ▶ 糖尿病死因の歴史的変遷

まとめ

- 1990年までは，日本人糖尿病患者の死因第1位は血管障害であったが，1990年以降は癌となった．
- 糖尿病でない人と比べ，日本人糖尿病患者では総死亡リスクが約1.5～2倍である．
- 糖尿病でない人と比べ，日本人糖尿病患者では特に循環器疾患（脳卒中や心疾患など）による死亡リスクが約1.5～2倍である．
- 糖尿病でない人と比べ，日本人糖尿病患者では悪性腫瘍による死亡リスクも高いが，約1.1～1.2倍である．

■糖尿病死因の歴史的変遷

❶アンケート調査による日本人糖尿病患者の死因
（表1）

- 1996年に発表された1981～1990年に死亡した糖尿病患者の集計結果において，死因第1位は血管障害（虚血性心疾患，脳血管障害，腎障害など）で39.3%，第2位は悪性腫瘍で29.2%であった．
- 2007年に発表された1991～2000年に死亡した糖尿病患者の集計結果において，死因第1位は悪性腫瘍で34.1%，第2位は血管障害で26.8%であり，1位と2位の順位が逆転した．

表1 アンケート調査による日本人糖尿病患者の死因

死因	1971～1980 日本人一般 (n=695,821)	1971～1980 糖尿病 (n=9,737)	1981～1990 日本人一般 (n=793,014)	1981～1990 糖尿病 (n=11,648)	1991～2000 日本人一般 (n=970,331)	1991～2000 糖尿病 (n=18,385)
血管障害	31.7%	41.5%	24.6%	39.3%	22.7%	26.8%
腎障害	1.0	12.8	2.0	11.2	1.8	6.8
虚血性心疾患	6.6	12.3	6.4	14.6	7.3	10.2
脳血管障害	24.1	16.4	16.2	13.5	13.6	9.8
悪性腫瘍	21.6	25.3	25.9	29.2	31.0	34.1
感染症	6.2	9.2	8.4	10.2	9.2	14.3
その他	40.5	24.1	41.1	21.3	37.1	24.8

（坂本信夫，他．糖尿病．1996; 39: 221-36 [1]，堀田 饒，他．糖尿病．2007; 50: 47-61 [2]より）

❷多目的コホート研究による糖尿病と死亡リスクとの関連[3]

- ベースラインで糖尿病があった群では，そうでない群と比べて，総死亡リスクが男性で 1.60 倍（95％信頼区間: 1.49～1.71），女性で 1.98 倍（1.77～2.21）であった．
- 死因別では，循環器疾患（虚血性心疾患や脳血管障害）による死亡は男性で 1.76 倍（95％信頼区間: 1.53～2.02），女性で 2.49 倍（2.06～3.01），悪性腫瘍による死亡は男性で 1.25 倍（1.11～1.42），女性で 1.04 倍（0.82～1.32）であった．

■参考文献

❶坂本信夫, 堀田 饒, 豊田隆謙, 他. アンケート調査による日本人糖尿病の死因— 1981～1990 年の 10 年間, 11,648 名での検討. 糖尿病. 1996; 39: 221-36

❷堀田 饒, 中村二郎, 岩本安彦, 他. アンケート調査による日本人糖尿病の死因: 1991～2000 年の 10 年間, 18,385 名での検討. 糖尿病. 2007; 50: 47-61.

❸Kato M, Noda M, Mizoue T, et al: for the JPHC Study Group. Diagnosed diabetes on premature death among middle-aged Japanese: results from a large-scale population-based cohort study in Japan (JPHC Study). BMJ Open. 2015; 5: e007736.

〈後藤 温〉

2. 病態生理

1 ▶ インスリン分泌不全とインスリン抵抗性

■■■ **まとめ** ■■■

- インスリン分泌不全とインスリン抵抗性が糖尿病の基盤病態である.
- 膵β細胞機能障害, 膵β細胞量の減少によりインスリン分泌量は減少する.
- インスリン標的臓器である肝臓・筋肉の異常や, 脂肪細胞の慢性炎症によってインスリン抵抗性が生じる.

■糖尿病の定義

　糖尿病は,「インスリン作用の不足により生じる慢性の高血糖を主徴とする代謝疾患群」と定義されている. すなわち, インスリン分泌不全とインスリン感受性の低下 (インスリン抵抗性) のいずれかもしくは両者によって糖尿病の病態は形成される.

　インスリン分泌不全の原因としては, 主に膵β細胞機能不全と, 膵β細胞量の減少の2つに大別される. インスリン抵抗性の原因としては, 各組織におけるインスリン受容体基質 (IRS) のチロシンリン酸化障害やグルコース輸送体 (GLUT4) 発現低下, インスリン感受性を増強するアディポネクチンの分泌低下・作用低下, インスリンの標的臓器 (肝臓・筋肉など) そのものの障害などがある.

■インスリン分泌不全

❶遺伝子異常によるインスリン分泌不全	・遺伝子異常による先天的な膵β細胞機能不全としては, インスリン遺伝子異常, MODY, ミトコンドリア糖尿病, 新生児糖尿病, アミリン遺伝子異常などがあり, 膵β細胞機能不全の原因となる. ・インスリン遺伝子異常の一部には, 異常なインスリンによって小胞体ストレスが誘導され膵β細胞のアポトーシスが起きるタイプも存在する.
❷1型糖尿病	・1型糖尿病は, 特定のHLA遺伝子型などの背景をもった者が, いくつかのウイルスの先行感染やインターフェロンなど特定の薬剤使用を契機に発症し, 自己免疫機序により膵β細胞が破壊される.
❸環境因子によるインスリン分泌不全	・高血糖により酸化ストレスの増加が起き, PDX-1の機能低下・核外移行による膵β細胞機能低下, 膵β細胞量の減少が起きることが知られており, 糖毒性とよばれる. ・慢性の高血糖状態が続くことで膵島炎症が惹起され, マクロファージ浸潤や遊離脂肪酸によって炎症

14 　JCOPY 498-12370

❹他の疾患・薬剤によるインスリン分泌不全

が増悪し，膵 β 細胞のアポトーシスにつながっていくと想定されている．

・膵外分泌疾患（慢性膵炎，膵癌），薬剤（シクロスポリン・タクロリムスなど）による膵 β 細胞機能不全などが知られているほか，膵切除/膵外傷によっても膵 β 細胞量は減少する．また褐色細胞腫によるカテコラミン過剰や原発性アルドステロン症による低カリウム血症も膵 β 細胞機能低下の原因となる．

■インスリン抵抗性

❶遺伝子異常によるインスリン抵抗性

・遺伝子異常による先天的なインスリン抵抗性としては，インスリン受容体異常症 A 型などがあり，インスリン受容体の機能不全が起こっていると考えられている．また，レプチンおよびレプチン受容体の遺伝子異常や POMC，PPAR γ などの肥満に関連する遺伝子の異常も，結果として肥満に関連するインスリン抵抗性の原因となる．

❷環境因子によるインスリン抵抗性

・肥満により，脂肪細胞が肥大化すると，脂肪細胞由来の炎症性サイトカイン TNF-α，IL-6 や MCP-1 などが増加し，TNF-α は IRS のチロシンリン酸化を障害し，また GLUT 4 を発現低下させることでインスリン抵抗性の原因となる．逆にインスリン感受性を増強する脂肪細胞由来アディポネクチンは減少する．

・さらに肥満が進行すると，脂肪細胞への M1 マクロファージの浸潤が増加し，TNF-α，MCP-1 のほかに脂肪細胞由来の S100A8 も上昇し，脂肪細胞・浸潤マクロファージの炎症はさらに増強する．脂肪細胞の炎症により遊離脂肪酸分泌も増加し，それにより骨格筋や肝のインスリン抵抗性はさらに増悪する．

❸他の疾患・薬剤によるインスリン抵抗性

・慢性肝炎/肝硬変やヘモクロマトーシスによる肝の糖取り込み能低下，Cushing 症候群によるグルココルチコイド過剰，先端巨大症による GH 過剰などによりインスリン抵抗性が増大する．他疾患による全身の炎症も，内因性コルチゾールの増加や TNF-α によってインスリン抵抗性の原因となる．またグルココルチコイド，一部の抗精神病薬などはインスリン抵抗性の原因となる．

〈井上英昭〉

2 ▶ インクレチンとグルカゴン

まとめ

・腸管由来のインスリン分泌刺激因子（intestine secretion insulin）で
  あるインクレチンには，GIP と GLP-1 がある．
・GIP，GLP-1 ともに血糖依存性に膵 β 細胞からのインスリン分泌を促
  進し，またさまざまな膵外作用をもつ．
・グルカゴンは主に膵 α 細胞から分泌されるインスリン拮抗ホルモンであ
  り，主に肝臓からの糖放出を促進する．

■インクレチン

　インクレチンとは，食物摂取に伴い消化管より血中に放出されインスリ
ン分泌を促進するホルモンの総称であり，小腸上部に存在する K 細胞よ
り分泌される GIP（gastric inhibitory polypeptide または glucose depend-
ent insulinotropic polypeptide）と，小腸下部の L 細胞より分泌される
GLP-1（glucagon-like peptide-1）がある．

　グルコースを経口投与または経静脈投与することで同程度に血糖値を上
昇させた場合，経口投与されたほうがインスリン分泌量が多くなることが
知られており，これはインクレチン作用によるものである．

❶インクレチンの膵作用

・GIP，GLP-1 はそれぞれ GIP 受容体，GLP-1 受
  容体に特異的に結合し，膵 β 細胞内の cAMP 濃度
  を上昇させ，インスリン分泌を増加させる．
・グルコース刺激によってインスリン分泌が促進され
  る惹起経路に対して，インクレチンによるインスリ
  ン分泌の促進経路は増幅経路とよばれる．
・インクレチンによる増幅経路は血糖依存性に働くた
  め，食後の血糖上昇を効率的に抑制している．
・糖尿病患者においては GIP によるインスリン分泌
  促進作用が著明に低下しているが，原因は明らかに
  なっていない．
・GLP-1 は，膵 β 細胞のアポトーシス抑制，膵 β 細
  胞の増殖につながるという報告もされている．
・インクレチンは膵 α 細胞にも作用し，GIP はグル
  カゴン分泌促進作用，GLP-1 はグルカゴン分泌抑
  制作用をもつ．

❷インクレチンの膵外作用

・GIP の膵外作用としては，脂肪組織に作用してト
  リグリセリドの蓄積を促進し，肥満につながる作用
  が報告されている．また動脈硬化，骨粗鬆症の改善

作用について基礎研究レベルでは報告されている.
- GLP-1 の膵外作用としては,中枢神経系に作用して食欲を抑制する効果や,胃排泄を遅延させる効果などがあり,いずれも血糖上昇の抑制につながると考えられている.また動脈硬化,糖尿病性腎症,認知症など糖尿病合併症の改善作用についても基礎研究レベルでは報告されている.

■グルカゴン

グルカゴンは,膵 α 細胞においてプログルカゴンから精製され分泌される,最も強力な血糖上昇作用を呈する生理活性物質である.その強力な血糖上昇作用から,低血糖時の対策としてもグルカゴン皮下注射が用いられる.

❶グルカゴンの血糖調節作用

- 膵 α 細胞より分泌されたグルカゴンは,門脈系を通じて主に肝臓に作用する.即時的にはグリコーゲン分解を亢進,長期的には PEPCK,G-6-Pase の発現を上昇させて糖新生を亢進することで,肝臓からの糖放出を増加させ血糖上昇作用を示す.
- グルカゴンは脂肪組織にも作用し,脂肪分解を亢進する.

❷グルカゴンの分泌制御

- グルカゴン分泌はインスリン分泌とは対照的に制御される.食後など血糖上昇時には分泌は抑制され,逆に絶食時など血糖低下時にはグルカゴン分泌は亢進し,全身へのエネルギー供給を維持している.
- インスリンとは異なり,膵 α 細胞がグルコース濃度を感知してグルカゴン分泌を制御しているかは明らかではない.自律神経,中枢神経,膵 β 細胞からのインスリンによるパラクライン作用などによってグルカゴン分泌が制御されると報告されている.
- GIP はグルカゴン分泌を促進し,GLP-1 はグルカゴン分泌を抑制する.

❸グルカゴンの分泌異常

- 糖尿病状態では,低血糖状態でもグルカゴン分泌が増加せず,逆に高血糖状態でグルカゴン分泌が上昇するなどの不適切なグルカゴン分泌が認められる.
- 神経系の異常や隣接する膵 β 細胞からのインスリンパラクライン作用の不足などが原因であると考えられているほか,腸管 L 細胞由来のグルカゴンが影

響している可能性も示唆されている.

❹グルカゴン測定の課題

- グルカゴンの前駆体であるプログルカゴンは, 膵 α 細胞においてプロセッシングを受けグルカゴンに分解される.
- プログルカゴンは腸管 L 細胞にも存在し, プロセッシングを受けグリセンチンやオキシントモジュリンといったペプチドホルモンに分解されるが, これらの腸管ペプチドは内部にグルカゴンと同一の構造をもつ.
- そのため血中グルカゴンの測定にこれらの腸管ペプチドの存在が影響する可能性があり, グルカゴンの N 末端, C 末端を標識するサンドイッチ ELISA 法など, より精度の高い検査法を選択する必要がある.

〈井上英昭〉

3 ▶ 食後高血糖と心血管病

▨▨ まとめ ▨▨▨▨▨▨▨▨▨▨▨▨▨▨▨▨▨▨▨▨▨▨▨▨▨

- 食後高血糖は死亡および心血管イベント発症の危険因子である.
- 食後高血糖は酸化ストレスの亢進,炎症性マーカーの惹起,血管内皮機能不全により動脈硬化を進展させる可能性がある.
- 食後高血糖改善は心血管イベントリスクを軽減する.

❶食後高血糖	・食後高血糖は,摂食 2 時間後の血糖値が 140 mg/dL を上回る場合と定義する. ・食後高血糖は,糖尿病ではごく一般的に認められ,さらに糖尿病発症の前段階(impaired glucose tolerance: IGT)から認められる. ・食後高血糖の成因は,膵臓における第 1 相インスリン分泌が失われ,末梢組織でのインスリン感受性が低下し,インスリン欠乏の結果,食後の肝糖放出抑制が減少して生じる.
❷食後高血糖の有害性	・食後高血糖は網膜症発症リスクの上昇と関連する. ・食後高血糖は頸動脈内膜中膜肥厚の進行と関連する. ・食後高血糖は酸化ストレス,炎症,および内皮機能不全の原因となる. ・食後高血糖は心筋血液量および心筋血流の減少と関連する. ・食後高血糖は癌発症リスクの上昇と関連する. ・食後高血糖は高齢 2 型糖尿病患者の認知機能障害と関連する.
❸食後高血糖と心血管病変のエビデンス	・DECODE(The Diabetes Epidemiology Collaborative Analysis of Diagnostic Criteria in Europe)study(図 1)は 1997 年に米国糖尿病学会が空腹時血糖値のみによる糖尿病の診断基準を提唱したのに対して,従来の負荷後 2 時間血糖値を合わせた診断基準に比べて,死亡リスクを反映するものである否かを,欧州の 13 の前向きコホート試験から得たデータをもとに検討したものである.空腹時血糖値と死亡率の相関で負荷後,2 時間血糖値 140 mg/dL 以下の耐糖能正常群でのみ両者に相関がみられたものの,負荷後 2 時間血糖値で補正したところ,空腹時血糖値と死亡率には相関が

2

病態生理

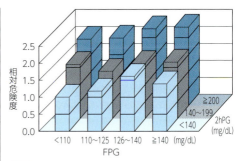

図1 空腹時血糖値と糖負荷血糖値からみた総死亡の相対危険度
(Lancet. 1999; 354: 617-21[1] より)

認められなかった.一方,負荷後2時間血糖値は,空腹時血糖値にかかわらず死亡率と相関し,独立した危険因子であることが示された.

- Funagata 研究[2]では,試験登録時に糖尿病の診断がなされてなかった対象に対して 75 g 経口ブドウ糖負荷試験を行い,正常耐糖能群,空腹時血糖異常(impaired fasting glucose: IFG)群,IGT 群に分け,心血管死について検討した.結果,心血管死は,IFG 群と正常耐糖能群は差がないのに対して,IGT 群では正常耐糖能群に対する心血管死のハザード比は,2.219(1.076〜4.577)と有意差が認められ,IGT は心血管死のリスク因子となることが示唆された.

❹食後高血糖改善の有用性

- 食後高血糖の管理は糖尿病における細小血管障害や大血管障害の進展防止に重要である.その治療薬として α-グルコシダーゼ阻害薬(α-GI)がある.IGT を対象とした α-GI であるアカルボースの臨床試験: Study to Prevent Non-insulin Dependent Diabetes Mellitus(STOP-NIDDM)[3]では,アカルボース投与群ではプラセボ群と比較して,糖尿病発症を 25%抑制し,心筋梗塞および脳梗塞の発症も抑制された.食後高血糖の改善が心血管イベントの抑制に重要性であることが明らかとなった.

■参考文献

1. Glucose tolerance and mortality: comparison of WHO and American Diabetes Association diagnostic criteria. The DECODE study group. European Diabetes Epidemiology Group. Diabetes Epidemiology: Collaborative analysis Of Diagnostic criteria in Europe. Lancet. 1999; 354: 617-21.
2. Tominaga M, Eguchi H, Manaka H, et al. Impaired glucose tolerance is a risk factor for cardiovascular disease, but not impaired fasting glucose. The Funagata Diabetes Study. Diabetes Care. 1999; 22: 920-4.
3. Chiasson JL, Josse RG, Gomis R, et al; STOP-NIDDM Trial Research Group. Acarbose treatment and the risk of cardiovascular disease and hypertension in patients with impaired glucose tolerance: the STOP-NIDDM trial. JAMA. 2003; 290: 486-94.

〈吉井大司〉

4 ▶ メタボリックシンドローム

まとめ

- メタボリックシンドロームは，内臓脂肪蓄積を病態の基盤としたインスリン抵抗性・高血糖，脂質代謝異常（高トリグリセリド血症，低 HDL コレステロール血症），血圧高値といった生活習慣病といわれる代謝性疾患が集積した病態である．
- 各々の生活習慣病が軽症でも重複して存在すると，心血管イベントおよび糖尿病の発症リスクが高くなる．

❶ メタボリックシンドロームの診断基準

- 日本におけるメタボリックシンドロームの診断には，内臓脂肪の蓄積が必須条件であり（内臓脂肪面積 100 cm^2 以上に相当するウエスト周囲長が男性 85 cm 以上，女性 90 cm 以上である），それに加えて，血圧・血糖・血清脂質のうち 2 つ以上が基準値を超えていることが条件となる．診断基準を表 1 に示す．

❷ メタボリックシンドロームの臨床的意義

- 日本におけるメタボリックシンドロームの有病率は，日本基準で男性 9.0～22.8％，女性 1.7～8.7％（地域差あり），加齢とともにその頻度は増加する．

表 1 メタボリックシンドロームの診断基準

必須項目	（内臓脂肪蓄積）ウエスト周囲径*			男性≧85cm
				女性≧90cm
選択項目 3 項目のうち 2 項目以上	1	高トリグリセリド血症 かつ/または		≧150mg/dL
		低 HDL コレステロール血症		<40mg/dL
	2	収縮期（最大）血圧 かつ/または		≧130mmHg
		拡張期（最小）血圧		≧85mmHg
	3	空腹時高血糖		≧110mg/dL

*内臓脂肪面積　男女ともに≧100 cm^2 に相当
*CT スキャンなどで内臓脂肪量の測定を行うことが望ましい．
*ウエスト径は立位・軽呼気時・臍レベルで測定する．
脂肪蓄積が著明で臍が下方に偏位している場合は肋骨下縁と前上腸骨棘の中点の高さで測定する．
*メタボリックシンドロームと診断された場合，75 g 経口ブドウ糖負荷試験が勧められるが診断には必須ではない．
*高トリグリセリド血症・低 HDL コレステロール血症・高血圧・糖尿病に対する薬剤治療を受けている場合は，それぞれの項目に含める．
*糖尿病，高コレステロール血症の存在はメタボリックシンドロームの診断から除外されない．

（厚生労働省．生活習慣病予防のための健康情報サイト．
https://www.e-healthnet.mhlw.go.jp/information/metabolic/m-01-003.html❶より）

Study	Healthy obese(n)	Diabetes cases(n)	Follow-up (years)		RR(95% CI)
Arigs et al, 2006 (36)	236	7	6.8		2.19 (0.85, 5.60)
daegh et al, 2011 (Men) (30)	81	7	6.5		3.60 (1.50, 8.40)
daegh et al, 2011 (Women) (30)	371	11	6.5		2.20 (1.00, 4.70)
lov et al, 2011 (33)	28	9	20		11.73 (4.88, 28.16)
n et al, 2012 (35)	59	5	5		4.93 (1.90, 12.79)
ang et al, 2012 (Men) (34)	15	3	5.4		14.30 (1.21, 168.00)
ang et al, 2012 (Women) (34)	25	5	5.4		14.60 (3.23, 65.50)
iguer et al, 2013 (6 years) (37)	105	17	6		2.16 (1.07, 4.36)
iguer et al, 2013 (11 years) (37)	88	11	11		4.12 (1.82, 9.34)
pleton et al, 2013 (29)	454	11	8.2		2.09 (0.87, 5.03)
A 2013	308	12	5.9		8.60 (2.40, 30.40)
Overall (I-squared=49.8%, p=0.030)					4.03 (2.66, 6.09)

図1 metabolic healthy obesity と2型糖尿病発症の関係
(Bell JA, et al. Obes Rev. 2014; 15: 504-15❷より)

- メタボリックシンドロームでは，非メタボリックシンドロームに比べて2型糖尿病発症のリスクが4～6倍に上昇している（図1）．メタボリックシンドロームにおける心血管疾患発症および心血管疾患死のリスクは，非メタボリックシンドロームに比べて約1.5～2倍である❸．
- メタボリックシンドロームは，非アルコール性脂肪肝，高尿酸血症，慢性腎臓病，閉塞型睡眠時無呼吸症候群など肥満に関連した疾患の発症と関連している．
- 日本では，平成20年度より，メタボリックシンドロームの診断基準を用い，糖尿病および心血管疾患の予防を目的とした特定健診・特定保健指導が行われている．

❸メタボリックシンドロームの治療

- メタボリックシンドロームの治療の中心は，食事療法，運動療法，禁煙といった生活習慣の改善である．
- 高血圧，脂質異常症，糖尿病と診断された場合には，各々の治療指針に準ずる．

■参考文献

❶厚生労働省．生活習慣病予防のための健康情報サイト．メタボリックシンドロームの診断基準．https://www.e-healthnet.mhlw.go.jp/information/metabolic/m-01-003.html
❷Bell JA, Kivimaki M, Hamer M. Metabolically healthy obesity and risk of incident type 2 diabetes: a meta-

analysis of prospective cohort studies. Obes Rev. 2014; 15: 504-15.

❸Noda H, Iso H, Saito I, et al; JPHC Study Group. The impact of the metabolic syndrome and its components on the incidence of ischemic heart disease and stroke: the Japan public health center-based study. Hypertens Res. 2009; 32: 289-98.

〈吉井大司〉

5 ▶ 内臓脂肪とアディポカイン

まとめ

- 脂肪細胞は中性脂肪の貯蔵庫であると同時に，内分泌細胞として生理活性物質であるアディポカインを分泌している．
- 善玉のアディポカインであるアディポネクチンは，アディポネクチン受容体を介して標的臓器に作用し，インスリン感受性上昇や抗動脈効果作用を惹起する．

❶アディポカイン

- 脂肪細胞は余剰エネルギーを中性脂肪として貯蔵するエネルギーの貯蔵臓器であると同時に，アディポサイトカイン（アディポカイン）と総称される生理活性物質を産生・分泌する内分泌臓器である．
- アディポカインには動脈硬化を促進させる方向に働く悪玉アディポカイン（tumor necrosis factor-α：TNF-α，レジスチン，plasminogen activator inhibitor-1：PAI-1，heparin binding epidermal growth factor-like growth factor：HB-EGF）などと，動脈硬化に予防的に働く善玉アディポカイン（レプチン，アディポネクチン）がある（表1）.

❷アディポネクチン

- アディポネクチンは骨格筋と肝臓において，AMPキナーゼを活性化する❶．AMPキナーゼの活性化により，骨格筋では糖を取り込み，脂肪を燃焼させ，肝臓では糖の新生を抑制し，脂肪を燃焼させる．結果，アディポネクチンは，骨格筋と肝臓で中性脂肪が低下し，IRS-1やIRS-2の機能を活性化するこ

表1 アディポカインとその作用

	アディポカイン	作用
悪玉	TNF-α	インスリン抵抗性惹起 血管壁の炎症惹起
	PAI-1	血栓形成促進
	アンジオテンシノーゲン	血圧上昇
	HB-EGF	血管平滑筋の増殖
	レジスチン	インスリン抵抗性惹起
善玉	アディポネクチン	抗動脈硬化作用，抗炎症作用 インスリン感受性上昇
	レプチン	食欲抑制，脂肪分解促進

とにより，インスリン抵抗性を改善させる．
- アディポネクチンはアディポネクチン受容体（Adipo R1 および R2）を介して，骨格筋や肝臓，膵臓，血管に作用する．
- 血清アディポネクチン値は内臓型肥満で低下する．本来，非肥満の小型脂肪細胞では，アディポネクチンの発現が非常に多いが，脂肪細胞が肥大化するとアディポネクチンの転写が抑制される．また，肥満で認められる高インスリン血症は，アディポネクチン受容体のダウンレギュレーションを起こし，アディポネクチン抵抗性およびアディポネクチン作用不全を惹起し，インスリン抵抗性を増大させる．

❸レプチン

- レプチンは脂肪細胞から分泌され，視床下部に作用する．結果，食欲亢進経路が抑制され，食欲抑制経路は活性化する[2]．摂食量が減少して体脂肪が減少すると，インスリン感受性は改善する．
- 単純性肥満では脂肪組織におけるレプチンの発現は高く，肥満度とともに増加するが，レプチンの作用自体は低下しており，レプチン抵抗性の状態となっている．

**❹悪玉
アディポカイン**

- 肥満により肥大化した脂肪細胞からは，TNF-α，レジスチン，PAI-1 などの分泌が増加する．その結果，インスリン抵抗性の増大や血管壁の炎症が惹起される．

■参考文献

[1] Yamauchi T, Kamon J, Minokoshi Y, et al. Adiponectin stimulates glucose utilization and fatty-acid oxidation by activating AMP-activated protein kinase. Nat Med. 2002; 8: 1288-95.

[2] Bates SH, Dundon TA, Seifert M, et al. LRb-STAT3 signaling is required for the neuroendocrine regulation of energy expenditure by leptin. Diabetes. 2004; 53: 3067-73.

〈吉井大司〉

3. 内分泌機能と糖代謝

1 ▶ 下垂体機能・疾患と糖代謝

まとめ

- 下垂体疾患のうち，耐糖能障害をきたす疾患がある．
- 下垂体疾患の症状の多くは非特異的である（全身倦怠感，浮腫，肥満，生理不順）．
- 糖尿病患者の治療において，下垂体疾患の存在を疑った場合は，ホルモン採血を行い評価する．

■下垂体機能

ホルモン採血は，午前中，空腹時安静臥床30分後に採血する．下垂体ホルモンとその下位のホルモンを同時測定する．

```
項目: ACTH   ―コルチゾール
      TSH    ―freeT4，freeT3
      GH     ―IGF-Ⅰ
      LH，FSH―E2，テストステロン
      AVP    ―血漿浸透圧，尿浸透圧
      PRL
```

画像評価については，CT に所見があっても指摘が難しいことが多いため，MRI で評価する．

■下垂体疾患・各論

下垂体疾患のうち特に糖代謝への影響が報告されているものについて追記する．

❶先端巨大症	

- 耐糖能異常の頻度は60～70％と高頻度であるが，顕性糖尿病は6～38％であるとの報告[1]や，先端巨大症の患者の26.9％に糖尿病を認め，30.8％に空腹時高血糖を認め，42.3％は正常耐糖能を呈していたとの報告がある[2]．
- 本症では高血糖による GH（成長ホルモン）分泌抑制が欠如している．GH は末梢の糖利用を制御し脂肪分解を促進するため，インスリン抵抗性を示す．このため高インスリン血症を伴う耐糖能異常を呈する．しかし，細小血管障害の頻度は，通常の糖尿病と比較して明らかに低いことが報告されている．
- 腫瘍の完全摘出による GH の正常化に伴い，耐糖能障害の改善が得られる．

❷成人 GH 分泌不全症

- 成人 GH 分泌不全症の患者の糖尿病の有病率は，65 歳未満の男性で 4.2%，女性で 3.8%．65 歳以上の男性で 3.9%，女性では 12.3% であったとの報告がある．
- 下垂体機能低下症の女性では糖尿病有病率が 5.9% でコントロール群の 1.8～1.9% と比較して有意に多かったが，男性ではコントロール群と有意差はなかったとの報告があり，下垂体機能低下症では糖尿病の有病率には男女差を認める[3]．
- 空腹時インスリンレベルが高く，インスリン感受性の低下が確認されている．これは本症が内臓脂肪蓄積型肥満を呈するため，内臓脂肪から TNF-α などのアディポサイトカインが分泌され，インスリン抵抗性を増大させているためと考えられている．
- GH 補充より 1～6 週間は，GH がインスリンによる糖利用を抑制するため，インスリン抵抗性は増強する．しかし 3 カ月以上 GH の補充を継続すると，体組成の改善，内臓脂肪の減少により，インスリン感受性・糖代謝は改善する．

❸ Cushing 病

- 耐糖能異常の頻度は，約 50% に耐糖能異常を認めたとの報告や，26～33% で空腹時高血糖を認めたとの報告がある[4]．
- グルココルチコイドは GLUT2 の発現を低下させ，β 細胞の糖の取り込みを阻害する．また肝臓・筋・脂肪組織でのインスリン感受性を低下させることで，インスリン抵抗性が増大し，耐糖能障害をきたす．
- 高コルチゾール血症を治療することによりインスリン抵抗性は改善する．

❹高プロラクチン血症

- プロラクチンの催糖尿病作用は示唆されてきたが，ヒトにおいては確立していない．
- 高プロラクチン血症では，時に軽度の耐糖能低下がみられるが，対照者と比較してわずかの差しか認めらない程度のものである．
- 薬剤性の高プロラクチン血症を呈している患者で，ベースライン時のプロラクチン値と血糖・インスリン値に有意な相関関係はなかったとの報告もある[5]．

■参考文献

1. 末富吏佐, 谷澤幸生. 二次性糖尿病. In: 門脇 孝, 他編. 糖尿病学. 1版. 東京: 西村書店; 2015: 257-63.
2. Mazziotti G, Porcelli T, Bogazzi F, et al. Effects of high-dose octreotide LAR on glucose metabolism in patients with acromegaly inadequately controlled by conventional somatostatin analog therapy. Eur J Endocrinol. 2011; 164: 341-7.
3. Thomas JD, Monson JP. Adult GH deficiency throughout lifetime. Eur J Endocrinol. 2009; 161 Suppl 1: S97-S106.
4. Reznik Y, Bertherat J, Borson-Chazot F, et al. Management of hyperglycaemia in Cushing's disease: experts' proposals on the use of pasireotide. Diabetes Metab. 2013; 39: 34-41.
5. Howes OD, Smith S, Gaughran FP, et al. The relationship between prolactin levels and glucose homeostasis in antipsychotic-treated schizophrenic patients. J Clin Psychopharmacol. 2006; 26: 629-31.

〈亀田晶子〉

2 ▶ 甲状腺機能・疾患と糖代謝

まとめ

- 甲状腺ホルモン分泌亢進状態では腸管からのブドウ糖吸収が促進され，糖負荷後の一過性高血糖を認める．
- 甲状腺ホルモン分泌低下状態では遊離脂肪酸の増加，肝臓や骨格筋でのグリコーゲン分解の低下により，インスリン抵抗性が増大する．

❶甲状腺機能亢進症

- 甲状腺機能亢進症の約50％に耐糖能障害を認めるが，糖尿病と診断されるのは2〜3％であるとの報告がある[1]．
- 糖尿病患者が甲状腺機能亢進症を合併すると血糖コントロールは悪化する．
- Basedow病に1型糖尿病を合併する，自己免疫性多発内分泌腺症候群，autoimmune polyglandular syndrome（APS）があるため，Basedow病と糖尿病の合併をみたら，病型は1型糖尿病である可能性も考え，膵島自己抗体の提出，インスリン分泌能の評価を行い，病型診断を行うべきである[2]．
- 甲状腺ホルモン過剰状態では腸管からのブドウ糖吸収が促進され，75g経口ブドウ糖負荷試験での血糖曲線は糖負荷後に急峻な高血糖を認める．
- その他に，肝臓で糖新生亢進，グリコーゲン分解亢進や，筋肉での糖輸送蛋白4（glucose transporter protein 4: GLUT）の発現増加による糖取り込み増加，末梢組織での糖利用低下も耐糖能異常をきたす要因とされている．
- 甲状腺機能亢進症に伴った耐糖能異常は，甲状腺機能亢進症の治療により改善する．

❷潜在性甲状腺機能亢進症

- 潜在性甲状腺機能亢進症でのインスリン作用の報告は限られているが，甲状腺機能亢進症と潜在性甲状腺機能亢進症のインスリン抵抗性の指標であるHomeostasis Model Assessment of Insulin Resistance〔HOMA-IR，（fasting glucose×fasting insulin/405）〕は甲状腺機能亢進症で2.81±0.30，潜在性甲状腺機能亢進症で2.43±0.38と同程度であったとの報告がある[3]．

❸甲状腺機能低下症，潜在性甲状腺機能低下症

- 甲状腺機能低下症の者および潜在性甲状腺機能低下症の者では，コントロール群と比較してインスリン抵抗性の指標である HOMA-IR が高値であったとの報告がある[4].
- インスリン抵抗性は，遊離脂肪酸の増加，肝臓や骨格筋でのグリコーゲン分解の低下によるとされている[1].
- 甲状腺ホルモンの補充を行うと，インスリン感受性の改善が認められる.

❹飢餓状態および肥満症での甲状腺ホルモンの反応

- 絶食・飢餓状態では甲状腺ホルモン，成長ホルモン，性ホルモンの分泌が抑制され，ストレスホルモンである副腎皮質ホルモンの分泌が増加する.
- 肥満症では TSH 分泌が促進されており，TSH 値がやや高値あるいは正常上限に近い値である．また摂食抑制やエネルギー消費亢進をもたらすレプチンは肥満者においては体脂肪量に比例して上昇し，レプチン抵抗性を示す．肥満症を合併した 2 型糖尿病患者ではレプチンは高値である[5].

■参考文献

[1] Gierach M, Gierach J, Junik R, et al. Insulin resistance and thyroid disorders. Endokrynol Pol. 2014; 65: 70-6.

[2] 末富吏佐, 谷澤幸生. 二次性糖尿病. In: 門脇 孝, 他編. 糖尿病学. 1版. 東京: 西村書店; 2015: 257-63.

[3] Maratou E, Hadjidakis DJ, Peppa M, et al. Studies of insulin resistance in patients with clinical and subclinical hyperthyroidism. Eur J Endocrinol. 2010; 163: 625-30.

[4] B UU, Mn S, Km S, et al. Effect of insulin resistance in assessing the clinical outcome of clinical and subclinical hypothyroid patients. J Clin Diagn Res. 2015; 9: OC01-4.

[5] Moon HS, Matarese G, Brennan AM, et al. Efficacy of metreleptin in obese patients with type 2 diabetes: cellular and molecular pathways underlying leptin tolerance. Diabetes. 2011; 60: 1647-56.

〈亀田晶子〉

3 ▶ 副腎機能・疾患と糖代謝

■■■ まとめ ■■■

- 副腎から分泌されるアルドステロン，カテコラミン，コルチゾールが，糖代謝に影響を与える．
- 糖尿病患者の治療に際し，臨床症状，検査所見から副腎疾患の合併を否定できない場合は，画像検査・安静時ホルモン採血・機能検査を行い，下記に示す副腎疾患の有無を確認する．

■副腎疾患・各論

副腎疾患のうち特に糖代謝への影響が報告されているものについて記載する．

❶原発性アルドステロン症

- 原発性アルドステロン症で約50〜60%に低カリウム血症を認めるとの報告があり，低カリウム血症が主としてインスリン分泌低下を介して耐糖能を悪化させるとされている．低カリウム血症群と正カリウム血症群を比較すると，耐糖能異常は低カリウム血症群に多く，低インスリン血症の随伴例が多い．しかし本症に合併する耐糖能異常の程度は一般に軽度である．
- 約50%に耐糖能異常を認めるとの報告や[1]，わが国の363例の集計では糖尿病型が12.9%，境界型が23.7%との報告がある[2]．
- 利尿薬はレニン活性↑，血漿アルドステロン濃度↑，ARBはレニン活性↑，血漿アルドステロン濃度↓という作用がある．原則的に6週間以上休薬のうえ，レニン活性，血漿アルドステロン濃度を評価する．

❷褐色細胞腫

- カテコールアミンはインスリン分泌およびインスリン作用の両者をα・β作用を介して調整しているが，本症では，インスリン分泌障害とインスリン抵抗性の両者が耐糖能を悪化させる．
- インスリン分泌について：基礎インスリンは$\alpha2$（抑制）と$\beta2$（促進）アドレナリン作動性受容体により制御されるが，抑制系が優位となるため，インスリン分泌が抑制される．
- インスリン抵抗性について：カテコールアミンはα受容体を介してグルカゴン分泌を促進する．β受容体または$\alpha1$受容体作用によりグリコーゲン分解と

糖新生を促進し肝糖放出を増加させる．β受容体を介して脂肪組織での脂肪分解，筋肉でのグリコーゲン分解を促進する．以上よりインスリン抵抗性が増大する．

- 褐色細胞腫の患者の31.3％に耐糖能異常を認めたが，腫瘍摘出術施行後は術前に耐糖能異常を認めた者の90％で耐糖能の改善を認めたとの報告があり，腫瘍の摘出で多くの症例で耐糖能異常は改善する[3]．
- 褐色細胞腫の精査中に耐糖能異常が疑われる場合があるが，褐色細胞腫では原則的に負荷試験は行わない．耐糖能は空腹時血糖，血糖日内変動での血糖値HbA1cで評価すべきである．

❸ Cushing 症候群

- グルココルチコイドの過剰症で，そのグルココルチコイドはインスリン作用に拮抗し，アミノ酸，グリセロール，遊離脂肪酸を筋肉・脂肪から放出させる．また，糖新生系の酵素誘導により肝腎における糖新生を高める．一方，GLUT4の細胞内トランスロケーションやブドウ糖のリン酸化を抑制することで，筋肉・脂肪での糖取り込みを低下させる．
- 耐糖能異常の頻度としては，境界型が21～64％，糖尿病型が20～47％との報告がある[4]．
- その他，脂質異常症・高血圧症の合併により，アテローム性動脈硬化症をきたしやすいため，糖尿病の合併症としては細小血管症よりも大血管症を生じやすく，冠動脈イベントによる死亡率が高くなるとの報告がある[4]．
- 原因治療で大半の症例で耐糖能異常は改善する[2]．

■参考文献

[1] Murase K, Nagaishi R, Takenoshita H, et al. Prevalence and clinical characteristics of primary aldosteronism in Japanese patients with type 2 diabetes mellitus and hypertension. Endocr J. 2013; 60: 967-76.

[2] 日本糖尿病学会，編著. 糖尿病専門医研修ガイドブック（改訂第6版）. 東京: 診断と治療社; 2014. p.79-85.

[3] Pogorzelski R, Toutounchi S, Krajewska E, et al. The effect of surgical treatment of phaeochromocytoma on concomitant arterial hypertension and diabetes mellitus in a single-centre retrospective study. Cent European J Urol. 2014; 67: 361-5.

[4] Ferraù F, Korbonits M, Metabolic comorbidities in Cushing's syndrome. Eur J Endocrinol. 2015; 173: M133-57.

〈亀田晶子〉

4 ▶ 性腺機能と糖代謝

まとめ

- 糖代謝に影響を与える性ホルモンとして，テストステロン-アンドロゲン受容体 (AR) 系，エストロゲン-エストロゲン受容体 (ER) 系がある.
- 女性閉経期を境に糖尿病の有病率が高まるかについては一定の見解がないものの，一方で閉経期女性ホルモン療法がインスリン抵抗性を改善し糖尿病発症リスクを低下させることが判明している.
- テストステロン-AR 系の異常は男女ともに糖代謝に影響を与える. 男性においてはアンドロゲン欠乏が，女性においてはアンドロゲン過剰が糖代謝異常を引き起こす.

❶エストロゲン (E) -ER 系と糖代謝異常

[疫学研究]

- 糖代謝異常に対する閉経の影響をみた研究結果からは，一定の見解が得られていない. 糖尿病と診断された女性の年齢分布をみた横断研究によると，閉経期を境に急激に上昇したとする報告がある一方，年齢により直線的に増加したとの報告もある[1]. 閉経期女性に対し，2 型糖尿病発症率をみた複数の大規模縦断研究において，2 型糖尿病発症率と閉経との関係は，年齢や BMI などの他因子を調節すると，有意な相関は認められなかった[1].
- 閉経期女性に対する女性ホルモン治療の効果をみた研究について，メタ解析の結果，女性ホルモン治療群では，HOMA-IR，FPG，空腹時インスリン，糖尿病発症リスクが有意に低下した[1].

[機序]

- 動物実験の結果，E 欠乏による肝臓の遊離脂肪酸の β 酸化障害が，食後高脂血症や脂肪肝をきたし，インスリン抵抗性を引き起こしている可能性が高い. また，E 欠乏は身体活動やエネルギー消費量の減少をもたらしている可能性もある[2].

❷テストステロン -AR 系と糖代謝異常

- テストステロン-AR 系の異常は男女ともに糖代謝に影響を与えるが，その作用は男性，女性では正反対である. 男性においてはアンドロゲン欠乏が，女性においてはアンドロゲン過剰が糖代謝異常を引き起こす.
- 臨床的にアンドロゲン異常が問題となる疾患は，男性 (アンドロゲン欠乏) においては，加齢，Klinefelter 症候群，前立腺がんに対する抗アンドロゲン剤の使

用であり，女性（アンドロゲン過剰）においては
PCOS があげられる[3].

**❸男性における
テストステロン
−AR 系と
糖代謝異常**

[疫学研究]

・複数の臨床研究において，血中テストステロン濃度
の低い男性では，インスリン抵抗性と肥満が進行し
やすいことが報告されている[3].

・男性におけるテストステロンと糖尿病との関係をみ
たメタアナリシスの結果，テストステロンの値は非
糖尿病群に比べ糖尿病群で低く，またテストステロ
ン高値は糖尿病罹患リスク低下と相関していた[3].

・前立腺がんに対する GnRH アゴニスト治療によっ
て，糖尿病発症率の上昇や β 細胞機能低下が報告さ
れている[3].

・テストステロン補充療法の代謝効果をみたメタアナ
リシスの結果，テストステロン補充治療は，空腹時
血糖，HbA1c，脂肪量，中性脂肪の低下と相関し
ていた[3].

**❹男性における
アンドロゲン
低下と糖代謝異常**

[機序]

・アンドロゲン低下に伴うインスリン抵抗性上昇の機
序については，動物実験からさまざまな機序が報告
されており，骨格筋（PGC1α 発現低下など），肝
臓（脂肪酸酸化抑制，脂肪合成増加），脂肪（褐色
脂肪細胞減少），膵β 細胞〔グルコース応答インス
リン分泌反応（GSIS）低下〕，中枢神経（視床下部
性インスリン抵抗性の上昇，AR と共局在している
レプチンのシグナル増強作用の不足）など，多彩な
組織における作用が関与していることがわかってい
る[3].

**❺女性における
アンドロゲンと
糖代謝異常**

・女性においては，アンドロゲンの過剰がインスリン
抵抗性や耐糖能異常とそれに伴う 2 型糖尿病の発
症率増加と相関している.

・高アンドロゲン血症の女性ではさまざまな程度のβ
細胞機能障害が生じる．多嚢胞性卵巣症候群
（PCOS）の患者では，インスリン抵抗性と，不適
切，あるいは過大な初期インスリン分泌反応が報告
されている[3].

**❻女性における
アンドロゲンと
高値糖代謝異常**

[機序]
- 女性において，アンドロゲン過剰が糖代謝異常を引き起こす機序については不明な点が多い．その機序の１つは骨格筋由来と考えられており，動物実験結果からアンドロゲンが骨格筋繊維の変化を通してインスリン抵抗性を生じさせる機序が報告されているが，その他の機序については不明な点が多い[3]．

■**参考文献**

[1]寺内公一. エストロゲンと糖尿病. 最新女性医療. 2014; 11: 12-7.
[2]柳瀬敏彦. 性ホルモン受容体と代謝系異常. 分子心血管病. 2008; 9: 278-83.
[3]Navarro G, Allard C, Xu W, et al. The role of androgens in metabolism, obesity, and diabetes in males and females. Obesity. 2015; 23: 713-9.

〈濵井順子〉

5 ▶ 脂肪細胞機能と糖代謝

まとめ

- 脂肪細胞にはエネルギーを貯蓄する白色脂肪細胞と，燃焼する褐色脂肪細胞がある．
- 白色脂肪細胞は余剰エネルギーを中性脂肪として貯蓄する機能のほか，さまざまな生理活性物質（アディポサイトカイン）を放出する機能がある．
- 肥満（白色脂肪細胞の肥大化）が起こると，アディポサイトカインの発現・分泌異常が起こる．異所性脂肪沈着の作用も加わって，インスリン抵抗性が亢進し，メタボリックシンドロームの病態形成につながる．

❶褐色脂肪細胞と 白色脂肪細胞	<ul><li>白色脂肪細胞は間葉系未熟細胞に由来し体内に広く存在する．</li><li>褐色脂肪細胞は骨格筋と共通祖先である筋芽細胞に由来し，肩や椎骨周囲などに限局性に存在する．</li><li>褐色脂肪細胞は交感神経を活性化し，エネルギーを熱に変え，体温維持や体重調節に関わっている❶．</li><li>褐色脂肪細胞は寒冷条件では活性化し，糖取り込みが増える一方，温暖な状態では検出されなくなる．また，肥満や年齢に伴い活性が減少する❶．</li><li>白色脂肪細胞は余剰エネルギーを細胞内に蓄積するが，肥満状態では中性脂肪の蓄積能は低下し，肝臓や骨格筋などインスリン標的臓器に脂肪が蓄積し（異所性脂肪蓄積）インスリン抵抗性（脂肪毒性）が生じる．</li><li>白色脂肪細胞からはさまざまな生理活性物質が放出されており，アディポサイトカインと総称される．肥満（白色脂肪細胞の肥大化）が起こると，アディポサイトカインの産生異常が起こる（炎症性サイトカインやケモカイン，レプチンの濃度上昇，アディポネクチン分泌低下）．異所性脂肪沈着の作用も加わって，インスリン抵抗性が亢進する．</li><li>インスリン抵抗性の状態ではさまざまな酸化ストレスが誘導され，血糖，血圧，脂質代謝の異常がもたらされ，これらがメタボリックシンドロームの病態形成につながる❷．</li></ul>

❷白色脂肪細胞の内分泌機能と糖代謝

- 以下ではアディポサイトカインの代表である，レプチン，アディポネクチン，TNFα，IL-6 など炎症性サイトカイン，MCP-1 と糖代謝との関係を中心に述べる．

[レプチン]

- 遺伝性肥満マウス ob/ob マウスの病因遺伝子産物として発見された代表的な脂肪細胞由来ホルモンである[3]．
- 視床下部を刺激して摂食を抑制し，また，交感神経活動の亢進を介してエネルギー消費を促す[2]．
- 骨格筋に直接，あるいは視床下部-交感神経系を介して間接的に，骨格筋内の AMP 活性化プロテインキナーゼ（AMPK）を活性化し，脂肪酸化亢進（熱産生），エネルギー代謝亢進，血中遊離脂肪酸低下，糖代謝改善に働く．
- インスリンシグナル伝達経路の 1 つ（PIK3/ATP 経路）を活性化することで末梢組織におけるインスリン感受性を上げ，耐糖能改善に働いている[3]．
- 肥満症では高レプチン血症にもかかわらずレプチンの作用不足が起こる，レプチン抵抗性の状態になっている．

[アディポネクチン]

- 善玉アディポサイトカインの 1 つ．脂肪細胞が肥大化すると分泌量は減少する[2]．
- インスリン感受性亢進，抗炎症，抗動脈硬化作用があり[3]，アディポネクチンの不足は，2 型糖尿病，肥満症，メタボリックシンドローム，心血管病の原因となり得る[2]．
- 肝臓で AMPK の活性化を介し，糖新生抑制，脂肪合成抑制，脂肪燃焼促進作用を，また，PPARα活性化，エネルギー消費亢進，酸化ストレス軽減によってインスリン抵抗性を改善する[2]．
- 骨格筋で AMPK，SIRT1，PGC-1αの活性化を介し，脂肪燃焼，糖取り込み促進を起こし，インスリン抵抗性を改善する．
- 肥満 2 型糖尿病やインスリン抵抗性に対し，アディポネクチン受容体を活性化する治療薬の研究が進められている[3]．

[炎症性サイトカイン: TNFα, IL-6 (interleukin-6)]

- 肥大化した脂肪細胞では TNFαや，IL-6，飽和脂肪酸などの炎症性サイトカインが大量に分泌される

が，これらの炎症性サイトカインは肝臓や筋肉などの受容体に作用し，インスリンシグナル伝達の阻害を介して，全身のインスリン抵抗性を惹起させる．

[MCP-1（monocyte chemoattractant protein-1]

- 単球走化性，活性化因子として知られるケモカインであり，肥大化した脂肪細胞から分泌される．単球を脂肪組織へ遊走させ，マクロファージへと分化させる．肥満者で多い M1 マクロファージからは，TNFα や IL6，iNOS，ROS など炎症性サイトカインが分泌され，これらがインスリン抵抗性を増悪させる[3]．
- MCP-1 は直接インスリン受容体レベルからインスリンシグナル伝達を阻害し（MAP キナーゼ活性化）インスリン抵抗性を惹起する[2]．

■参考文献

[1] Seale P, Lazar MA. Brown fat in humans: turning up the heat on obesity. Diabetes. 2009; 58: 1482-4.

[2] 山内敏正, 門脇 孝. 肥満症発症にかかわるアディポサイトカインの役割. 日本臨牀. 2013; 71: 251-6.

[3] Cao H. Adipocytokines in obesity and metabolic disease. J Endocrinol. 2014; 220: T47-T59.

〈濵井順子〉

6 ▶ 食欲，エネルギーを調節するホルモンと糖代謝

■■■ まとめ ■■■■■■■■■■■■■■■■■■■■■■■■■■

- 食欲やエネルギー消費は，中枢神経と末梢組織の間で，血糖，脂肪酸などの栄養素，ホルモンや，迷走神経のシグナルを介して相互作用をすることで調節されている．
- 食欲やエネルギー消費の調節機構を応用した抗肥満薬や抗糖尿病薬の開発が進められている．

❶中枢神経における摂食，エネルギー調節

- 食欲，エネルギー調節の中枢は視床下部であり，食欲を促進する神経細胞と，抑制する神経細胞，両者のバランスにより摂食行動が調節されている．
- 視床下部のなかでも食欲調節に重要な働きをする部位として，食欲亢進に重要な領域と考えられている外側野（LHA），背内側核（DMN）と，食欲抑制に重要な領域と考えられている室傍核（PVN），腹内側核（VMN），摂食中枢の中でも中心的な役割を果たしていると考えられている，視床下部弓状核（ARN）が存在する．
- ARN は食欲亢進，抑制の両方の調節に関係しており，食欲亢進作用をもつ神経ペプチド Y [neuropeptide Y (NPY)] と，アグーチ関連ペプチド [agouti-related regulatory peptide (AgRP)] が共発現する神経：NPY/AgRP ニューロンと，食欲抑制作用をもつ，プロオピオメラノコルチン（proopiomelanocortin）：POMC ニューロンが存在する❶．
- POMC 神経からは，αメラニン細胞（α-MSH）が産生され，PVN に存在するメラノコルチン4受容体（MC4R）を活性化させ，食欲が抑制される．反対に，AgRP は MC4R の作用を阻害し，摂食を促進する．α-MSH と AgRP は MC4R を介して拮抗的に作用することで摂食を調節している．
- グルコース，インスリン，レプチンは，NPY/AgRP ニューロンを抑制し，POMC ニューロンを活性化することで，食欲を抑制する方向に働く．
- MC4R 遺伝子変異をもつ人では，小児期からの肥満と，2型糖尿病発症リスク増加が起こる❷．また，抗肥満薬として MC4R アゴニストの研究が進められている❸．

❷末梢組織における摂食調節

- グルカゴン様ペプチド-1（GLP-1），グレリン，peptideYY（PYY），コレシストキニン（CCK），などさまざまな消化管ホルモンは，迷走神経を介して中枢へ情報を伝達する.
- 上記の消化管ホルモンのうち，グレリンは摂食亢進に，他は摂食抑制に働く. 各消化管ホルモンは迷走神経受容体と結合後，摂食亢進するホルモンは発火頻度を抑制，摂食抑制作用をもつホルモンは発火頻度を増大させることで摂食情報を中枢へ伝えている.
- 迷走神経は消化管ホルモンの情報の他，消化管の進展，運動の情報も中枢へ伝えている.
- 糖，脂肪酸などの栄養素，レプチンなどのホルモンは血液を介して視床下部に情報を伝達する.

[GLP-1]

- GLP-1 は下部腸管の L 細胞から分泌される消化管ホルモンである.
- GLP-1 は膵 β 細胞に作用しグルコース濃度依存的に，インスリン分泌促進作用，およびグルカゴン分泌抑制作用を示す.
- GLP-1 は消化管や肝門脈内の迷走神経を活性化し，延髄弧束核から視床下部 PVN,ARN を中心とした脳内のさまざまな部位に刺激が伝達され，食欲が抑制される. その後反射弓を介し迷走神経遠心路を介して胃排泄遅延作用を示す.

[グレリン]

- 胃から産生される消化管ペプチドであり，空腹時に分泌が増加する.
- 迷走神経を介して ARN に作用し，NPY/AgRP ニューロンを活性化し，POMC ニューロンを抑制することで食欲亢進作用を示す[1].
- 胃液分泌促進，消化管蠕動運動促進，血圧降下作用もある[1].

❸食欲やエネルギー消費の調節機構を応用した抗肥満薬や抗糖尿病薬の現状と展望

- 複数の GLP-1 受容体作動薬が抗糖尿病薬として使用されている.
- 抗肥満薬として，GLP-1 高用量製剤（リラグルチド 3.0 mg/日）が，欧米で 2015 年 4 月に認可されている. また，リキセナチドも抗肥満薬として治験中である[1].
- 腹部に電子機器を埋め込み，間欠的に迷走神経をブ

ロックする医療機器が開発されている．12カ月の二重盲検試験において，平均9.2%の体重減少が認められた[1]．この治療法はアメリカFDAで，2型糖尿病など肥満に関連する合併症を1つ以上もち，18歳以上，BMI 35～45（kg/m^2）の肥満患者を対象に体重減少効果を目的として，2015年1月認可されている．

- 抗肥満薬としてMC4Rアゴニストの臨床研究が始まっている[1]．
- グレリンに対するワクチンやグレリン受容体拮抗薬，グレリンのアシル化酵素阻害薬などが基礎研究の段階にある[1]．

■参考文献

[1] 上野浩晶, 中里雅光. 食欲のメカニズム. 内科. 2016; 117: 91-5.

[2] Thearle MS, Muller YL, Hanson RL. Greater impact of melanocortin-4 receptor deficiency on rates of growth and risk of type 2 diabetes during childhood compared with adulthood in Pima Indians. Diabetes. 2012; 61: 250-7.

〈濱井順子〉

4. 診断基準と病型分類

1 ▶ 病型診断

まとめ

- 糖尿病は，インスリン作用の不足による慢性の高血糖を主徴とし，種々の代謝異常を伴う疾患群である．
- 糖尿病の分類は成因分類を主体とし，インスリン作用不足の程度に基づく病態（病期）を併記する．
- 成因は，（Ⅰ）1型，（Ⅱ）2型，（Ⅲ）その他特定の機序，疾患によるもの，（Ⅳ）妊娠糖尿病，に分類する．

❶成因分類	• 分類には1型，2型（かつて用いられたギリシャ数字のⅠ型，Ⅱ型ではなくアラビア数字を使う）という用語を用いる（表1）． • 病型分類を行うために，糖尿病の家族歴，遺伝形式，発症年齢と経過，肥満の有無，過去の体重歴，難聴（ミトコンドリア異常症），黒色表皮腫（強いインスリン抵抗性）などの臨床的情報を参照する．
❷糖尿病の病態 （病期）	• 糖尿病の病態（病期）（図1）の判定は，臨床的所見（血糖値，その安定性，ケトーシスの有無，治療への反応），インスリン分泌能によって行う．

表1 糖尿病と糖代謝異常*の成因分類

Ⅰ．1型（膵β細胞の破壊，通常は絶対的インスリン欠乏に至る）

  A．自己免疫性
  B．特発性

Ⅱ．2型（インスリン分泌低下を主体とするものと，インスリン抵抗性が主体で，それにインスリンの相対的不足を伴うものなどがある）

Ⅲ．その他特定の機序，疾患によるもの

  A．遺伝因子として遺伝子異常が同定されたもの
    （1）膵β細胞機能に関わる遺伝子異常
    （2）インスリン作用の伝達機構に関わる遺伝子異常
  B．他の疾患，条件に伴うもの
    （1）膵外分泌疾患
    （2）内分泌疾患
    （3）肝疾患
    （4）薬剤や化学物質によるもの
    （5）感染症
    （6）免疫異常によるまれな病態
    （7）その他の遺伝的症候群で糖尿病を伴うことの多いもの

Ⅳ．妊娠糖尿病

注：現時点では上記のいずれにも分類できないものは分類不能とする．
*：一部には，糖尿病特有の合併症をきたすかどうか確認されていないものも含まれる．

病態 （病期） 成因 （機序）	正常血糖	高血糖			
		境界領域	糖尿病領域		
			インスリン非依存状態		インスリン依存状態
	正常領域		インスリン 不要	高血糖是正 に必要	生存に必要
1 型					
2 型					
その他特定の型					

図 1 **糖尿病における成因（発症機序）と病態（病期）の概念**
右向きの矢印（→）は糖代謝異常の悪化（糖尿病発症を含む）を表す.
青色の実線と破線部分は "糖尿病" とよばれる状態である. 左向きの
矢印（←）は糖代謝異常の改善を表す. 破線は頻度の少ない事象を表
す. 例えば, 2 型糖尿病でも感染時にケトアシドーシスに陥り, 救命
のために一時的にインスリン治療を必要とする場合などである.

* インスリン分泌能の推定は, 血中インスリン濃度測
  定（空腹時および糖負荷後, グルカゴン静注負荷後
  など）, もしくは血中, 尿中 C-ペプチドの測定によ
  る.

■参考文献

❶清野　裕, 南條輝志男, 田嶼尚子, 他: 糖尿病診断基準に関
する調査検討委員会. 糖尿病の分類と診断基準に関する委員
会報告（国際標準化対応版）. 糖尿病. 2012; 55: 485-504.

❷日本糖尿病学会, 編著. 糖尿病専門医研修ガイドブック（改
訂第 6 版）. 東京: 診断と治療社; 2014. p.61.

〈山崎俊介〉

2 ▶ 1型糖尿病

まとめ

- 1型糖尿病は，体内でインスリンを分泌する唯一の細胞である膵β細胞が何らかの理由により破壊され，インスリン分泌が枯渇して発症する糖尿病である．
- 1型糖尿病は，膵島関連自己抗体が証明され，膵β細胞破壊に自己免疫機序が関わる自己免疫性と，自己抗体が証明されない特発性に分類される．
- 1型糖尿病は，発症・進行の様式によって，劇症，急性，緩徐進行性に分類される．

❶定義

- 1型糖尿病は，体内でインスリンを分泌する唯一の細胞である膵β細胞が何らかの理由により破壊され，インスリン分泌が枯渇して発症する糖尿病である．

❷分類
（図1）

- 1型糖尿病の多くの症例では，発病初期に膵島抗原に対する自己抗体（膵島関連自己抗体）が証明される．膵β細胞破壊には自己免疫機序が関わっており，これを「自己免疫性」とする．
- 膵島関連自己抗体には，グルタミン酸脱炭酸酵素（GAD）抗体，IA-2抗体，インスリン自己抗体（IAA），亜鉛輸送担体8（ZnT8）抗体，膵島細胞抗体（ICA）がある．
- 一方，自己抗体が証明できないままインスリン依存状態に至る例があり，これを「特発性」とする．
- 発症・進行様式による分類では，劇症1型糖尿病，急性発症1型糖尿病，緩徐進行1型糖尿病の3タイプに分類される．
- 原則として，劇症1型糖尿病は「特発性」に，緩徐進行1型糖尿病は「自己免疫性」に分類される．急性発症1型糖尿病の多くは「自己免疫性」である．

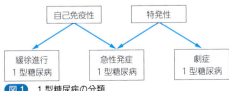

図1　1型糖尿病の分類

❸成因

- 自己免疫性 1 型糖尿病は，遺伝素因の関与のもと，細胞性免疫を中心とした自己免疫機序による膵 β 細胞の破壊により発症する．
- 特発性に分類される劇症 1 型糖尿病は，遺伝素因の関与のもと，ウイルス感染などの環境因子が加わり，抗ウイルス免疫反応が膵 β 細胞の破壊をもたらし発症する．
- 1 型糖尿病の発症には HLA をはじめとする複数の遺伝因子が関与する．

❹急性発症 1 型糖尿病（表 1）

- 主として自己免疫機序による膵 β 細胞の破壊により，症状が「週」〜「月」の単位で進行する．

❺劇症 1 型糖尿病（表 2）

- ウイルス感染などを契機に，わずか数日間で膵 β 細胞のほぼすべてが一挙に破壊され，ケトアシドーシスにまで急速に進行する．

表1 急性発症 1 型糖尿病診断基準（2012）

1. 口渇，多飲，多尿，体重減少などの糖尿病（高血糖）症状の出現後，概ね 3 カ月以内にケトーシスあるいはケトアシドーシスに陥る．
2. 糖尿病の診断早期より継続してインスリン治療を必要とする．
3. 膵島関連自己抗体が陽性である．
4. 膵島関連自己抗体が証明できないが，内因性インスリン分泌が欠乏している．

判定：上記 1〜3 を満たす場合，「急性発症 1 型糖尿病（自己免疫性）」と診断する．
　　　1, 2, 4 を満たす場合，「急性発症 1 型糖尿病」と診断してよい．

〔日本人 1 型糖尿病の成因，診断，病態，治療に関する調査研究委員会―劇症および急性発症 1 型糖尿病分科会（http://www.jds.or.jp/modules/study/index.php?content_id=4 より）〕

表2 劇症 1 型糖尿病の診断基準（2012）

1. 糖尿病症状発現後 1 週間以内でケトーシスあるいはケトアシドーシスに陥る（初診時尿ケトン体陽性，血中ケトン体上昇のいずれかを認める）．
2. 初診時の（随時）血糖値が 288 mg/dL（16.0 mmol/L）以上であり，かつ HbA1c 値（NGSP）＜8.7%＊である．
3. 1. 発症時の尿中 C ペプチド＜10 μg/day，または，空腹時血清 C ペプチド＜0.3 ng/mL かつグルカゴン負荷後（または食後 2 時間）血清 C ペプチド＜0.5 ng/mL である．

＊：劇症 1 型糖尿病発症前に耐糖能異常が存在した場合は，必ずしもこの数字は該当しない（表 3）．

〔日本人 1 型糖尿病の成因，診断，病態，治療に関する調査研究委員会―劇症および急性発症 1 型糖尿病分科会（http://www.jds.or.jp/modules/study/index.php?content_id=4 より）〕

表3 緩徐進行1型糖尿病（SPIDDM）の診断基準（2012）

1. 経過のどこかでグルタミン酸脱炭酸酵素（GAD）抗体もしくは膵島細胞抗体（ICA）が陽性である.
2. 糖尿病の発症（もしくは診断）時, ケトーシスもしくはケトアシドーシスはなく, ただちには高血糖是正のためにインスリン療法が必要とならない.

判定: 上記1, 2を満たす場合,「緩徐進行1型糖尿病（SPIDDM）」と診断する.

❻緩徐進行 1型糖尿病 （表3）

- 糖尿病診断時にインスリン分泌の低下が著明でなく, 一見2型糖尿病のようにみえるが, 膵島関連自己抗体が陽性で, 経過とともにインスリン分泌が「年」の単位で低下し, 数年後にインスリン依存状態にまで進行する.

- 緩徐進行1型糖尿病（slowly progressive IDDM: SPIDDM）において, 治療にSU薬を使用した群に比べ, インスリンを使用した群で, インスリン分泌能の低下が有意に遅かったという報告がなされている（Tokyo Study）.

■参考文献

❶田中昌一郎, 大森正幸, 粟田卓也, 他: 日本糖尿病学会1型糖尿病調査研究委員会. 緩徐進行1型糖尿病（SPIDDM）の診断基準（2012）―1型糖尿病調査研究委員会（緩徐進行1型糖尿病分科会）報告―. 糖尿病. 2013; 56: 590-7.

❷今川彰久, 花房俊昭, 粟田卓也, 他: 1型糖尿病調査研究委員会. 劇症および急性発症1型糖尿病分科会糖尿病診断基準に関する調査検討委員会. 1型糖尿病調査研究委員会報告―劇症1型糖尿病の新しい診断基準（2012）. 糖尿病. 2012; 55: 812-20.

❸日本糖尿病学会, 編著. 糖尿病専門医研修ガイドブック（改訂第6版）. 東京: 診断と治療社; 2014. p.62-6.

〈山崎俊介〉

3 ▶ 2型糖尿病

■■■ まとめ

- 2型糖尿病は，インスリン分泌の低下により，あるいはインスリン抵抗性に相対的インスリン分泌低下が加わってインスリン作用の不足をきたし，慢性の高血糖状態に至る代謝疾患である．
- インスリン分泌低下やインスリン抵抗性をきたす複数の遺伝因子に過食，運動不足などの環境因子が加わってインスリン作用不足を生じ，2型糖尿病を発症する．

❶定義
- 2型糖尿病は，インスリン分泌の低下により，あるいはインスリン感受性の低下（インスリン抵抗性）に相対的インスリン分泌低下が種々の程度に加わってインスリン作用の不足をきたし，慢性の高血糖状態に至る代謝疾患である．

❷成因
- 2型糖尿病は，インスリン分泌低下を主体とするものとインスリン抵抗性が主体で，それにインスリンの相対的不足を伴うものなどがある．
- インスリン分泌低下やインスリン抵抗性をきたす複数の遺伝因子に過食（特に高脂肪食），運動不足などの環境因子が加わってインスリン作用不足を生じ，2型糖尿病が発症する．
- さらにインスリン分泌低下・インスリン抵抗性のそれぞれがブドウ糖毒性などにより増悪する．
- 2型糖尿病は多因子遺伝であり，β細胞機能（インスリン分泌低下）や肥満（インスリン抵抗性）に関連する複数の遺伝因子が発症に関与する．近年，ゲノムワイド関連解析（GWAS）により多数の糖尿病感受性遺伝子が明らかになりつつある．
- カロリーの過剰摂取や運動不足による肥満はインスリン抵抗性を惹起し，2型糖尿病の発症リスクを高める．
- 総カロリー摂取とは独立して，脂質，特に動物性脂肪の過剰摂取は2型糖尿病の発症リスクを高め，近年わが国での2型糖尿病患者の増加の主要な原因となっている．

❸特徴
- 1型糖尿病に比べて血縁者に糖尿病患者がいることが多く，強い家族内集積が認められることもしばしばである．

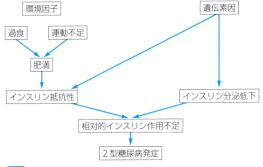

図1 2型糖尿病の成因・病態

- 発症年齢は40歳以上に多いとされてきたが,最近,肥満を背景に小児・若年者にも2型糖尿病が増加している.
- 2型糖尿病では膵β細胞のインスリン分泌能は低下しているものの,ある程度保たれているため,自覚症状を欠いたまま長く経過する症例も多く,合併症がかなり進行して初めて診断されることが少なくない.
- 基本的にインスリン分泌が廃絶することはないが,重症感染症や清涼飲料水の多飲などに際して一時的にインスリン依存状態となることがあり,ケトアシドーシスや脱水などの結果,糖尿病性昏睡に至ることもある.
- 肥満に伴うインスリン抵抗性は2型糖尿病発症前から存在するが,初期には膵β細胞が細胞量の増加などによりインスリン分泌を増加させ,インスリン抵抗性は代償される.しかし,この代償機構が破綻すると2型糖尿病を発症する.

■参考文献

❶ 清水 裕,南條輝志男,田嶼尚子,他:糖尿病診断基準に関する調査検討委員会.糖尿病の分類と診断基準に関する委員会報告(国際標準化対応版).糖尿病.2012; 55: 485-504.
❷ 日本糖尿病学会,編著.糖尿病専門医研修ガイドブック(改訂第6版).東京:診断と治療社; 2014. p.66-72.

〈山崎俊介〉

4 ▶ 遺伝子異常による糖尿病

■■■ まとめ ■■■

- 糖尿病の原因として同定されている単一遺伝子異常は，①膵 β 細胞機能に関わる遺伝子異常，②インスリン作用の伝達機構に関わる遺伝子異常，に大別される（表1）.
- 遺伝子異常による糖尿病を適切に診断するために，①糖尿病の家族歴，遺伝形式を詳しく聴取する，②糖尿病の発症形式と経過，③ほかの身体的特徴，たとえば肥満の有無，過去の体重歴，難聴（ミトコンドリア異常症），黒色表皮腫（強いインスリン抵抗性）などの有無に注意する.
- 特に MODY においては，治療方針の決定に遺伝子検査による確定診断が重要である.

◆

　1 型糖尿病，2 型糖尿病も遺伝素因が関与するが，自己免疫異常や環境因子など複数の成因による多因子病である. ここでは，主に単一の遺伝子異常が原因の糖尿病（表1）について述べる.

表1 遺伝因子として遺伝子異常が同定された糖尿病

(1) 膵 β 細胞機能に関わる遺伝子異常

インスリン遺伝子（異常インスリン症，異常プロインスリン症，新生児糖尿病）
HNF4α 遺伝子（MODY1）
グルコキナーゼ遺伝子（MODY2）
HNF1α 遺伝子（MODY3）
IPF-1 遺伝子（MODY4）
HNF1β 遺伝子（MODY5）
ミトコンドリア DNA（MIDD）
NeuroD1 遺伝子（MODY6）
Kir6.2 遺伝子（新生児糖尿病）
SUR1 遺伝子（新生児糖尿病）
アミリン
その他

(2) インスリン作用の伝達機構に関わる遺伝子異常

インスリン受容体遺伝子
（インスリン受容体異常症 A 型
妖精症
Rabson-Mendenhall 症候群，他）
その他

（清水　裕，他：糖尿病診断基準に関する調査検討委員会. 糖尿病. 2012; 55: 485-504[1] より）

■膵β細胞機能に関わる遺伝子異常

❶インスリン遺伝子異常（異常インスリン症, 異常プロインスリン症）

- 異常（プロ）インスリンは生体内半減期が延長しており，高（プロ）インスリン血症，血中 IRI/CPR モル比が上昇する．

❷ MODY

- 「常染色体優性遺伝」，「25 歳未満の若年発症」，「非肥満」で特徴づけられる糖尿病である．
- 若年発症の肥満を伴わない糖尿病で，抗 GAD 抗体など膵島自己抗体が陰性で 1 型糖尿病か 2 型糖尿病の区別が困難な症例では，MODY（maturity-onset diabetes of the young）を鑑別する必要がある．
- 家族歴を詳細に聴取する（通常 3 世代以上，同胞の約半数に，若年発症の肥満を伴わない糖尿病を認める）．
- MODY5 は腎嚢胞など泌尿生殖器系の奇形，腎機能障害，膵の形態異常を合併する．
- MODY2 は比較的軽症の糖尿病であり，食事療法のみで経過する場合も多い．MODY1，MODY3 は高度に内因性インスリン分泌が障害されるが，スルホニル尿素（SU）薬への感受性が高い．
- このため，治療方針の決定に MODY の確定診断（遺伝子診断）が重要である．

❸アミリン遺伝子異常

- アミリンは，2 型糖尿病患者でしばしば認める膵ラ氏島のアミロイド様沈着物質の主要構成成分として同定された．
- アミリン遺伝子の 20 番目のセリンがグリシンに置換したミスセンス変異であり，アジア人特有である．
- 多因子異常の 1 つとして 2 型糖尿病の発症に関係すると考えられている．

❹ミトコンドリア糖尿病

- 比較的若年発症（ピークは 30 歳代）で，低身長，やせ型が特徴である．
- 糖尿病の母系遺伝，感音性難聴，心筋症・心刺激伝導障害を合併する場合に考慮が必要である．
- 血中乳酸/ピルビン酸比が上昇する．

- ほとんどが MELAS（ミトコンドリア脳筋症・乳酸アシドーシス・脳卒中様発作症候群）の原因でもあるミトコンドリア DNA3243 変異によるもので，日本人の糖尿病の 1％と推定される[2].
- ミトコンドリア遺伝子異常に伴う，インスリン分泌低下型の糖尿病であり，異常ミトコンドリア DNAの割合により，糖尿病の病像も軽症からインスリン依存状態までさまざまである.

■インスリン作用の伝達機構に関わる遺伝子異常

❶インスリン受容体遺伝子異常
- 著明なインスリン抵抗性を認める.
- インスリン受容体異常症 A 型は，黒色表皮腫，多毛，多嚢胞性卵巣を伴う.
- 妖精症（Leprechaunism）は，黒色表皮腫，多毛，皮下脂肪の萎縮に加え妖精様顔貌（眼間開離，鞍鼻，外耳低位）を呈する.
- Rabson-Mendenhall 症候群は，黒色表皮腫，多毛，発育不良，皮下脂肪の萎縮，爪や歯の形成不全，松果体の過形成を認める.

■参考文献
❶清水　裕, 南條輝志男, 田嶼尚子, 他: 糖尿病診断基準に関する調査検討委員会. 糖尿病の分類と診断基準に関する委員会報告（国際標準化対応版）. 糖尿病. 2012; 55: 485-504.
❷Otabe S, Sakura H, Shimokawa K, et al. The high prevalence of the diabetic patients with a mutation in the mitochondrial gene in Japan. J Clin Endocrinol Metab. 1994; 768-71.

〈京原麻由〉

5 ▶ 妊娠糖尿病と糖尿病合併妊娠

░░░ まとめ ░░░

- 妊娠中の糖代謝異常には，①妊娠糖尿病（gestational diabetes mellitus: GDM），②妊娠中の明らかな糖尿病，③糖尿病合併妊娠，がある．

- ①妊娠糖尿病，②妊娠中の明らかな糖尿病は，表1の診断基準に基づき診断する．

- これらは妊娠中の基準であり，出産後は改めて非妊娠時の「糖尿病の診断基準」に基づき再評価する必要がある．

❶妊娠糖尿病	定義: 妊娠糖尿病とは，「妊娠中に初めて発見または発症した糖尿病には至っていない耐糖能異常」である．妊娠時に診断された明らかな糖尿病は含めない．

- 糖尿病域に至らない比較的軽い糖代謝異常でも，児の過剰発育が起こりやすく，周産期のリスクが高くなる．

- 母体の糖代謝異常が出産後一旦改善しても，一定期間後に糖尿病を発症するリスクが高い[❶]．

- そのため妊娠糖尿病を確実に診断し，治療介入，分娩後のフォローアップが重要である．

❷妊娠中の明らかな糖尿病	・妊娠中の明らかな糖尿病には，妊娠前に見逃されていた糖尿病と，妊娠中の糖代謝の変化の影響を受けた糖代謝異常，および妊娠中に発症した1型糖尿病が含まれる．

表1 診断基準

1. 妊娠糖尿病

75g経口ブドウ糖負荷試験において次の基準の1点以上を満たす
①空腹時血糖≧92 mg/dL
②1時間値≧180 mg/dL
③2時間値≧153 mg/dL

2. 妊娠中の明らかな糖尿病

以下のいずれかを満たす
①空腹時血糖≧126 mg/dL
②HbA1c≧6.5%
＊随時血糖値≧200 mg/dL あるいは75g経口ブドウ糖負荷試験で2時間値≧200 mg/dLの場合は，妊娠中の明らかな糖尿病の存在を念頭におき，①または②の基準を満たすかどうか確認する

3. 糖尿病合併妊娠

①妊娠前に既に診断されている糖尿病
②確実な糖尿病網膜症があるもの

〔日本糖尿病・妊娠学会，編．糖尿病と妊娠．2015: 15(1)[❷]より〕

- これらは妊娠中の基準であり，出産後は改めて非妊娠時の「糖尿病の診断基準」に基づき再評価する必要がある．
- 妊娠中，特に妊娠後期は妊娠による生理的なインスリン抵抗性の増大を反映して糖負荷後血糖値は非妊時よりも高値を示す．そのため，随時血糖値や75g経口ブドウ糖負荷試験後血糖値は非妊時の糖尿病診断基準をそのまま当てはめることはできない．
- HbA1c<6.5%で随時血糖値≧200 mg/dL または75g経口ブドウ糖負荷試験2時間値≧200 mg/dLの場合は，妊娠中の明らかな糖尿病とは判定し難いので，妊娠中は糖尿病に準じた治療を行い，出産後は糖尿病に移行する可能性が高いので厳重なフォローアップが必要である．

    以前には「ハイリスク GDM」として定義されていたが，周産期有害事象という観点からは，肥満や空腹時高血糖の方がより強い周産期予後不良のリスク因子とされ，随時血糖値≧200 mg/dL または75g経口ブドウ糖負荷試験2時間値≧200 mg/dLのみを「ハイリスク GDM」と規定することは，周産期の一般的なハイリスク因子の概念との間に齟齬を生じさせているとして，2015年8月の日本糖尿病・妊娠学会診断基準改訂により「ハイリスクGDM」の表記は診断基準から削除された経緯がある．

❸糖尿病合併妊娠

- 妊娠前にすでに診断されている糖尿病である．
- この場合の糖尿病には，1型糖尿病合併妊娠，2型糖尿病合併妊娠，を含む，すべての病型の糖尿病に合併する妊娠が含まれる．
- 妊娠にあたっては，許容条件を満たすよう，計画妊娠が必要である．

■参考文献
❶日本糖尿病学会，編著．科学的根拠に基づく糖尿病診療ガイドライン2013．東京：南江堂；p.221．
❷日本糖尿病・妊娠学会，編．糖尿病と妊娠．2015：15(1)．
〈京原麻由〉

6 ▶ 他の病態に起因する糖尿病

▨▨ **まとめ**

- 糖尿病患者を診る際には，他の病態に起因する糖尿病（二次性糖尿病）の可能性を考慮する（表1）．
- 特に内分泌疾患による糖尿病の場合は，適切に診断し早期にホルモン異常を解消することで，その多くは糖代謝が正常化する．
- 急激に血糖コントロールが悪化した場合には，二次性糖尿病，特に膵癌など悪性腫瘍の合併や併用薬剤をチェックする．

表1 他の疾患，条件に伴う糖尿病と糖代謝異常

(1) 膵外分泌疾患

膵炎
外傷/膵摘手術
腫瘍
ヘモクロマトーシス
その他

(2) 内分泌疾患

Cushing 症候群
先端巨大症
褐色細胞腫
グルカゴノーマ
原発性アルドステロン症
甲状腺機能亢進症
ソマトスタチノーマ
その他

(3) 肝疾患

慢性肝炎
肝硬変
その他（表2参考）

(4) 薬剤や化学物質によるもの

グルココルチコイド
インターフェロン
その他

(5) 感染症

先天性風疹
サイトメガロウイルス
その他

(6) 免疫機序によるまれな病態

インスリン受容体抗体
Stiffman 症候群
インスリン自己免疫症候群
その他

つづく

(7) その他の遺伝的症候群で糖尿病を伴うことの多いもの

Down 症候群
Prader-Willi 症候群
Turner 症候群
Klienfelter 症候群
Werner 症候群
Wolfram 症候群
セルロプラスミン低下症
脂肪萎縮性糖尿病
筋強直性ディストロフィー
フリードライヒ失調症
Laurence-Moon-Biedl 症候群
その他

＊一部には，糖尿病特有の合併症をきたすかどうかが確認されていないものも含まれる
（清水　裕，他：糖尿病診断基準に関する調査検討委員会．糖尿病．2012; 55: 485-504[1] より改変）

■膵外分泌疾患（膵性糖尿病）

- 膵疾患の進展に伴い，膵内分泌機能低下に基づく糖代謝異常が出現する．
- 膵切除後の耐糖能低下は，膵の切除範囲の程度による．
- インスリン分泌の低下に対し，インスリン療法が行われることが多い．
- グルカゴンの分泌低下も伴うため，血糖動揺が激しく，低血糖をきたしやすい．
- 糖尿病には膵癌が合併する頻度が高く，急激な糖尿病の発症や悪化は膵癌を含む悪性腫瘍合併の可能性を考慮する必要がある．

■内分泌疾患

- 原疾患を治療し早期にホルモン異常を解消することで，その多くは糖代謝が正常化する．
- そのため糖尿病患者をみる際には，これら内分泌疾患による二次性糖尿病の可能性を常に考慮する必要がある．
- 先端巨大症，Cushing 症候群，グルカゴノーマは主にインスリン抵抗性増大，原発性アルドステロン症，褐色細胞腫，ソマトスタチノーマは主にインスリン分泌障害に起因する．

■肝疾患（肝性糖尿病）

- 肝でのブドウ糖取り込みが低下し，インスリン抵抗性による糖代謝異常を認める．
- 食後の著しい高血糖が特徴である．
- 肝実質障害が軽微である慢性肝炎または脂肪肝と判断される場合を除

き，中等度以上の肝機能障害，肝硬変では，原則インスリン治療が望ましい．

■薬物や化学物質によるもの （表2）

表2 耐糖能異常をきたし得る薬物や化学物質

1. グルココルチコイド
2. インターフェロン
3. 抗精神病薬
4. その他
   (1) 利尿薬（サイアザイド，フロセミド）
   (2) 降圧薬（β遮断薬，Ca拮抗薬，ジアゾキサイド）
   (3) ホルモン薬（α-，β-アドレナリン作動薬，エストロゲン，プロゲステロン，GH，グルカゴン）
   (4) 抗痙攣薬（ジフェニルヒダントイン）
   (5) 抗腫瘍薬（L-アスパラキナーゼ，ストレプトゾシン）
   (6) 抗原虫薬（ペンタミジン）
   (7) 殺鼠薬（ピリミニール）
   (8) 免疫抑制薬（シクロスポリン，タクロムリス）
   (9) 脂質異常症薬（ニコチン酸）
   (10) 抗菌薬（リファンピシン）

〔日本糖尿病学会，編著．糖尿病専門医研修ガイドブック（改訂第6版）．東京：診断と治療社；2014. p.83❽より〕

❶グルココルチコイド（ステロイド糖尿病）	・インスリン抵抗性の増大により，用量依存性に耐糖能が悪化する． ・通常，早朝空腹時血糖は正常で，昼以降の血糖上昇を生じる． ・原則としてインスリン治療を行う．
❷インターフェロン	・インスリン抵抗性の増大から，糖尿病の発症や，増悪をきたすことがある． ・そのためインターフェロン投与前には糖尿病や網膜症の有無をチェックする． ・まれではあるが1型糖尿病発症の誘因となることがある．
❸抗精神病薬	・抗精神病薬のオランザピン（ジプレキサ®），クエチアピン（セロクエル®），クロザピン（クロザリル®）は糖尿病患者に投与禁忌，リスペリドン（リスパダール®），ペロスピロン（ルーラン®），ブロナンセリン（ロナセン®），アリピプラゾール（エビリファイ®）は慎重投与である． ・糖尿病発症の機序としては，インスリン抵抗性の増

大が考えられているが，いまだ不明な点も多い．

■参考文献

1. 清水　裕，南條輝志男，田嶼尚子，他：糖尿病診断基準に関する調査検討委員会．糖尿病の分類と診断基準に関する委員会報告（国際標準化対応版）．糖尿病．2012; 55: 485-504.
2. 日本糖尿病学会，編著．糖尿病専門医研修ガイドブック（改訂第6版）．東京：診断と治療社；2014. p.83.

〈京原麻由〉

5. 診断の進め方

1 ▶ 糖尿病の診断

まとめ

- 耐糖能異常が疑われる場合は75g経口糖負荷試験を行うが，明らかな糖尿病を認める場合はその限りではない．
- インスリン分泌能と抵抗性を評価し，食事・運動療法，薬物療法を進めていく．
- 緩徐進行1型糖尿病の鑑別のため，抗GAD抗体を測定するとよい．
- 2次性糖尿病の除外や薬剤による耐糖能悪化も念頭におき，診断を進める．

❶ 75g経口ブドウ糖負荷試験

- HbA1c 6.0%以上，空腹時血糖値が110 mg/dL以上のときなど耐糖能異常が疑われる場合は75g経口ブドウ糖負荷試験を行い，糖尿病の診断基準に合致するかを確認する（図1）❶．また75g経口ブドウ糖負荷試験により血糖，インスリンプロファイルが確認できる．
- インスリン抵抗性の指標であるHOMA-IRやインスリン分泌能の指標であるHOMA-β，インスリ

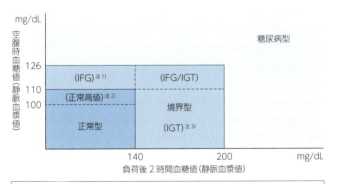

注1) IFGは空腹時血糖値110〜125 mg/dLで，2時間値を測定した場合には140 mg/dL未満の群を示す（WHO）．ただしADAでは空腹時血糖値100〜125 mg/dLとして，空腹時血糖値のみで判定している．
注2) 空腹時血糖値が100〜109 mg/dLは正常域ではあるが，「正常高値」とする．この集団は糖尿病への移行や経口ブドウ糖負荷試験時の耐糖能障害の程度からみて多様な集団であるため，経口ブドウ糖負荷試験を行うことが勧められる．
注3) IGTはWHOの糖尿病診断基準に取り入れられた分類で，空腹時血糖値126 mg/dL未満，75g経口ブドウ糖負荷試験2時間値140〜199 mg/dLの群を示す．

図1 空腹時血糖および75g経口ブドウ糖負荷試験による判定基準
（日本糖尿病学会，編著．糖尿病治療ガイド2016-2017．東京：文光堂；2016 p.23❶より）

ン分泌指数を算出することができる[2]（他項参照）.

❷抗 GAD 抗体の測定

- 緩徐進行1型糖尿病（slowly progressive insulin dependent diabetes mellitus: SPIDDM）では, 糖尿病診断時にインスリン分泌の低下が著明ではなく, 一見2型糖尿病のようにみえることがあるため, 初回診断時には抗 GAD 抗体を測定することが望ましい.
- SPIDDM 患者の治療に SU 薬を使用した群に比べて, インスリンを使用した群でインスリン分泌能の低下が有意に遅かったという報告（Tokyo Study）があり, 診断により治療薬の選択が異なるため重要である[3].

❸2 次性糖尿病の除外

- Cushing 症候群, 末端肥大症, 褐色細胞腫, グルカゴノーマ, 原発性アルドステロン症, 甲状腺機能亢進症などでも耐糖能の悪化がみられることがある.
- 上記の内分泌疾患に特徴的な身体所見や検査所見を認める場合は精査の必要がある.

❹薬剤による耐糖能悪化の除外

- ステロイド薬やインターフェロン, 抗精神病薬に加え, 利尿薬や β 遮断薬やカルシウム拮抗薬などの降圧薬, ホルモン薬なども耐糖能異常をきたし得る（表1）ため, 詳細な既往歴, 合併症の聴取, 服用

表1 耐糖能異常をきたし得る薬物や化学物質

1. グルココルチコイド
2. インターフェロン
3. 抗精神病薬
4. その他
    1) 利尿薬（サイアザイド, フロセミド）
    2) 降圧薬（β 遮断薬, Ca 拮抗薬, ジアゾキシド）
    3) ホルモン薬（α-, β-アドレナリン作動薬, エストロゲン, プロゲステロン, GH, グルカゴン）
    4) 抗痙攣薬（ジフェニルヒダントイン）
    5) 抗腫瘍薬（L-アスパラキナーゼ, ストレプトゾトシン）
    6) 抗原虫薬（ペンタミジン）
    7) 抗鼠薬（ピリミニール）
    8) 免疫抑制薬（シクロスポリン, タクロリムス）
    9) 脂質異常症薬（ニコチン酸）
    10) 抗菌薬（リファンピシン）

薬の確認が必要になる.

■参考文献

❶日本糖尿病学会, 編著. 糖尿病治療ガイド 2016-2017. 東京: 文光堂; 2016. p.23.

❷日本糖尿病学会, 編著. 糖尿病専門医研修ガイドブック（改訂第 6 版）. 東京: 診断と治療社; 2014. p.52-6.

❸Maruyama T, Shimada A, Kanatsuka A, et al. Multicenter prevention trial of slowly progressive type 1 diabetes with small dose of insulin(the Toyko study): preliminary report. Ann N Y Acad Sci. 2003; 1005: 362-9.

〈神子一成〉

2 ▶ 診断の進め方（青壮期）

まとめ

- メタボリックシンドロームの評価も行う.
- 緩徐進行1型糖尿病や遺伝子異常などによる特殊な糖尿病も考慮する.
- 糖尿病と診断した際は合併症の評価も行う.

◆

　青壮期の2型糖尿病患者は生命予後が長く，治療が長期にわたる．合併症の進行予防や健常人と変わらぬ寿命を達成するためにも早期発見早期治療が必要になる．空腹時血糖値の正常高値 100～109 mg/dL は正常高値であるが，糖尿病への移行の可能性もあり，積極的な75g経口ブドウ糖負荷試験による精査が必要である．1型糖尿病，明らかに糖尿病の診断がついている場合，その他，肉体的・精神的負担が大きい場合などは75g経口ブドウ糖負荷試験を行わない．

❶メタボリックシンドロームの評価	・青壮年の2型糖尿病患者では，肥満症や高血圧症，脂質異常症，脂肪肝，高尿酸血症などの生活習慣病の合併も多い．メタボリックシンドローム（図1）の合併も常に考慮に入れて診断にあたる必要がある❶.
❷緩徐進行1型糖尿病のスクリーニング	・前項に記載したとおり，初診時には抗GAD抗体の測定を行い，緩徐進行1型糖尿病の除外に努める.

必須条件	内臓脂肪型肥満	ウエスト周囲長, 男性 85 cm 以上		男女とも内臓脂肪面積100cm²以上に相当
		ウエスト周囲長, 女性 90 cm 以上		
3項目のうち2項目以上	脂質代謝異常	高中性脂肪血症（150 mg/dL 以上）	◀ かつまたは ▶	低HDLコレステロール血症（40 mg/dL 未満）
	高血圧	収縮期血圧130 mmHg 以上	◀ かつまたは ▶	拡張期血圧85 mmHg 以上
	高血糖	空腹時血糖値　110 mg/dL 以上		

図1　メタボリックシンドロームの診断基準

（日本糖尿病学会，編著．糖尿病治療ガイド 2016-2017．東京: 文光堂: 2016. p.24❶より）

❸遺伝子異常などによる特殊な糖尿病の可能性の検討

- 青年期[2]では maturity-onset diabetes of the young（MODY）やミトコンドリア遺伝子異常による糖尿病（maternally inherited diabetes with deafness: MIDD）などの遺伝子異常により糖尿病を発症する一群が存在しており，20〜30歳代の発症などでは家族歴を含めた病歴の聴取も非常に重要になり，疑わしい場合は遺伝子解析も検討する．

❹合併症の評価

- 糖尿病の診断時の細小血管障害の評価により罹病期間の長短が推測できる．神経障害については最低でも神経障害の簡易診断基準（表1）にそって，自覚症状の有無，アキレス腱反射，内踝での振動覚の評価は行う．網膜症については糖尿病眼手帳や糖尿病連携手帳などを活用し，眼科医による網膜症の評価を行う．腎症については尿蛋白強陽性（尿蛋白定性≧3+）でなければ，微量尿中アルブミン（正常はアルブミン補正値 30 mg/g Cre 未満）を測定し細小血管障害を評価する．また，耐糖能異常の時点で大血管障害のリスクが高まるため，頸動脈エコーや安静時心電図，血管脈波検査などによる大血管障害の評価も積極的に行う必要がある．

表1 糖尿病性多発神経障害簡易診断基準

必須項目	以下の2項目を満たす 1 糖尿病が存在する 2 糖尿病性多発神経障害以外の末梢神経障害を否定し得る
条件項目	以下の3項目のうち2項目以上を満たす 1 糖尿病性多発神経障害に基づくと思われる自覚症状 2 両側アキレス腱反射の低下あるいは消失 3 両側内踝振動覚低下

（日本糖尿病学会，編著．糖尿病．2013; 56: 590-7[3]より）

■参考文献

❶日本糖尿病学会，編著．糖尿病治療ガイド 2016-2017．東京: 文光堂; 2016. p.24.

❷日本糖尿病学会，編著．糖尿病専門医研修ガイドブック（改訂第6版）．東京: 診断と治療社; 2014. p.73-8.

❸糖尿病性神経障害を考える会．糖尿病性多発神経障害の診断基準と病期分類．末梢神経．2012; 23: 109-11.

〈神子一成〉

3 ▶ 診断の進め方（高齢者）

▨▨▨ まとめ ▨▨▨

- 高齢者糖尿病は高血糖自覚症状が乏しい.
- 肉体的, 精神的負担を考慮した検査計画が必要である.
- ADL など含めた総合的な身体機能の評価に努める.

◆

　年齢とともに膵 β 細胞機能は低下し[1][2], 耐糖能の低下が認められる. また骨格筋の減少と内臓脂肪の相対的な増加がインスリン抵抗性を惹起する可能性が指摘されている（表1）.

　寿命の延びた日本では加齢とともに 2 型糖尿病罹患率は上昇する. 70 歳以上では 3 人に 1 人が糖尿病かその予備群と考えられ, 高齢糖尿病患者を診察する頻度は多い.

❶自覚症状の欠如

　高血糖による自覚症状（口渇, 多飲, 多尿など）が乏しく, 治療による低血糖の自覚症状も乏しいことがあるため, 時には家族などのキーパーソンからの病歴聴取も同時に行う必要がある.

❷肉体的, 精神的負担を考慮した検査計画

　75 g 経口ブドウ糖負荷試験など負担が大きくなることがあるため, 患者負担を考えた診断計画が必要になる. 頻度は高くないが高齢でも SPIDDM (slowly progressive insulin dependent diabetes mellitus) の可能性があるため, 初発時には抗 GAD 抗体を測定することが望ましい.

❸総合的な身体機能の評価に努める

　高齢者は生理機能の低下に伴い, 認知機能低下, ADL 低下, 転倒, サルコペニア（図1）, フレイル, うつ傾向などの老年症候群を合併することが多い. 高齢糖尿病患者は, 非糖尿病患者と比較して老年症候群が約 2 倍多いといわれており, ADL など含め総合的

表1　糖代謝に影響を与える加齢に伴う変化
加齢に伴う体組成変化
骨格筋の減少: サルコペニア
内臓脂肪組織の増加
運動量の低下
糖質過剰の食事内容
インスリン初期分泌の遅延・低下
加齢に伴うミトコンドリア機能の低下

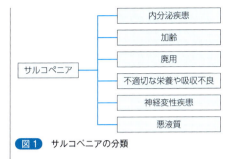

図1 サルコペニアの分類

に身体機能の評価に努める必要がある[3].

■**参考文献**
[1]日本糖尿病学会,編著. 糖尿病治療ガイド 2014-2015. 東京: 文光堂; 2014. p.91.
[2]日本糖尿病学会,編著. 糖尿病専門医研修ガイドブック(改定第6版). 東京: 診断と治療社; 2014. p.355-60.
[3]横野浩一. 月刊糖尿病. 8 高齢者糖尿病の血糖コントロール. 2014; 7: 49-55.

〈神子一成〉

4 ▶ 診断の進め方（小児）

まとめ

- 学校での検尿陽性患者では，血糖値，HbA1c，尿中ケトン体検査を行う．
- 75g経口ブドウ糖負荷試験での判定基準は，成人と同じである．
- 1型糖尿病，2型糖尿病，その他の型の糖尿病の鑑別を行う．

❶ 検尿

学校保健法に基づく学童・生徒の糖尿病のスクリーニングとして検尿が用いられている．尿試験紙にて，(±) あるいは (1+) 以上の場合，精密検査を行う．再度，尿検査をし，陽性が続いてから精密検査をする自治体もある．そして，血糖値，HbA1c，尿中ケトン体を調べる．

❷ 75g経口ブドウ糖負荷試験

確定診断のために，75g経口ブドウ糖負荷試験 (oral glucose tolerance test) を行う場合は，実際の体重 (kg) ×1.75g (最大75g) のブドウ糖を負荷する．小児糖尿病の診断基準は，成人と同じである．空腹時血糖値≧126mg/dL，75g経口ブドウ糖負荷試験2時間≧200mg/dL，随時血糖値≧200mg/dL，HbA1c≧6.5%を示した場合に糖尿病型とする．糖尿病の診断には，次の図1のフローチャートをも

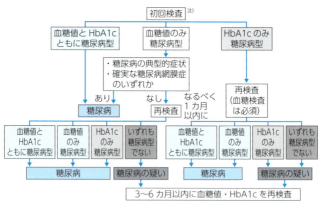

注) 糖尿病が疑われる場合は，血糖値と同時にHbA1cを測定する．同日に血糖値とHbA1cが糖尿病型を示した場合には，初回検査だけで糖尿病と診断する．

図1 糖尿病の臨床診断のフローチャート

(日本糖尿病学会, 編著. 糖尿病治療ガイド2016-2017. 東京: 文光堂; 2016. p.21❶より)

とに診断する.

❸糖尿病の成因分類

小児の糖尿病も成人と同じように，1型糖尿病，2型糖尿病，その他の型に分類される．特に，1型糖尿病の診断では，インスリン分泌の低下と膵島自己抗体の測定〔抗 glutamic acid decarboxylase（GAD）抗体，insulinoma-associated antigen 2（IA-2）抗体〕が重要となる．しかし，5歳以下の1型糖尿病では自己抗体が陰性の場合も多く，自己免疫以外の機序による可能性も念頭におく[2].

家族歴が濃厚で，膵島自己抗体が陰性の場合は，MODY（1〜6型）や，ミトコンドリア糖尿病も疑い，遺伝子検査を行う.

❹新生児糖尿病

新生児糖尿病は，その経過から高血糖状態が一過性に経過して自然に軽快する一過性新生児糖尿病（新生児糖尿病の50〜60％）と，持続的に糖尿病状態が続く永続性新生児糖尿病に大別される．一過性新生児糖尿病では，6番染色体（6q24）異常に起因するものが多く，永続性新生児糖尿病は，K_{ATP} チャンネル構成サブユニットである Kir6.2 遺伝子（*KCNJ11*）異常，SUR1 遺伝子（*ABCC8*）の異常，およびインスリン（*INS*）遺伝子の異常によるものが多い[3].

■参考文献

[1] 日本糖尿病学会，編著．糖尿病治療ガイド 2016-2017．東京: 文光堂; 2016. p.21.

[2] Urakami T, Suzuki J, Yoshida A, et al. Autoimmune characteristics in Japanese children diagnosed with type 1 diabetes before 5 years of age. Pediatr Int. 2009; 51: 460-3.

[3] 長嶋一昭，稲垣暢也．新生児糖尿病の病態・診断・治療．日本臨牀．2012; 70: 38-42.

〈青木一孝〉

5 ▶ 診断の進め方 （妊婦）

まとめ

- 妊娠中の糖代謝異常には，糖尿病が妊娠前から存在している糖尿病合併妊娠（pregestational diabetes mellitus）と妊娠中に発見される糖代謝異常がある．
- 妊娠中に発見される糖代謝異常には，「妊娠中に初めて発見または発症した糖尿病に至っていない糖代謝異常」である妊娠糖尿病（gestational diabetes mellitus: GDM）と，妊娠中の明らかな糖尿病（overt diabetes in pregnancy）の2つがある．
- 妊娠糖尿病は，臨床診断にて糖尿病と診断されるものは含めない．

❶スクリーニング検査

特に，肥満妊婦，第1度近親者に糖尿病がある妊婦では，妊娠初期のスクリーニングは重要である[❶]．妊娠初期には随時血糖で100 mg/dL，妊娠中期（24～28週）には随時血糖で100 mg/dL以上，あるいは，50 gグルコースチャレンジテスト（50 gのブドウ糖摂取を行い1時間後に採血）にて140 mg/dL以上を陽性とし，75 g経口ブドウ糖負荷試験を実施する．

❷妊娠糖尿病

75 g経口ブドウ糖負荷試験にて，空腹時血糖値92 mg/dL以上，1時間値180 mg/dL以上，2時間値153 mg/dL以上のうち1点以上を満たした場合に診断する．ただし，臨床診断にて糖尿病と診断されるものは除外する．

❸妊娠時の明らかな糖尿病

表1を参照．

❹糖尿病合併妊娠

表1を参照．

❺ High risk GDM について

最近まで，HbA1c<6.5%で，75 g経口ブドウ糖負荷試験2時間値≧200 mg/dLの場合には妊娠中の明らかな糖尿病とは判定しがたいので，high risk GDMとしていたが，2015年8月1日の改訂でhigh risk GDMは削除となっている．しかし，現時点では，本病名が保険診療の血糖自己測定の適応病名として採用されているため，今後の保険診療におけるSMBG適応拡大までの当面，「high risk GDM」とい

表1	妊娠中の糖代謝異常と診断基準（平成27年8月1日改訂）

1) 妊娠糖尿病（gestational diabetes mellitus: GDM）

75g経口ブドウ糖負荷試験において次の基準の1点以上を満たした場合に診断する.
空腹時血糖値≧92 mg/dL（5.1 mmol/L）
1時間値≧180 mg/dL（10.0 mmolL）
2時間値≧153 mg/dL（8.5 mmol/L）

2) 妊娠中の明らかな糖尿病（overt diabetes in pregnancy）[注1]

以下のいずれかを満たした場合に診断する.
空腹時血糖値≧126 mg/dL
HbA1c値≧6.5%
＊随時血糖値≧200 mg/dL あるいは75g経口ブドウ糖負荷試験で2時間値≧200 mg/dL の場合は，妊娠中の明らかな糖尿病の存在を念頭におき，1または2の基準を満たすかどうか確認する[注2].

3) 糖尿病合併妊娠（pregestational diabetes mellitus）

妊娠前に既に診断されている糖尿病
確実な糖尿病網膜症があるもの

注1）妊娠中の明らかな糖尿病には，妊娠前に見逃されていた糖尿病と，妊娠中の糖代謝の変化の影響を受けた糖代謝異常，および妊娠中に発症した1型糖尿病が含まれる．いずれも分娩後は診断の再確認が必要である.

注2）妊娠中，特に妊娠後期は妊娠による生理的なインスリン抵抗性の増大を反映して糖負荷後血糖値は非妊時よりも高値を示す．そのため，随時血糖値や75g経口ブドウ糖負荷試験負荷後血糖値は非妊時の糖尿病診断基準をそのままあてはめることはできない.
これらは妊娠中の基準であり，出産後は改めて非妊娠時の「糖尿病の診断基準」に基づき再評価することが必要である.

（日本糖尿病・妊娠学会，編．糖尿病と妊娠．2015: 15(1)[2]より）

う表記は保険病名として引き続き使用する[2].

■参考文献

[1] 日本糖尿病学会，編著．糖尿病治療ガイド2016-2017，東京: 文光堂; 2016. p.81-91.

[2] 日本糖尿病・妊娠学会，編．糖尿病と妊娠．2015: 15(1).
〈青木一孝〉

6. 検査指標

1 ▶ 血糖管理指標

まとめ

- 糖代謝状態は，HbA1c値，空腹時血糖値，随時血糖値，食後2時間血糖値などを勘案し，総合的に判断する．
- 血糖コントロールの指標には，HbA1c値のほか，グリコアルブミン，1,5-AGがある．
- 病歴，併存疾患などの患者背景を踏まえ，複数の血糖コントロール指標を組み合わせることで，正確な病態把握を行う．

❶ 血糖値

- 血糖値とは血中ブドウ糖濃度を意味し，糖代謝異常を知る主要な指標である．
- 血糖値は食事，運動，ストレスなどの外的要因で大きく変動するため，採血時の状況（食前，食後何時間か，食事内容，運動後かなど）を判断して評価する必要がある．
- 空腹時血糖とは，10時間以上絶食の後，早朝空腹のまま測定した血糖値をいう．一方，食事と採血時間を問わずに測定した血糖値を随時血糖という．
- 空腹時血糖は，主に肝臓での糖産生と，インスリン作用による全身でのブドウ糖利用のバランスにより規定される．
- 患者自身が血糖値をモニターし，疾病管理に役立てることを目標に行われる簡易血糖測定を，SMBG (self-monitoring of blood glucose) という．多種類の血糖自己測定器・センサーが市販されているが，測定手技や外部環境（温度・湿度）により測定誤差があることに留意する．

基準値:
早朝空腹時血糖値: 100 mg/dL 未満
　　　　　　　　　（正常高値: 101～109 mg/dL 未満）
随時血糖値: 140 mg/dL 未満

❷ HbA1c

- β鎖N末端のバリンが安定的に糖化されているヘモグロビンで，過去1～2カ月間の平均血糖値を反映し，測定時の食事・運動や精神的条件の影響を受けにくい❶．
- 糖尿病の診断に用いられるとともに，血糖コントロールの指標となる．
- 大規模臨床試験の結果から，慢性高血糖の指標としてのHbA1c値が，糖尿病性細小血管障害の発症・

表 1 HbA1c 値と平均血糖値が乖離する病態

HbA1c が高値	HbA1c が低値	どちらにもなり得る
・急速に改善した糖尿病 ・鉄欠乏性貧血 ・ビタミン B12 欠乏性貧血（造血能の低下から赤血球寿命が延びたとき）	・急激に発症・増悪した糖尿病 ・鉄欠乏性貧血の回復期 ・溶血性貧血 ・失血後，輸血後 ・エリスロポエチンで治療中の腎性貧血 ・肝硬変	・異常ヘモグロビン血症

〔日本糖尿病学会，編著．糖尿病専門医研修ガイドブック（改訂第 6 版）．東京: 診断と治療社．p.54，91-95，105-11❶より引用改変〕

進展の最重要予測因子であることが明らかにされた❶.

- 赤血球寿命と関連するため，種々の病態で HbA1c 値と平均血糖値の間に乖離を生じることがある（表 1）.
- 2011 年 3 月 31 日までわが国で用いていた Japan Diabetes Society（JDS）値は，現在用いられている National Glycohemoglobin Standardization Program（NGSP）値と比較すると約 0.4%低値であるため，過去の検査結果や文献を参照する際は注意を要する.

基準値: 4.6〜6.2%

❸グリコアルブミン

- グルコースとアルブミンが非酵素的に結合したもので，過去 2 週間程度の平均血糖値を反映する❷.
- HbA1c と比較し，食後の高血糖をより鋭敏に反映する.
- 血糖値が数カ月にわたり安定している状態では，グリコアルブミン（GA）は HbA1c の約 3 倍の値となる.
- 急速に悪化あるいは改善した糖尿病の血糖コントロール指標のほか，血液透析中など赤血球寿命が短縮している患者での血糖指標として利用する.

基準値: 11〜16%

❹1, 5-AG（1,5-アンヒドログルシトール）

- 生体内に最も多く含まれるポリオールで，尿糖排泄量と相関して低下する.
- 尿糖量を反映し変動するため，より短期間の血糖コントロールを反映し，さらに，食後高血糖のみを呈するような比較的軽症な糖尿病のコントロール指標

- に適している[2].
- 糖尿病患者のコントロール指標としては，10μg/mL以上では良好な血糖コントロールと評価できる．
- アカルボース，SGLT2阻害薬内服中や腎性糖尿では低値となる．

基準値：14.0μg/mL以上

❺持続血糖モニター

- 皮下組織に留置したセンサーを用いて，間質液中のグルコース濃度を連続して測定する．
- 間質液中のグルコース濃度の測定値と血糖値の間には乖離があるため，現時点ではすべての持続血糖モニター（continuous glucose monitoring: CGM）機器でSMBGを1日1〜4回程度行い，その値による補正が必要である．
- 現在日本で購入可能なCGM機器は，日本メドトロニック社が2012年に発売を開始したiPro®2（図1）である．この機器は，10秒ごとに測定し，5分ごとの平均値を記録する．最大で144時間の連続測定が可能である[3].

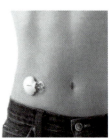

図1 iPro®2[3]
（メドトロニック iPro2 添付文書[3]より）

■参考文献

[1] 日本糖尿病学会，編著．糖尿病専門医研修ガイドブック（改訂第6版）．東京：診断と治療社．p.91-5, 105-11.
[2] 日本糖尿病学会，編著．糖尿病治療ガイド2014-2015．東京：文光堂．p.9-10.
[3] メドトロニック iPro2 添付文書．http://dm-rg.net/1/tenpubunsho/iPro2_02_20120322.pdf

〈堀井三儀〉

2 ▶ 75 g 経口ブドウ糖負荷試験

まとめ

- 糖代謝異常の早期発見・早期治療のために，75 g 経口ブドウ糖負荷試験が有用である.
- 糖尿病診断のほか，インスリン分泌パターンを把握することで，糖尿病の病態や発症リスクの評価にも役立つ.

◆

　耐糖能異常や初期の軽症糖尿病では空腹時血糖は正常範囲であることが多い. 糖代謝異常の早期発見・早期治療のためには，75 g 経口ブドウ糖負荷試験が有用である.

　75 g 経口ブドウ糖負荷試験が強く推奨される対象者は，現在糖尿病の疑いが否定できないグループとして，

- 空腹時血糖が 110〜125 mg/dL のもの
- 随時血糖値が 140〜199 mg/dL のもの
- HbA1c が 6.0〜6.4％のもの（明らかな糖尿病症状が存在するものを除く）

があげられる.

　血糖値と同時にインスリン値を測定することで，インスリン初期分泌および追加分泌能を経時的に把握可能であり，さらに，後述するインスリン抵抗性の推定にも有用である.

❶ 75 g 経口ブドウ糖負荷試験の検査手順❶（表1）

1) 10 時間以上の絶食の後，空腹のまま実施する. 午前 9 時頃に開始することが望ましい.
2) 空腹のまま採血し，空腹時血糖値を測定する.
3) ブドウ糖（無水ブドウ糖75 g を水に溶かしたもの，わが国ではデンプン分解産物溶解液であるトレーラン®G を主に用いる）を 5 分以内で飲用する.
4) 飲み始めから 30 分後，1 時間後，2 時間後に採血し，血糖値を測定する.

表1　検査オーダー例

処方: トレーラン®G 1 本
検体検査:

	空腹時	30 分	60 分	120 分
血糖値	○	○	○	○
インスリン値	○	○	△	△

※ 30 分後，1 時間後の血糖値は糖尿病の診断に必須ではないが，糖尿病ハイリスク群を見出すために役立つ.

〔糖尿病診断基準に関する調査検討委員会. 糖尿病の分類と診断基準に関する委員会報告（国際標準化対応版）. 糖尿病. 2012; 55: 485-504❶より〕

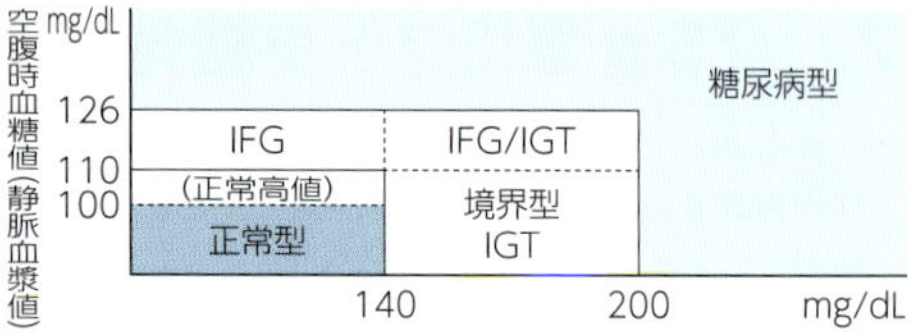

図1 糖尿病の診断

〔日本糖尿病学会, 編著. 糖尿病治療ガイド 2014-2015. 東京: 文光堂; 2014. p.11, 18-23 ❷より〕

5) 糖尿病の診断には, 空腹時血糖値および 2 時間値を用いて, 正常型・境界型・糖尿病型の判定を行う.

❷糖代謝異常の判定区分と判定基準

糖尿病の診断には, 空腹時血糖値および 2 時間値を用いて, 図 1 のように判定する.

・糖尿病型: 空腹時血糖値 126 mg/dL 以上, または, 2 時間値 200 mg/dL 以上のいずれかを満たすもの.

・正常型: 空腹時血糖値 110 mg/dL 未満, かつ, 2 時間値 140 mg/dL 未満のもの.

正常型であっても 1 時間値が 180 mg/dL 以上の場合は, 糖尿病の発症リスクが高いため, 境界型に準じて経過観察する. また, 空腹時血糖値が 100~109 mg/dL は正常域ではあるが, 「正常高値」とする.

・境界型: 糖尿病型にも正常型にも属さないもの.

2 時間値 140 mg/dL 未満で空腹時血糖値が 110~125 mg/dL のものを空腹時血糖異常 (impaired fasting glucose: IFG) とよび, 2 時間値 140~199 mg/dL のものを耐糖能異常 (impaired glucose tolerance: IGT) と区別することもある.

IFG は糖尿病の発症リスクのみが高いのに対して, IGT は心血管疾患の高リスク群であると考えられている.

❸インスリン分泌指数

・75 g 経口ブドウ糖負荷試験で, 負荷後 30 分の血中インスリン増加量を, 血糖値の増加量で除した値を, インスリン分泌指数 (insulinogenic index) といい, インスリン初期分泌能の指標となる.

インスリン分泌指数＝（インスリン 30 分値－空腹時インスリン値）（μU/mL）/（血糖 30 分値－空腹時血糖値）（mg/dL）

健常者: 1〜3 程度

糖尿病患者ではこの値が 0.4 以下となり，境界型でも 0.4 以下のものは糖尿病への進展率が高い

■参考文献

❶糖尿病診断基準に関する調査検討委員会．糖尿病の分類と診断基準に関する委員会報告（国際標準化対応版）．糖尿病. 2012; 55: 485-504.

❷日本糖尿病学会，編著．糖尿病治療ガイド 2014-2015. 東京: 文光堂; 2014. p.11, 18-23.

〈堀井三儀〉

3 ▶ インスリン分泌能・抵抗性に関する検査

まとめ

- 糖尿病の病態を把握し，適切な治療方針を決定するため，すべての症例で内因性インスリン分泌能・インスリン抵抗性の評価が望まれる．
- インスリン分泌能・抵抗性 を評価する検査や指標は複数あるが，それらを組み合わせ，病歴も加味したうえで総合的に病態を把握する．

◆

糖尿病の病態を把握するために，内因性インスリン分泌能とインスリン抵抗性の双方を評価する必要がある．

■インスリン分泌能・抵抗性を評価するための検査・指標

❶ C ペプチド

- インスリンの前駆物質であるプロインスリンが β 細胞内で切断され，インスリンと 31 個のアミノ酸からなる C ペプチドとなる．
- インスリンと等モル分泌されるため，C ペプチド（CPR）は内因性インスリン分泌能の評価として用いられる．
- C ペプチドは腎臓で代謝されるが，一部は代謝されずに尿中に排泄される．そのため腎機能低下例では排泄が遅延し，血中 CPR は上昇する．
- C ペプチドは尿へ約 10％が排泄されるため，24 時間蓄尿により尿中 CPR を測定することで 1 日の内因性インスリン分泌の総量を評価可能である．
- 尿中 CPR は日差変動が大きいため，複数回の測定が望ましく，蓄尿が不十分による低値につき留意する必要がある．
- インスリン分泌能の簡便な指標として，CPR index（CPI）がある．
- 空腹時 CPR と空腹時血糖の比は膵 β 細胞量と相関し，CPI は残存する β 細胞量を反映する．

CPR index＝空腹時 CPR（ng/mL）/空腹時血糖（mg/dL）×100
0.8 未満：インスリン治療が必要　1.2 以上：経口薬での加療可能[❶]

	空腹時血中 CPR（ng/mL）	尿中 CPR（μg/日）
インスリン依存性	≦0.5	≦20
インスリン非依存性	≧1.0	≧30

❷インスリン

- 血液中のインスリン濃度は，主に免疫学的方法（イムノアッセイ）によって測定され，免疫インスリン（immunoreactive insulin: IRI）とよばれる．
- 多くのインスリンアッセイキットでは外因性のインスリンと内因性のインスリンとを識別できないが，最近一部のキットで，インスリンアナログ製剤を検知せずヒトインスリンのみを測定することが明らかとなった．

❸ HOMA-β

- インスリン基礎分泌の指標の1つである．
- 同じ空腹時血糖値でも肥満では空腹時 IRI が高値となるので，肥満の有無を加味して解釈する必要がある．

HOMA-β
$$= 空腹時 IRI (\mu U/mL) / (空腹時血糖 (mg/dL) - 63) \times 360$$
正常値: 40～60%
インスリン分泌能低下: 30%未満[❶]

❹ HOMA-IR

- インスリン抵抗性の最も簡便な指標である．
- 空腹時の，肝臓の糖新生に対するインスリン分泌と感受性を反映する．
- 空腹時血糖が 140 mg/dL 以下でほかの方法により求めたインスリン感受性と相関がよいとされるが，空腹時血糖高値であっても HOMA-IR 2.5 以上と高値であればインスリン抵抗性が疑われる．
- 糖尿病学会の基準では 1.6 以下を正常，2.5 以上をインスリン抵抗性と定義している．

$$HOMA-IR = 空腹時血糖 (mg/dL) \times 空腹時 IRI (\mu U/mL) / 405$$
正常: 1.6 以下，インスリン抵抗性: 2.5 以上[❷]

❺グルカゴン負荷試験

- グルカゴンは膵 α 細胞から生合成・分泌されるペプチドホルモンで，膵 β 細胞刺激によるインスリン分泌促進作用をもつ．
- グルカゴン負荷が食事負荷とほぼ等しいインスリン分泌曲線を示すことから，インスリン分泌能の評価に用いる．
- グルカゴン 1 mg を静脈注射し，静注前，6 分後の血中 CPR を測定する．

前値 0.5 ng/mL 未満
6 分値 2.0 ng/mL 以下
6 分値—前値 1.0 ng/mL 未満
6 分値—前値 2.0 ng/mL 以上→インスリン内分泌能は
　　　　　　　　　　　　　　　保たれている[2]

インスリン分泌不全

■参考文献

[1] 日本糖尿病学会, 編著. 糖尿病専門医研修ガイドブック (改訂第6版). 東京: 診断と治療社; 2014. p.96-102, 132.
[2] 日本糖尿病学会, 編著. 糖尿病治療ガイド 2014-2015. 東京: 文光堂; 2014. p.11-2.

〈堀井三儀〉

4 ▶ 糖尿病合併症に関する検査

■ まとめ
- 合併症の検査には血液・尿検査のほか，ベッドサイドで行う簡易検査，画像検査，専門科に依頼する検査があり，それぞれの合併症の診断に必要な検査と評価法を理解する必要がある．
- 慢性合併症は多臓器に及ぶため，その診断・検査・治療には他科との連携が不可欠である．

■急性合併症

❶低血糖
- 経口血糖降下薬やインスリンで治療中の糖尿病患者に高頻度にみられる緊急症である．
- 血糖，HbA1c のほか，低血糖の原因精査として炎症反応，腎機能の確認を行う．
- インスリノーマ，インスリン自己免疫症候群，インスリン過量投与などの鑑別のため，低血糖時のインスリン値，血中 C ペプチド，必要に応じてインスリン自己抗体を測定しておくことが望ましい[❶]．

検査オーダー例: 血糖，HbA1c，炎症関連（血算，CRP），腎機能，インスリン値，C ペプチド（インスリン自己抗体）

❷高血糖緊急症
- 高血糖緊急症（高血糖高浸透圧症候群，糖尿病性ケトアシドーシス）の鑑別には血液ガス分析，尿検査が有用だが，両者が混在する例も多い．
- 糖尿病性ケトアシドーシスで主に上昇する 3-ヒドロキシ酪酸は尿ケトン体試験紙に反応しないため，尿ケトン体が陰性〜弱陽性であっても否定できない．血中ケトン体測定を行う[❶]．
- 誘因となる基礎疾患の診断のため，炎症関連や画像検査を行う．

検査オーダー例: 血糖，HbA1c，血液ガス分析（pH, HCO_3^-, BE），アニオンギャップ，炎症関連，腎機能，電解質（Na, K, Cl），血中ケトン体，乳酸，一般尿検査（尿糖，尿ケトン体）

■慢性合併症

❶糖尿病神経障害
- アキレス腱反射: 感覚神経機能低下をみる．膝立位で，ベッドの端から足首を出して壁に手をかけた姿勢で，打腱器でアキレス腱を叩打し，反射運動の低下や消失を確認する．

- 振動覚検査: C128 音叉を用いる. 強く叩打して振動させた音叉の柄を内踝に垂直に押し当て, 振動が感じられなくなったら合図をしてもらう. 叩打時から被験者の合図までの時間を計測し, 10 秒以下の場合を「低下」, 5 秒以下を「高度低下」とする. なお, 70~80 歳では 9 秒以下を, 80 歳以上の高齢者では 8 秒以下を「低下」とする.
- 触覚検査: 両足底の第 1 趾先端, 第 1・5 趾の付け根にモノフィラメントを直角になるまで押し当て, 触圧覚閾値を判定する. 4.31 のフィラメントを感知できない場合触圧覚低下が存在し, 5.07 を感知できない場合は高度の神経障害を有し, 防御感覚が消失しているため潰瘍や壊疽などの足病変にハイリスクである.
- CV_{R-R}: 安静時および深呼吸時に心電図を記録し, 心拍の R-R 間隔の平均値と標準偏差を算出して, 変動係数 (CV_{R-R}) を求める. CV_{R-R} が 2.0% 未満であれば, 心自律神経障害の存在が考えられる.

末梢神経障害: アキレス腱反射, 振動覚検査, 触覚検査, 末梢神経伝導検査
自律神経障害: 心電図 R-R 間隔変動 (CV_{R-R}), 起立時血圧変動検査[2]

❷糖尿病網膜症

- 必ず眼科医に診察を依頼する.
- 眼底検査, 蛍光眼底検査, 光干渉断層計, 視力検査, 視野検査などを行い, 網膜症のほか, 糖尿病黄斑浮腫, 血管新生緑内障の診断を行う.
- 眼科医に依頼する際, 推定糖尿病罹病期間, 現在の血糖コントロール, 治療内容を併記する.

❸糖尿病腎症

- 腎症病期の決定に必要な検査は尿中アルブミン排泄量, eGFR (算出のためのクレアチニン) である.
- 慢性糸球体腎炎や腎硬化症を併存することも多いため, 病歴, 尿沈渣を含めた検査所見, 腹部 CT や超音波検査での腎形態・サイズの確認などを行い多角的に評価する.

検査オーダー例: 一般尿検査, 尿沈渣, 尿中アルブミン排泄量 (随時尿; mg/gCr, 24 時間尿; mg/日), 尿蛋白定量 (随時尿; mg/gCr, 24 時間尿; mg/日), クレアチニン, 尿素窒素, eGFR, (Ccr), (シスタチン C)

❹動脈硬化性疾患

- 頸動脈エコー：動脈硬化病変の程度を非侵襲的に評価できる．頸動脈内膜中膜壁肥厚度（intima media thickness: IMT）は，心血管イベントのサロゲートマーカーとして確立しており，IMTの肥厚と心血管イベントの発症の間に正の相関があることが示されている．加齢とともにIMTは上昇するが，1.1 mm以上を異常肥厚とする．また，エコー輝度でプラークの脆弱性を評価でき，低エコー輝度プラークは等エコー輝度プラークに比べ出血と脂質コアが多く含まれ，同側の脳梗塞と高い相関がある．

- 足関節上腕血圧比（ankle-brachial pressure index: ABI）：足関節収縮期血圧を上肢収縮血圧で除した値で，下肢動脈虚血の評価に用いる．1.0〜1.3が正常，0.9以下では動脈閉塞が疑われ，数値が低下するほど重症度が高い．

- 脈波伝播速度（pulse wave velocity: PWV）：血管障害の進行による動脈進展性の障害（動脈スティフネス上昇）を評価する．頸動脈-大腿動脈間PWV（cfPWV）測定と，上腕動脈-足首動脈間PWV（baPWV）測定がある．また，血圧の影響を少なくする指標として心臓足首血管指数（cardio ankle vascular index: CAVI）も提唱されている．

冠動脈疾患：心電図（安静時，運動負荷試験，ホルター心電図），心エコー，冠動脈CT，タリウム心筋シンチグラフィー，冠動脈造影
脳血管障害：頸動脈エコー，頭部MRI・MRA，頭部CT
末梢動脈疾患：下腿-上腕血圧比（ABI），脈波伝播速度（PWV），CAVI，下肢動脈エコー，MRA，皮膚灌流圧（SPP），下肢動脈造影[2]

■参考文献

[1] 日本糖尿病学会, 編著. 糖尿病専門医研修ガイドブック（改訂第6版）. 東京: 診断と治療社; 2014. p.135-7, 140, 261, 393.

[2] 日本糖尿病学会, 編著. 糖尿病治療ガイド2014-2015, 東京: 文光堂; 2014. p.76-82, 87.

〈堀井三儀〉

7. 合併症・併発症の病態

1 ▶ 急性合併症（意識障害）

まとめ

- 意識障害をきたす急性合併症には，著しい高血糖を呈する高血糖緊急症と低血糖症に大別される．
- 最も頻度が高いのは，インスリン使用者にみられる急性低血糖症である．

❶高血糖緊急症	・糖尿病性ケトアシドーシス（diabetic ketoacidosis: DKA）と高血糖高浸透圧症候群（hyperglycemic hyperosmolar nonketotic state: HHS）があげられる． ・著明な高血糖は，外因性インスリンの不足あるいは内因性インスリン分泌の不足のいずれかで生じることがほとんどである．
❷ DKA の原因	・1型糖尿病で生じることが多く，1型糖尿病の初発症状としても起こることがある． ・2型糖尿病でも，大量の清涼飲料水摂取により生じることがある（ソフトドリンクケトーシス）． ・その他の原因として，感染症やインスリン注射の中断，シックデイに対する不適切な対応，心筋梗塞や脳血管疾患，未診断の甲状腺機能亢進症があげられる． ・ストレス下ではアドレナリンなどのインスリン拮抗ホルモンが上昇するため，より多くのインスリンが必要な状況にもかかわらず，食欲低下などの理由でインスリン注射量を過度に減量してしまい，相対的なインスリン不足で生じることが多い． ・インスリン不足は，拮抗ホルモンの分泌をさらに増加させ，糖新生の増加によりさらなる血糖上昇をもたらす．また，脂肪分解が亢進し，遊離脂肪酸が上昇することで，肝臓における β 酸化でケトン体が生成される． ・さらに，著明な高血糖に伴う多尿や嘔気・嘔吐により脱水が生じ，高血糖を増悪させる．
❸ DKA の特徴	・早期の症状では，脱力感や嘔気，嘔吐，腹痛の訴えがあり，アシドーシス（pH<7.3，重炭酸塩濃度<18 mEq/L）のため呼吸は速く浅い． ・血糖値は 400 mg/dL を超えることが多いが，イン

82

スリンを使用している場合や SGLT2 阻害薬併用例では 250〜300 mg/dL くらいのこともある.

- ケトン体の1つである β-ヒドロキシ酪酸は,アセト酢酸の3倍に増加する.
- 左方移動を伴う 15,000 以上の白血球増多は,感染症を示唆する場合もあるが,DKA の際には感染がなくても認められる.
- 脱水を反映して,血圧は低く頻脈である.脱水があるにもかかわらず,著明な高血糖の影響で偽性低 Na 血症をきたすことがある(血糖値が 100 mg/dL 増えるごとに,Na は 1.6 mEq/L 低下する).

❹ HHS の原因・特徴

- 著明な高血糖(通常 600 mg/dL 以上)と浸透圧利尿に基づく高度の脱水により,高浸透圧血症(≧ 320 mOsm/L)を生じる.
- 脱水の程度は DKA より重度だが,DKA と異なりインスリンが存在するため,ケトン体の産生を防ぎ,ケトーシスは軽度にとどまる.
- 高齢者に多く,肺炎のような感染症や腎不全,脳血管障害,ステロイドホルモンの不適切な投与で生じることが多い.
- インスリン分泌を阻害する薬剤である,利尿薬や β 遮断薬,ブドウ糖を含む中心静脈栄養でも発症しやすい.

❺ 乳酸アシドーシスの特徴

- DKA の患者が治療に応答しない場合,もしくは治療中に突然病状が悪化した場合には,乳酸アシドーシスの可能性を考慮する必要がある.
- ビグァナイド薬の副作用として乳酸アシドーシスは知られているが,その大半は投与禁忌や慎重投与になっている症例への投与と報告されている[1].
- 低酸素状態や糖尿病では,肝臓・腎臓での乳酸代謝の過程は乳酸産生に傾く.また,ビグアナイド薬は糖新生を抑制するために,肝臓・腎臓において乳酸産生になり,血中乳酸値が上昇するといわれている[2].

❻ 低血糖症の特徴

- 主な症状は,自律神経症状(発汗・振戦・動悸・空腹感)と,中枢神経症状(精神的変化・痙攣・昏睡)に分かれる.
- 低血糖は最も頻度が高く,特にインスリン治療を受

けている場合においてよく認められる．また，不規則な食事摂取時間や，食事の摂取に問題のある高齢者にも起こりやすい．

- 経口薬のうち，糖尿病薬では SU 薬が起こしやすい．高齢者や肝機能・腎機能低下した例，複数の糖尿病薬の併用には，特に注意を要する．
- その他，低血糖の報告のある薬剤として，シベンゾリンなどの抗不整脈薬やニューキノロン系抗菌薬，β 遮断薬，ACE 阻害薬などがあげられる[3]．
- インスリンを使用している女性では，月経周期の間に低血糖を経験しやすく，プロゲステロンとエストロゲン値の急激な低下が関与していると考えられている．
- 糖尿病罹病期間が長く，自律神経障害を合併した患者，頻回の低血糖を起こしている患者では，インスリン拮抗ホルモンであるグルカゴンとエピネフリンの反応が失われるため，無自覚性低血糖を生じやすい．

■参考文献

[1] Stades AM, Heikens JT, Erkelens DW, et al. Metformin and lactic acidosis: cause or coincidence? A review of case reports. J Intern Med. 2004; 255: 179-87.

[2] 中澤英子, 草野英二. 急性期疾患の治療を目的とした輸液-乳酸アシドーシスの輸液. 綜合臨牀. 2004; 58: 905-10.

[3] Murad MH, Coto-Yglesias F, Wang AT, et al. Drug-induced hypoglycemia. J Clin Endocrinol Metab. 2009; 94: 741-5.

〈奈良枝里子　篠田みのり〉

2 ▶ 糖尿病神経障害

まとめ

- 糖尿病神経障害は，三大合併症のなかで最も早期に出現し，日常生活に支障をきたすため，診察の際には必ず神経障害の有無を確認すべきである．
- 糖尿病神経障害は，対称性多発神経障害（感覚・運動神経障害，自律神経障害）と限局性単神経障害とに大別される．
- 血糖コントロール不良が発症を最も促進する因子である．
- 「糖尿病性多発神経障害の簡易診断基準」が診断には有用である．

❶臨床的分類	・糖尿病神経障害は，対称性多発神経障害と限局性神経障害とに大別される（表1）． ・発症メカニズムはいまだに完全に解明されていないが，脈管系や代謝性因子・酸化ストレスなどいくつかの機序が複合していると考えられている．
❷主要症候・特徴	・感覚神経障害は，しびれが爪先に始まり，足から下肢を冒し，近位へと進行する「手袋・靴下」型が典型的である． ・運動神経障害は，50〜60歳代の2型糖尿病患者で多く認められ，腸腰筋・大腿四頭筋が影響を受けやすい．筋痛から始まり，数週間のうちに腰の屈曲が困難となるため，階段昇降が難しくなる． ・自律神経障害は，多彩な症状を呈し，糖尿病の死亡

表1 糖尿病神経障害

分類	主な症状
対称性多発神経障害	
感覚神経障害	しびれ，冷感，自発痛，感覚鈍麻，異常感覚
運動神経障害	筋萎縮，脱力，運動失調
自律神経障害	心血管系（起立性低血圧，突然死，無痛性心筋梗塞），泌尿生殖器系（残尿感・尿閉・溢流性尿失禁・勃起不全），胃麻痺，下痢・便秘，発汗異常
急性有痛性神経障害	①急激な体重減少やうつに伴う diabetic neuropathic cachexia，②意図した体重減少に伴う diabetic anorexia，③高血糖に伴う，④post-treatment painful neuropathy
限局性単神経障害	
脳神経障害	外眼筋麻痺，顔面神経麻痺
体幹・四肢の神経障害	手根管症候群，尺骨・腓骨神経麻痺

率に占める割合が多い.

- 急性有痛性神経障害は，灼熱感や衣類などの接触によって起こる過敏症が特徴的である．高血糖に伴う場合，コントロール改善とともに急速に改善する．ケトアシドーシスの回復後に症状が起きることがある.

- 高血糖に伴う場合だけでなく，逆に血糖コントロールが改善すると発症する神経障害もあり，post-treatment painful neuropathy とよばれる．原因は不明だが，長期間にわたる高血糖がインスリン治療などにより急速に改善されたことで生じることが多い.

- 脳神経障害では，主に第Ⅲおよび Ⅵ 脳神経が障害され，複視の発症後数日のうちに外眼筋に脱力が起きるのが特徴的である.

❸進展・抑制に関与する因子

- 血糖コントロール不良，糖尿病罹病期間，高血圧，脂質異常症，喫煙，飲酒がリスク因子としてあげられるが，最も重要なのは血糖コントロール不良である[1].

- 単神経障害は，血糖値の良否にかかわらず発症するが，ほぼ 3 カ月以内に自然治癒する.

- 運動療法によって，神経障害の発症を抑制することが報告されている[2].

❹主な診断基準・検査

- 国際的にコンセンサスの得られた診断基準は確立されていない.

- 「糖尿病性神経障害を考える会」の提唱する診断基準は，日常臨床で使用しやすい[3].

- スクリーニングとして，アキレス腱反射，振動覚，

表2 糖尿病性多発神経障害の簡易診断基準

必須項目

1. 糖尿病が存在する.

2. 糖尿病性多発神経障害以外の末梢神経障害を否定し得る.

以下の 3 項目にうち，2 項目以上を満たす場合を "神経障害あり" とする.

1. 糖尿病性多発神経障害に基づくと思われる自覚症状.
2. 両側アキレス腱反射の低下あるいは消失.
3. 両側内踝の振動覚低下.

（糖尿病性神経障害を考える会. 末梢神経. 2004; 15: 92-4[3]より）

モノフィラメントによる圧触覚テスト，爪楊枝による痛覚テストが有用である．
- 自律神経障害は，心拍変動検査および立位・臥位での血圧変化の測定が評価に有用である．
- 疾患の進行を判定し定量化するためには，神経伝導速度検査が必要である．

■参考文献

[1] Adler AI, Boyko EJ, Ahroni JH, et al. Risk factors for diabetic peripheral sensory neuropathy. Diabetes Care. 1997; 20: 1162-7.
[2] Balducci S, Iacobellis G, Parisi L, et al. Exercise training can modify the natural history of diabetic peripheral neuropathy. J Diabetes Complications. 2006; 20: 216-23.
[3] 糖尿病性神経障害を考える会. 糖尿病性多発神経障害の簡易診断基準. 末梢神経. 2004; 15: 92-4.

〈篠田みのり　山川　正〉

3 ▶ 糖尿病網膜症

▦ まとめ ▦

- 糖尿病網膜症はわが国での成人の後天的失明原因の第2位である.
- 糖尿病網膜症は高血糖状態が長期間続くことでさまざまな代謝異常などの影響により血管障害が引き起こされることで生じる合併症である.
- 血管障害を引き起こす原因として酸化ストレス, ポリオール代謝亢進, 終末糖化産物の蓄積, protein kinase C (PKC) 活性化といった代謝異常の関与があげられる.

■糖尿病網膜症の疫学

糖尿病網膜症は糖尿病細小血管障害における三大合併症の1つである. わが国の成人における後天的な失明原因の第2位 (1位は緑内障) であり, 年間3,000人程度が糖尿病網膜症により失明していると推定されている. WHOの報告では日本人2型糖尿病の累積発症率は29.7%であった[1]. また, 本邦での断面調査では2型糖尿病患者での網膜症の有病率は23%であったとの報告[2]がある.

■糖尿病網膜症の病態

糖尿病網膜症は長期間高血糖に曝露されることで網膜細小血管への障害が起こり, 網膜の虚血や血管新生, 網膜症血管の透過性亢進, 浮腫などを惹起する. これらの血管障害が糖尿病網膜症の主な病態である.

血管障害の原因として高血糖曝露によって引き起こされるさまざまな代謝異常や炎症性サイトカインの関与が知られている. つまり, 酸化ストレスの亢進や終末糖化産物 (advanced glycation endoproducts: AGEs) の蓄積, ポリオール系の代謝亢進, PKCの異常活性化に伴う血管内皮増殖因子 (vascular endothelial growth factor: VEGF) の放出といったさまざまな要因が複雑に絡み合い血管障害を引き起こすのである.

■糖尿病網膜症進展に関与している因子

❶酸化ストレス	
	・酸化ストレスとは障害作用をもつ活性酸素と抗酸化物質との体内での均衡が破綻した状態である.
	・活性酸素は脂質, 蛋白質, 糖質と反応し遺伝子や細胞へ障害をきたすことで糖尿病網膜症発症を引き起こす可能性が指摘されている.
	・酸化ストレス亢進の原因としてミトコンドリア由来の活性酸素の産生増加やAGEsの蓄積, PKCの活性化などが関与しているとの報告もある[3].

❷ AGEs

- グルコースは蛋白質と酵素を介さずに糖化反応することで結合し，その過程でアマドリ転位を生じ安定構造であるアマドリ化合物となる．
- このアマドリ化合物が酸化反応することで AGEs が生じる．
- 糖尿病では細胞内グルコース濃度が上昇することで AGEs の産生が亢進するといわれており，糖尿病の早期から網膜に蓄積する．
- AGEs は周皮細胞にはアポトーシスを誘導し，血管内皮細胞には VEGF 分泌を促進することで血管障害を惹起し合併症の発症に寄与していると考えられている．

❸ ポリオール系代謝

- ポリオール系代謝経路はグルコースをアルドース還元酵素によりソルビトールへ変換し，ソルビトールをソルビトール脱水素酵素によりフルクトースに変換する．
- 細胞内のグルコース濃度が上昇することでソルビトールへの代謝が亢進する．
- グルコースからソルビトールへの変換がソルビトールからフルクトースへの変換を上回ると細胞内へソルビトールが蓄積される．
- ソルビトールは細胞内浸透圧を上昇させ浮腫を引き起こすことで血管障害を起こす．

❹ VEGF

- VEGF は血管内皮細胞に発現している VEGF 受容体に結合することで血管内皮細胞の増殖や血管新生，血管透過性亢進，マクロファージの活性化などに関与する炎症性サイトカインの一種である．
- VEGF は前述の AGEs や PKC が活性化することで増加することが知られている．
- PKC の活性は網膜血管の虚血を引き起こし，VEGF が増加されることで血管透過性の亢進や新生血管を誘導する．
- また，VEGF は炎症により網膜の浮腫性変化を引き起こすことが知られており，糖尿病黄斑浮腫治療のターゲットとなっている．

■参考文献

❶ Keen H, Lee ET, Russell D, et al. The appearance of retinopathy and progression to proliferative retinopathy: the WHO Multinational Study of Vascular Disease in Diabetes. Diabetologia. 2001; 44: S22-30.

[2] 日本臨床内科医会調査研究グループ. 日臨内科医会誌. 2001; 16: 383-406.

[3] Inoguchi T, Li P, Umeda F, et al. High glucose level and free fatty acid stimulate reactive oxygen species production through protein kinase C--dependent activation of NAD(P)H oxidase in cultured vascular cells. Diabetes. 2000; 49: 1939-45.

〈永倉 穣 山川 正〉

4 ▶ 糖尿病腎症

░░ **まとめ** ░░

- 糖尿病腎症は透析導入の原因疾患の第 1 位であり，糖尿病腎症患者の透析導入後の予後は不良である．
- 高血糖により輸入細動脈が障害され，糸球体内圧が上昇することで尿中へのアルブミン漏出が惹起される．
- アルブミン尿は単独で心血管疾患の予測因子となり得る．

❶疫学

- 糖尿病腎症は微量アルブミン尿，蛋白尿，腎機能によって病期分類されている．糖尿病腎症はわが国における末期腎不全の原因疾患の第 1 位であり，年間約 16,000 人が糖尿病腎症により透析導入されている．また，糖尿病腎症患者では透析導入後の 5 年生存率は約 50％となっており予後不良である．
- 腎症の発症は糖尿病発症後 6〜10 年程度が必要であり，3 大合併症のなかでは発症するまでの期間が最も長いといわれている．
- 糖尿病腎症は自覚症状に乏しく，自覚症状が出現するとすれば蛋白尿が増加しネフローゼ症候群となったときの浮腫である．

❷成因

- 糖尿病腎症は長期間な高血糖にされることによって起こされる腎疾患である．
- 高血糖状態が続くと糸球体の輸入細動脈が輸出細動脈に比べ拡張することで糸球体内圧が上昇し，糸球体濾過量（GFR）の上昇が起こり，比較的早期の糖尿病にみられる hyperfiltration の原因となることが知られている．また，糸球体内圧の上昇は輸入細動脈を損傷することで下流の糸球体が障害され尿中へのアルブミン漏出を惹起する．
- 初期の段階では障害を受ける糸球体は一部であるため尿中へのアルブミン漏出は微量であるが，高血圧の併発による糸球体内圧のさらなる上昇や不十分な血糖管理が続くことで糸球体への障害が拡大し，GFR の低下やアルブミンの漏出が増加することで腎障害が進展する．

❸早期診断基準

- 糖尿病腎症において初期病変である微量アルブミン尿は腎症進展の予測因子であるとともに，単独で心血管疾患の予測因子となることも知られている[❶]．

表 1 糖尿病腎症の早期診断基準

測定対象	蛋白尿陰性か陽性（+1）の糖尿病患者	
必須事項	尿中アルブミン値	30〜299 mg/gCr（随時尿） 3 回測定中 2 回以上
参考事項	尿中アルブミン排出率	30〜299 mg/24 時間（1 日蓄尿） または 20〜199 μg/分（時間尿）
	尿中IV型コラーゲン値	7〜8 μg/gCr 以上
	腎サイズ	腎肥大

- よって，糖尿病腎症は早期に診断し治療することが進行予防において重要であり，2005 年に早期診断基準が作成された（表 1）．
- 試験紙法で尿蛋白が陰性〜1+ 程度の陽性を示す糖尿病症例を対象に，午前中の随時尿でアルブミン尿を測定し，尿中アルブミン値（Cr 換算値）30〜299 mg/gCr であれば微量アルブミンと判定する．これが日を変えて 3 回中 2 回以上陽性であれば腎症 2 期（早期腎症）と診断する[2]．

■参考文献

[1] Ibsen H, Olsen MH, Wachtell K, et al. Dose albuminuria predict cardiovascular outcomes on treatment with losartan versus atenolol in patients with diabetes, hypertension, and left ventricular hypertrophy. Diabetes Care. 2006; 29: 595-600.

[2] 猪股茂樹, 羽田勝計, 守屋達美, 他. 糖尿病性腎症の新しい早期診断基準. 糖尿病. 2005; 48: 757-9.

〈永倉 穣 山川 正〉

5 ▶ 糖尿病足病変

まとめ

- 足病変の有病率は世界的に先進国・発展途上国を問わず増加している.
- 足病変は神経障害, 血行障害, 易感染性の複合的な原因により発症する.
- 下肢切断をもたらす重篤な合併症であるが, 危険因子が多彩である.

❶疫学

- 糖尿病足病変（diabetic foot）とは「糖尿病性神経障害（末梢神経障害, 自律神経障害, 運動神経障害）や末梢血流障害を合併した下肢に生じる感染症, 潰瘍, 深部組織の破壊性病変をさす」と定義され, 一般的には, 糖尿病患者の足部に起こる潰瘍・壊疽をさす.
- 糖尿病足病変の増加は先進国だけでなく, 開発途上国にまで及び世界的に増加している.
- わが国における大規模調査は少ないが, 2007年度の調査において糖尿病治療を受けている患者で足壊疽がある者は0.7%であった[1]. また2008年度の調査においては何らかの足の自覚症状を有する患者は53.9%, 足の外観異常を認める患者は58.0%に上った[2].

❷危険因子

- 神経障害と血流障害以外の足潰瘍の危険因子として, 足潰瘍・切断の既往歴, 足変形, 関節可動域制限, 腎障害, 視力障害, 血糖コントロール不良などがあげられる.
- また, 足切断の危険因子としては, 足潰瘍・切断既往, 高齢, 男性, 末梢動脈疾患, 神経障害, 視力障害, 腎障害, 血糖コントロール不良などがあげられる.

❸機序（図1）

- 足病変発症には末梢神経障害, 末梢血行障害, 易感染性の関与が考えられる.
- 末梢神経障害では, 自律神経・知覚神経・運動神経のそれぞれの障害が足に創傷を形成すると考えられる. 具体的には自律神経障害による皮膚の乾燥や亀裂, 痛覚の鈍麻による潰瘍発見や治療の遅れ, 運動障害から足内筋力低下による足の変形や足底圧の変化と, 圧の高い部位への潰瘍の形成などが原因となる. 足外観異常と糖尿病性神経障害は密接な関連性が示唆されている[2].

7

合併症・併発症の病態

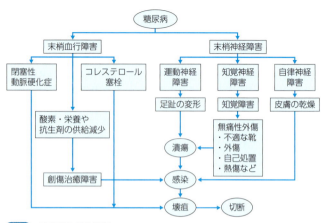

図1 足病変の発生機序

- 血管障害では末梢循環障害が関与する．糖尿病患者において閉塞性動脈硬化症を含む末梢動脈疾患のリスクは3～4倍となり，HbA1c 1％の上昇に対しリスクは26％増加するといわれる．
- 感染では高頻度に足白癬を合併する．また創部に感染が起きると創傷治癒遅延や潰瘍の悪化が生じる．
  これらに加えて，網膜症などによる視力低下や極度の肥満を合併するなどして足の観察や手入れが困難になると壊疽が進行しやすくなる原因にもなり得る．

❹診断

- 視診によるところが大きい．足全体に変形や皮膚病変が生じていないかよく観察することに加え，発症に関与している神経障害，血行障害の程度をよく把握することが重要である．また，そのために定期的な腱反射や音叉を用いた振動覚，モノフィラメントを用いた触覚の神経診察，血行評価のための生理検査などが必要である．

■参考文献

❶渥美義仁．糖尿病足病変 糖尿病内科医の行うこと．糖尿病．2009; 1: 10-5.
❷日本糖尿病対策推進会議．日本における糖尿病患者の足外観異常および糖尿病神経障害の実態に関する報告．2008.

〈王城人志　山川　正〉

6 ▶ 虚血性心疾患

まとめ

- 糖尿病の大血管障害の1つで，生命予後やQOLを左右する糖尿病合併症である．
- 年1回の糖尿病大血管症のスクリーニング検査（安静時心電図，胸部単純X線検査，頸動脈エコー，ABI（ankle brachial index）が推奨され，必要に応じて追加精査（負荷心電図，心エコー，心筋シンチ，冠動脈CT）や冠動脈造影（CAG）を行う．
- 自律神経障害を伴った糖尿病患者では，心筋虚血による胸部症状が出にくいため診断には注意を要する．

❶糖尿病における冠動脈疾患

- 糖尿病は粥状動脈硬化の危険因子の1つで，糖尿病患者の冠動脈疾患を起こすリスクは，JDCS（Japan Diabetes Complication Study）では一般住民の約3倍であった[❶]．
- 糖尿病大規模臨床研究である英国のUKPDS（United Kingdom Prospective Diabetes Study）やJDCSより，糖尿病患者の心筋梗塞発症の主なリスクファクターは，LDLコレステロール，HbA1c，血圧，喫煙があげられる[❶❷]．
- UKPDSでの肥満者を対象としたメトフォルミン投与による強化療法群と従来療法の合併症の比較で，メトフォルミン投与により心筋梗塞のリスクが39％低下した[❷]．

❷病態

- 虚血性心疾患は，冠動脈に起こる動脈硬化性変化（アテローム性変化・石灰化）により，血管内腔に器質的な狭窄や閉塞が生じ，同部位より末梢側への血流の低下・途絶により心筋の虚血をきたす疾患である．
- 冠血流の途絶は，狭窄病変が徐々に進行するよりも不安定プラークの破綻後の血栓形成により突発的に生じることが多く，急性心筋梗塞（AMI）を引き起こす．
- 虚血性心疾患は病気により以下に分類される．
  ①急性: 急性冠症候群（acute coronary syndrome: ACS）
    a）急性心筋梗塞（acute myocardial infarction: AMI）
    b）不安定狭心症（unstable angina pectoris:

UAP)

②慢性:
   a) 労作性狭心症＝器質的狭心症
   b) 安静狭心症＝冠攣縮性狭心症（vasospastic angina: VSA）

- 糖尿病患者における冠動脈病変は，びまん性で多枝に及ぶことが多い.
- 糖尿病性自律神経障害を合併する場合，無痛性心筋虚血（silent myocardium ischemia: SMI）をきたす例が多く，診断には注意が必要である.

❸診断・検査

- 糖尿病大血管症のスクリーニング検査として，年1回の安静時心電図，胸部単純X線検査，頸動脈エコー，ABIが推奨される[❸].
- 冠動脈疾患の精査項目として症例に応じて下記の各検査を追加し，冠動脈病変による心筋虚血が疑われれば，循環器内科にコンサルとして冠動脈造影（coronary angiography: CAG）を依頼する.
   ①心電図（ECG）:
      a) 安静時心電図: 病的Q波，1mm以上のST低下，深い陰性T波など
      b) 運動負荷心電図（マスターダブル，トレッドミル）: 安静時ECGでは心筋虚血を検出できないこともあり，運動負荷を行う. 虚血性心電図変化（ST低下など）の有無を検査する.
   ②心臓超音波検査（UCG）: 心筋虚血に起因する左室壁運動の異常を検出する.
   ③心筋シンチグラム（運動負荷・薬剤負荷）: 心筋虚血領域の同定や心筋viabilityの評価を行う. 運動負荷を課せない症例には，薬剤負荷（アデノシン，ジピリダモールなど）を行うこともある.
   ④冠動脈CT: 冠動脈狭窄を非侵襲的に評価できる. しかし，糖尿病患者に多い石灰化病変では狭窄度評価が困難，びまん性病変では過大評価する傾向のため，その場合CAGが必要になる.

■参考文献

❶Sone H, Tanaka S, Iimuro S; Japan Diabetes Complications Study Group. Long-term lifestyle intervention lowers the incidence of stroke in Japanese patients with type 2 diabetes: a nationwide multicentre randomised controlled trial (the Japan

Diabetes Complications Study). Diabetologia. 2010; 53: 419-28.

❷Effect of intensive blood-glucose control with metformin on complications in oberweight patients with type 2 diabetes (UKPDS 34). UK Prospective Diabetes Study (UKPDS) Group. Lanset. 1998; 352: 854-65.

❸日本糖尿病学会, 編著. 科学的根拠に基づく糖尿病診療ガイド 2013. 東京: 南江堂; 2013. p.151-72.

〈岡本芳久〉

7 ▶ 脳血管障害

■ まとめ ■

- 脳血管障害は，わが国の三大死因の1つであり，片麻痺や高次機能障害を起こし健康寿命の低下をきたす要因となる．
- アテローム血栓性脳梗塞が多いが，多発性ラクナ梗塞も合併しやすい．
- 脳血管障害の発症率が非糖尿病患者の約3.2倍である

❶成因

- アテローム血栓性脳梗塞の成因は動脈硬化であり，慢性の高血糖と代謝障害により血管内皮を障害することにより誘発される[❶]．
- 慢性の高血糖と代謝障害は酸化ストレスを増加に，さらに内皮機能を低下させる．
- 内皮障害の過程には種々のサイトカイン，接着分子が産生され，炎症細胞が血管内皮に集まり，内皮下に侵入する．血管内に侵入した，単球はマクロファージに変換する．マクロファージはLDLコレステロールを貪食し，泡沫細胞となる．
- 血管平滑筋細胞は同時に増殖し，血管内皮下に侵入する．泡沫細胞は変性し，壊死細胞となると脂肪が細胞外に放出され脂肪核を形成する．脂肪核は増大し，泡沫細胞が血管壁の主要な細胞となり，炎症が惹起される．炎症性サイトカインが分泌されプラークを破綻させ血栓を形成する．高血糖は乳酸の産生を促進し，ミトコンドリアの機能抑制を介して，脳細胞の酸性化を増悪する．
- さらに血管性の浮腫を誘導し，側副血行路を抑制し，易血栓性状態は脳血流の自己調節能を低下させる．こうした因子が重なり脳血管障害が引き起こる．
- また，高血圧，高脂血症を合併すると慢性的に脳血管を傷害し，脳血管障害はさらに増加，最終的に脳卒中を引き起こすと考えられている．

❷頻度

- 久山町研究では脳血管障害の発症率が非糖尿病患者の約3.2倍である[❷]．収縮期血圧が高値の場合にはさらに2〜3倍発症率が増加する．
- 糖尿病患者を対象とした研究では，1,000人・年あたりの脳梗塞発症頻度はJDCSで6.3，JDDMで3.1であり，リスクのコントロールや患者背景により異なる．

❸糖尿病における脳血管障害の特徴

- 脳梗塞の病型別にみた糖尿病有病率はアテローム血栓性梗塞とラクナ梗塞で高い傾向で，特に糖尿病はアテローム血栓性脳梗塞の重要な危険因子である[3].
- また，高血圧の合併が多いことを反映してラクナ梗塞の頻度が高く，多発性ラクナ梗塞が多いとの報告もある[4]．糖尿病では脳梗塞が重症化しやすく，予後が不良である[5].

❹診断

- 発症形式，神経学的所見，患者の背景因子は病態把握のうえで重要である．突発完成型の場合，梗塞であれば心原性脳塞栓症の確率が高く，緩除進行型はアテローム型の血栓性梗塞を考える[6].
- 患者の背景因子として年齢，喫煙，肥満，飲酒，高血圧，糖尿病の罹病期間，不整脈（心房細動）の有無などの確認が重要である．

❺画像診断

- CTでは早期虚血サインが有用であるが，MRI拡散協調画像による判定（高信号）はより明確である．MRAの併用により責任病変の閉塞・狭窄を検出できるので，超急性期血栓溶解療法の選択を考慮する際に有用である[6].
- また，速やかに治療方針を決定するため，頸部や脳血管病変を評価する必要があり，頸部エコー，MRA，3次元造影CT血管撮影などを行い主幹動脈病変の有無を検索する．また，心原性脳塞栓などの鑑別のため心疾患の検索（心電図，ホルター心電図，経食道エコー）を行うことも重要である．

■参考文献

[1]Zhou H, Zhang X, Lu J. Progress on diabetic cerebrovascular diseases. Bosn J Basic Med Sci. 2014; 14: 185-90. [2]Fujishima M, Kiyohara Y, Kato I, et al. Diabetes and cardiovascular disease in a prospective population survey in Japan: The Hisayama Study. Diabetes. 1996; 45: S14. [3]小林祥泰. 脳卒中データバンク 2009. 東京: 中山書店; 2009. p.78-9. [4]Mast H, Thompson JL, Lee SH, et al. Hypertension and diabetes mellitus as determinants of multiple lacunar infarcts. Stroke. 1995; 26: 30-3. [5]Eriksson M, Carlberg B, Eliasson M. The disparity in long-term survival after a first stroke in patients with and without diabetes persists: the Northern Sweden MONICA study. Cerebrovasc Dis. 2012; 34: 153-60. [6]日本糖尿病学会, 編著. 大血管症. 糖尿病専門医研修ガイドブック（改訂第6版）. 東京: 診断と治療社; 2014. p.309-13. 〈山川 正〉

8 ▶ NAFLD, NASH

まとめ

- 非飲酒者で肥満・2型糖尿病・脂質異常症・高血圧などの生活習慣病基盤とする脂肪肝が NAFLD（nonalcoholic fatty liver disease）である.
- NAFLD には予後良好な単純性脂肪肝と，炎症や線維化を伴いその一部は肝硬変や肝硬変に至る脂肪肝である非アルコール性脂肪肝炎・NASH（nonalcoholic steatohepatitis）が含まれる.
- NAFLD の存在が逆に糖尿病をはじめとする代謝異常を助長することもあり，慢性肝疾患のみならず全身の代謝異常是正の観点から肝臓の脂肪化や線維化を防止する対策が重要である.

❶日本人における NAFLD/NASH

- 厚生労働省班研究（岡上班）による臨床病理学的検討は，日本人において2型糖尿病が肝機能異常とNASH のリスクを高めることを示した（外来通院中の日本人2型糖尿病患者 5,642 名の 28.6% がALT 値≧31 IU/L を呈した[1]）.
- 肝臓の脂肪時は BMI や他の肝組織学的変化と独立してインスリン抵抗性の指標と相関し，脂肪肝が将来の糖尿病発症の独立した危険因子であることが示されている.
- わが国では，NAFLD が 1,000 万人前後，NASH 患者は 75～100 万人と推定される．糖尿病患者の 8.6% が肝癌で，4.7% が肝硬変で死亡すると報告されており[2]，このなかに NASH が存在していると推察される.

❷ NAFLD/NASH の病態

- 明らかな飲酒歴がないにもかかわらずアルコール性肝炎類似の大脂肪沈着を特徴とする肝障害が NAFLD である.
- NASH の発症機序としての two hit theory が考えられている.
  - a) first hit: 肥満・2型糖尿病脂質異常症よるインスリン抵抗性によって肝臓に脂肪が蓄積して脂肪肝となる.
  - b) second hit: 過酸化脂質による酸化ストレス，アディポサイトカイン異常（炎症性の TNF-α 上昇，抗炎症性アディポネクチンの低下など），鉄蓄積より炎症や線維化が進展し NASH が成立する.

表1	Matteoni らの分類	
1 型	脂肪化のみ	単純性脂肪肝
2 型	脂肪化＋小葉内炎症	単純性脂肪肝
3 型	脂肪化＋肝細胞風船様腫大	NASH
4 型	脂肪化＋肝細胞風船様腫大＋ マロリー小体ないしは線維化	NASH

❸検査・診断

・NAFLD の診断・病理：

非飲酒者（エタノール換算で 1 日 20 g 未満）で、その他の原因による肝疾患〔ウイルス性肝炎（B 型、C 型），自己免疫性肝炎，薬剤性肝障害など〕が除外されていることが前提となる．脂肪肝は日常診療では腹部超音波検査で検出が容易である．

①肝生検：肝組織所見として，a）大滴性の脂肪沈着，b）炎症細胞浸潤，c）肝細胞の風船様変性，d）肝線維化（中心静脈周囲，肝細胞周囲），e）Mallory body の出現の有無を確認し，Matteoni らの分類（表 1）や，Brunt 分類（炎症 grade1 ～3，線維化 stage 1～4）で評価・分類する．

② NAFLD activity score（NAS），NAFIC score：

・NAS でより詳細な活動性を評価する．肝脂肪化，肝細胞風船様腫大，実質の炎症の程度をスコア化し，5 以上を NASH として単純性脂肪肝との鑑別に利用される．ただし，線維化を問わないため主観が入る予知が大きく，病理者間でのスコアに差が出ることが問題．

・単純性脂肪肝よりも NASH を疑う血液所見として，フェリチン（体内貯蔵鉄），インスリン（インスリン抵抗性），IV 型コラーゲン 7S（肝臓線維化）を用いた NAFIC score が，非侵襲的な補助的診断として提唱されている．ただし，正確な診断には肝生検が必要である[❸].

③画像診断：Fibroscan，ARFI（acoustic radiation force impulse），elastography など．ただし，肥満者における評価が困難である．

■参考文献

[❶] Shima T, Uto H, Ueki K, et al. Clinicopathological features of liver injury in patients with type 2 diabetes mellitus and comparative study of histologically proven nonalcoholic fatty liver diseases with or without type 2 diabetes mellitus. J Gastroenterol.

2013; 48: 515-25.

❷Sumida Y, Yoneda M, Hyogo H, et al; Japan Study Group of Nonalcoholic Fatty Liver Disease (JSG-NAFLD). A simple clinical scoring system using ferritin, fasting insulin, and type IV collagen 7S for predicting steatohepatitis in nonalcoholic fatty liver disease.J Gastroenterol. 2011; 46: 257-68.

❸日本糖尿病学会，編著．アンケート調査による日本人糖尿病の死因— 1991～2000 年の 10 年間, 18,385 名での検討—．糖尿病．2007; 50: 47-61.

〈岡本芳久〉

9 ▶ 皮膚病変

░░░ **まとめ** ░░░

- 糖尿病の皮膚病変はまれではなく，すべての症例で皮膚の観察を行う.
- 個々の病態・成因については不明な点が多い.

◆

　糖尿病患者はさまざまな皮膚疾患を有しているとされ，報告によれば糖尿病全体の30%[1]，1型糖尿病の71%[2]に合併する. そのなかには糖尿病の血糖コントロールなどに関連し，比較的特異的な皮膚病変と，非糖尿病患者でも認められるが糖尿病の合併を考慮すべき皮膚病変に分かれる（表1）. この皮膚疾患の成因についてはいまだに十分に解明されていない. 皮膚での末梢血流障害，自律神経障害，代謝障害や易感染性などが考えられている. 今後の解明に向けた研究が期待される.

表1 皮膚疾患

A. 糖尿病に比較的特異的な皮膚病変
・前脛骨部萎縮色素斑 　糖尿病性浮腫性硬化症 ・糖尿病性水疱 ・リポイド類壊死症 　播種状環状肉芽腫 　糖尿病性壊疽および潰瘍
B. 糖尿病の合併を考慮すべき疾患
皮膚掻痒症，乾皮症 赤ら顔 柑皮症 発疹性黄色腫 黒色表皮腫 ・ひびわれ 乾癬，掌蹠膿疱症，扁平苔癬，尋常性白斑 ・魚の目，タコ 口内炎，歯肉炎
C. 皮膚感染症
・真菌感染症（皮膚カンジダ症，足白癬，爪白癬など） ・細菌感染症 ・ウイルス感染症
D. 糖尿病治療に関連する皮膚病変
インスリン治療による皮膚障害（アレルギー，リポジストロフィー） 経口血糖降下薬による皮膚病変（光線過敏，その他）

（伊崎誠一. 日本医師会雑誌. 1999; 122: 39-43[3]. 伊崎誠一. 糖尿病学. 基礎と臨床. 東京: 西村書店; 2007. p.1316-19[4]より改変）

■糖尿病の皮膚病変

❶前脛骨部萎縮色素斑

- わずかな打撲などの外傷が原因となって生ずることが多く，糖尿病患者の約10%にみられ，特に神経障害を合併した男子に多い.
- 下腿前面を中心に，初期に軽度の炎症があり，紫斑ないし小水疱を生じ，次第に不正形の褐色萎縮局面となる.

❷糖尿病性浮腫性硬化症

- 皮膚のびまん性非陥凹性硬結で，上背部，頸部，肩に起きるのが特徴的で，男性が女性よりやや罹患しやすく，ほとんどは中年である.

❸糖尿病性水疱

- 40歳以後の男性糖尿病患者に頻度が高く，足，足底，下腿に好発する水疱.
- 誘因なしに，熱傷の場合と同様の緊満した単房性の水疱が突然出現する.
- 直径1～数cm，内容は無色透明で時に血性.
- 2次感染がなければ痛みはほとんどない.
- 約2週間で乾燥し，瘢痕を残さずに治癒する.

❹リポイド類壊死症 (necrobiosis lipoidica)

- 好発部位；下腿伸側，大腿，腕，手であり，30～40代の女性に多い.
- 境界鮮明な円形ないし楕円形で中央に黄色調のある斑で辺縁に暗赤色の浸潤，硬結がありわずかな外傷によって誘発される.
- 発生機序は不明であるが，糖尿病性micro-angiopathy説，凝固線溶系異常説，免疫複合体による炎症説，外傷説などがある.

❺糖尿病性壊疽および潰瘍

- 別項に記載.

❻糖尿病性紅潮 (rubeosis diabetic)

- 両頬部を中心とした顔面にみられる境界不鮮明な持続性の発赤.

❼皮膚掻痒症

- 自律神経障害の進行に伴う発汗の低下により，皮膚の乾燥を生じ痒みを伴ってくることがある.

❽皮膚感染症

- 真菌感染の起炎菌としては，カンジダ，白癬が多く，粘膜，外陰部のカンジダ症，足白癬，爪白癬などが認められる．
- 血糖コントロール不良の場合には細菌感染症の頻度が増加する．
- 表在感染では，黄色ブドウ球菌，連鎖球菌などの好気性グラム陽性菌による感染が多い．
- 深部感染などの重症感染症では，上記のグラム陽性菌（上記以外に *Enterococous*），陰性菌（*E. coli*, *Klebsiella*, *Enterobacter* など），嫌気性菌（*Bacteroides* や *Peptosterptococcus* など）の混合感染が多い[5]．

■参考文献

[1] Halprin KM, Ohkawara A. Glucose entry into the human epidemis, I: the concentration of gluose in the human epidermis. J Invest Dermatol. 1967; 49: 559-60.

[2] Yosipovitch G, Hodak E, Vardi P, et al. The prevalence of cutaneous manifestations in IDDM patients and their association with diabetes risk factors and microvascular complications. Diabetes Care. 1998; 21: 506-9.

[3] 伊崎誠一. 高齢者の糖尿病皮膚病変. 日本医師会雑誌. 1999; 122: 39-43.

[4] 伊崎誠一. 糖尿病と皮膚 糖尿病学. 基礎と臨床. 東京: 西村書店; 2007. p.1316-19.

[5] 日本糖尿病学会, 編著. 糖尿病足病変. 糖尿病研修ガイドブック（改訂第6版）. 東京: 診断と治療社; 2014. p.304-9.

〈山川　正〉

10 ▶ 歯周病: 疫学・病態・診断・検査

■ **まとめ**

- 歯周病は歯肉炎と歯周炎に大別され, 歯垢中の歯周病原菌による慢性炎症性疾患である.
- 糖尿病は歯周病の発症リスクを上げ, 歯周病は糖尿病の重大な合併症の1つである.

❶疫学

- 歯周病は糖尿病の6番目の合併症といわれている[1].
- 久山町研究において歯周病の重症度と耐糖能異常の関連を調べた報告がある. 重度歯周病群が軽度群[2]に比べ, 10年後に耐糖能異常を生じるオッズ比が2~3倍に上昇しており, この背景には歯周病による慢性炎症がインスリン抵抗性やインスリン分泌そのものに影響を与えたと考えられている.
- 糖尿病患者の歯周病罹患率は一般集団の2~3倍といわれ, 高齢者, 喫煙者, 肥満者, 免疫不全者では罹患率が高い.

❷病態

- 歯周病は, グラム陰性嫌気性菌である *Porphyromonas gingivalis*, *Actinobacillus actinomycetemcomitans* などの歯垢中の歯周病原菌の感染による慢性炎症性疾患である.
- 主に歯肉炎と歯周炎に大別されるが, 一般に沈黙の病気と呼ばれ, 進行しなければ自覚症状が出にくい.
- 症状は炎症による歯肉の発赤や腫脹で, 進行すると歯根部の歯肉が退縮し, 歯と歯肉の隙間の歯周ポケットが深くなり, 出血や化膿を起こし, 最終的には歯の脱落を起こす.
- 口臭の原因でもあり, 糖尿病の歯周組織への悪影響は多岐にわたり, 歯周病増悪要因 (表1) がある.

表1 糖尿病の歯周病増悪要因

唾液分泌の減少による歯垢付着の増加
歯肉溝液中のグルコース上昇による歯周ポケット内の病原菌の増加
多形核白血球の機能低下による易感染性
微小循環障害による歯周組織の血行不良
コラーゲン合成阻害による創傷治癒不全
AGEs (終末糖化産物) による悪影響

(寺内康夫. 現場の疑問に答える糖尿病診療 Q&A. 東京: 中外医学社; 2007: p.307-10[3]より)

❸診断・検査

・歯周病の重症度は，歯の動揺度，歯列全体の咬合関係，歯垢の有無（口腔衛生状態），歯周ポケット（3 mm 以上の病的歯肉溝）の程度，歯肉の炎症程度（出血の有無），歯根の露出程度（アタッチメントロス），歯槽骨の吸収速度などで判定される．

■参考文献

❶日本糖尿病学会，編著．科学的根拠に基づく糖尿病診療ガイドライン．東京: 南江堂; 2013.

❷日本歯周病学会，編．糖尿病患者に対する歯周治療ガイドライン（改訂第 2 版）．東京: 医歯薬出版; 2015.

❸寺内康夫．現場の疑問に答える糖尿病診療 Q & A. In: 寺内康夫．東京: 中外医学社; 2007. p.307-10.

〈髙橋まゆみ　山川　正〉

11 ▶ 感染症

▨▨▨ まとめ ▨▨▨

- 糖尿病患者は細菌，真菌，結核菌に感染しやすく，また重症化，遷延化しやすい．
- 糖尿病患者に特徴的に認められる感染症や頻度が高い感染症があり，診断や処置が遅れると死に至る重篤なものもあり，注意を要する．
- 糖尿病患者の死因において，感染症は悪性新生物，血管障害に次いで第3位を占めている．

❶感染症の疫学

- 糖尿病患者は易感染性であり，感染症が重症化しやすい．
- 感染症発症部位は，呼吸器感染症，尿路感染症，皮膚・軟部組織感染症の順に多い．
- 日本の調査では糖尿病患者の死因のうち，感染症は14.3％であり，一般日本人の9.2％を上回る．糖尿病患者全体の死因のうち，第3位を占める[❶]．
- 糖尿病患者に特徴的に認めやすい感染症として，糖尿病足感染症，真菌性膀胱炎，気腫性腎盂腎炎，気腫性胆囊炎，悪性外耳道炎，ムコール真菌症などがある．
- また糖尿病患者により高い頻度で認められる起因菌として，黄色ブドウ球菌肺炎，グラム陰性桿菌肺炎，肺結核，サルモネラ感染症がある．

❷易感染性の要因

a. 免疫機能の低下

- 糖尿病患者では特に好中球機能の低下についての報告が多く，貪食能の低下，接着能の低下，殺菌能の低下などがその本態である．
- 特に貪食能について，空腹時血糖が250 mg/dL以上の症例では，肺炎連鎖球菌および黄色ブドウ球菌に対する貪食能が著明に低下する[❷]．
- また低下の程度は空腹時血糖と負の相関があり，血糖コントロールの改善とともに貪食能も改善する．

b. 末梢循環障害

- 末梢循環障害による組織灌流の低下は，局所の低栄養や低酸素をきたす．
- また自律神経障害によるAVシャントの形成により，さらに組織の血液灌流は障害される．そのため，感染の治癒を遷延させ，抗菌薬の到達と組織移行性も低下させると考えられている．

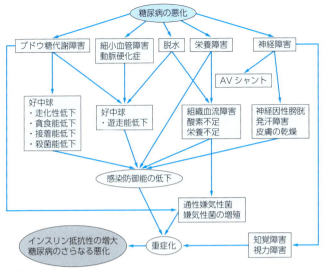

図1 糖尿病と易感染性

c. 神経障害
- 末梢神経障害による知覚神経鈍麻のため，微細な外傷に気づきづらい．
- 壊疽が進行しても痛みを感じづらく，放置してしまうことが多い．
- また糖尿病性自律神経障害のため発汗が減少し，皮膚が乾燥したりひび割れたりすることで皮膚の防御機序が阻害され，より感染を引き起こしやすい．

d. その他の要因
- 脱水による末梢灌流障害の悪化や，低栄養による感染防御能の低下も要因となり得る．

■参考文献
1) 堀田 饒, 中村二郎, 岩本安彦, 他. アンケート調査による日本人糖尿病の死因 1991〜2000 年の 10 年間, 18385 名で検討. 糖尿病. 2007; 50: 47-61.
2) Bagdade JD, Root RK, Bulget Rj. Impaired leukocyte function in patients with poorly controlled diabetes. Diabetes. 1974; 23: 9-15.

〈王城人志　山川　正〉

12 ▶ ED

まとめ

- 勃起障害（erectile dysfunction: ED）とは性交に有効な陰茎の勃起が得られない，または勃起を維持できないために満足な性交が行えない状態である.
- 糖尿病性勃起障害は，血管性 ED，神経性 ED，心因性 ED，内分泌性 ED など種々の病態に起因する混合型 ED に分類される.

◆

　糖尿病患者は ED の発症率が高く，糖尿病患者では非糖尿病患者の 3 倍の発症リスクがある[1]．わが国の糖尿病患者の 30〜60％で認める．ED により糖尿病患者の quality of life（QOL）は低下をきたし，早期診断，進展予防に努めることが重要である．

| **❶勃起障害の分類** | ・勃起障害には，機能性勃起障害，器質性勃起障害，混合性勃起障害，その他の勃起障害に分類される（表1）．
・降圧薬，精神疾患に対する薬剤（表2）も勃起障害 |

表1　勃起障害（ED）の分類

(1) 機能性 ED

1. 心因性
2. 精神病性
3. その他

(2) 器質性 ED

1. 陰茎性
2. 神経性
2-1. 中枢神経
2-2. 脊髄神経
2-3. 末梢神経
3. 血管性
4. 内分泌性
5. その他

(3) 混合性 ED

1. 糖尿病
2. 腎不全
3. 泌尿器科的疾患
4. 外傷および手術
5. 加齢
6. その他

(4) その他の ED

(5) 薬物・脳幹機能障害など

（インポテンス研究会用語委員会. 臨泌. 1993; 39: 83-90[2]より）

表2	薬剤性 ED の原因となる薬剤
降圧薬	利尿薬（サイアザイド系，スピロノラクトン），Ca 拮抗薬，交感神経抑制薬，β遮断薬
精神神経用薬	抗うつ薬（三環系抗うつ薬，SSRI，MAO 阻害薬），抗精神病薬（フェノチアジン系，ブチロフェノン系，スルピリド，その他），催眠鎮静薬（バルビツール系），麻薬
ホルモン薬	エストロゲン製剤，抗アンドロゲン薬，LH-RH アナログ，5α還元酵素阻害薬
抗潰瘍薬	スルピリド，メトクロプラミド，シメチジン
脂質異常症治療薬	スタチン系，フィブラート系
呼吸器病，抗アレルギー薬	ステロイド薬，テオフィリン，β刺激薬，抗コリン薬，抗ヒスタミン薬（クロルフェニラミン，ジフェンヒドラミン），プソイドエフェドリン
その他	非ステロイド抗炎症薬（NSAIDs）

の原因となる.

- 糖尿病性 ED は器質性 ED と機能性 ED が混在する混合性 ED に分類される.
- 糖尿病に合併する ED は非糖尿病性 ED と比較すると，重症で QOL も悪いと報告されている.

❷メカニズム

- 非アドレナリン非コリン作動性神経末端から遊離される一酸化窒素（NO）は，陰茎海綿体支柱や螺旋動脈の平滑筋細胞内で GTP を活性型の cGMP に変換させ，螺旋動脈や海綿体支柱を弛緩させる.
- その結果，動脈血が陰茎海綿体洞に流入し勃起が起きる.
- 糖尿病患者では，陰茎海綿体の膜ピリオドの過剰状態や酸化防止の防御機構の欠如による NO 生成の抑制が ED の原因の 1 つとして推定されている.

❸勃起障害の診断

- 問診は器質性 ED と機能性 ED を鑑別するためにきわめて重要である.
- 心因性 ED は何らかのストレスにより突然発症し，発症時期がはっきりしていることが多く，診断は容易である.
- 勃起障害の程度の国際的な評価法として，国際勃起スコア（International Index of Erectile Dysfunction: IIEF）や，簡便法として IIEF-5（図 1）が使用されている❸❹.
- 糖尿病患者においては，血糖コントロール状況の把握とともに，心血管障害や高血圧，脂質代謝異常，

最近6カ月で		
1. 勃起を維持する自信の程度はどれくらいありましたか？	非常に低い	1
	低い	2
	普通	3
	高い	4
	非常に高い	5
2. 性的刺激による勃起の場合，何回挿入可能な勃起の硬さになりましたか？	全くなし，またはほとんどなし	1
	たまに	2
	時々（半分くらい）	3
	おおかた毎日	4
	毎回またはほぼ毎日	5
3. 性交中，挿入後何回勃起を維持することができましたか？	全くなし，またはほとんどなし	1
	たまに	2
	時々（半分くらい）	3
	おおかた毎日	4
	毎回またはほぼ毎日	5
4. 性交中，性交を終了するまで勃起を維持するのはどれくらい困難でしたか？	ほとんど困難	1
	かなり困難	2
	困難	3
	やや困難	4
	困難でない	5
5. 性交を試みたとき，何回満足に性交ができましたか？	全くなし，またはほとんどなし	1
	たまに	2
	時々（半分くらい）	3
	おおかた毎日	4
	毎日またはほぼ毎日	5
	合計点＿＿＿＿＿点	

重症 5〜7点　中等度 8〜11点　軽症〜中等症 12〜16点
軽症 17〜21点　ED なし 22〜25点

図1 国際勃起スコア-5（IIEF-5）の新しい日本語訳

（木元康介，他. International Index of Erectile Function（IIEF）およびその短縮版である IIEF5 の新しい日本語訳の作成. 日本性機能学会雑誌. 2009; 24: 295-308[9]より）

神経障害，網膜症，腎症などの合併状況から器質性 ED を疑う.
• 器質性 ED が疑われる場合は，エレクトメーター，スタンプテストなどの簡易勃起機能検査を行う.

■参考文献

1. Feldman HA, Goldstein I, Hatzichristou DG, et al. Impotence and its medical and psychosocial correlates: results of the Massachusetts Male Aging Study. J Urol. 1994; 151: 54-61.
2. インポテンス研究会用語委員会. インポテンスの定義と分類についての提案. 臨泌. 1993; 39: 83-90.
3. Rosen RC, Riley A, Wagner G, et al. The international index of erectile dysfunction (IIEF): a multidimensional scale for assessment of erectile dysfunction. Urol. 1997; 49: 822-30.
4. Rosen RC, Cappelleri JC, Smith MD, et al. Development and evaluation of an abridged, 5-item version of the International Index of Erectile Dysfunction (IIEF-5) as a diagnostic tool for erectile dysfunction. Int J Impot Res. 1999; 11: 319-26.
5. 木元康介, 池田俊也, 永尾光一, 他. International Index of Erectile Function (IIEF) およびその短縮版である IIEF5 の新しい日本語訳の作成 The New Japanese versions of International Index of Erectile Function (IIEF) and IIEF5. 日本性機能学会雑誌. 2009; 24: 295-308.

〈髙橋謙一郎　山川　正〉

13 ▶ 糖尿病と認知症 (病態)

まとめ

- 糖尿病患者では，脳血管性認知症だけでなく，アルツハイマー病の発症も増加する[1].
- 認知症の発症リスクは糖負荷2時間血糖と関連するとの報告がある.
- 高齢者で血糖コントロールの悪化がみられた場合，認知機能を評価する必要がある.

❶糖尿病患者における認知症の発症機序

図1を参照.

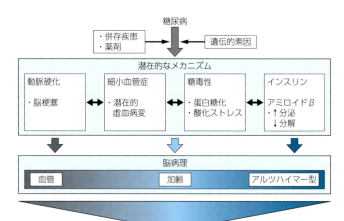

図1 糖尿病と認知症の病態メカニズム
(長寿科学振興財団. 高齢者における生活習慣病. 2013; 3: 25-34[1]より)

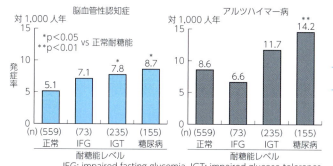

図2 耐糖能レベル別（WHO基準）にみた病型別発症率　久山町男女1,017人，60歳以上，1998〜2003年，性・年齢調整
（長寿科学振興財団. 高齢者における生活習慣病. 2013; 3: 25-34❷より）

❷認知症発症予防（図2）	・久山町研究をはじめ世界各国の前向き疫学研究において，2型糖尿病患者では脳血管性認知症の相対的危険度が統計学的に有意に上昇している．アルツハイマー病の相対危険度もほとんどの研究で上昇，統計学的に有意とする報告もある． ・また久山町研究において空腹時血糖は脳血管性認知症，アルツハイマー病の発症に明らかな関連はない．糖負荷2時間血糖では119 mg/dL以下の群に比べ，脳血管性認知症では200以上の群で，アルツハイマー病では140〜199の群でも有意に発症リスクが高いと報告されている．
❸認知症早期発見	・認知機能が低下すると，服薬管理ができなくなること，過食・偏食，運動量の低下などのために血糖コントロールが悪化する． ・原因のはっきりしない血糖コントロールの悪化がみられた場合，認知機能を改訂長谷川式，ミニメンタルステートで評価することが望まれる．

■参考文献

❶ Biessels GJ, Staekenborg S, Brunner E, et al. Risk of dementia in diabetes mellitus: a systematic review. Lancet Neurol. 2006; 5: 64-74.
❷ 長寿科学振興財団. 高齢者における生活習慣病の疫学−久山町研究から−. 高齢者における生活習慣病. 2013; 3: 25-34.

〈増谷朋英　山川　正〉

14 ▶ 精神疾患

まとめ

- 糖尿病には精神疾患，特にうつ病の合併が多い．
- うつ病は，行動面や代謝経路の障害から糖尿病を発症しやすい．
- 糖尿病と診断されるとさまざまなストレスが生じ，抑うつ状態やうつ病につながる可能性がある．

◆

　精神疾患は身体疾患に合併することが多く，健康日本21（第2次）では，うつ病などの精神疾患が，身体疾患の予防や治療に重要な生活習慣の妨げとなることが指摘されている．

　糖尿病もまた，うつ病，不安障害，睡眠障害，アルコール依存症，認知症などのさまざまな精神疾患と関連がある．糖尿病患者の約30%にうつ症状があり，そのうち13%が不安障害，11%がうつ病と診断され，5.7%が抗うつ薬を内服しているとの報告もあり，糖尿病と精神疾患，特にうつ病との関連は重要視されている．精神疾患を合併すると，糖尿病に対する自己管理能力が低下し，血糖コントロール不良となりやすく，合併症の発症リスクが大きくなる．また，うつ病は患者QOLを低下させる要因となり得るため，日常診療において注意が必要である．

❶糖尿病患者のうつ病併存率と発症リスク	・うつ病の有病率についてはさまざまな研究がなされているが，Andersonらの報告によると，糖尿病患者のうつ病並存率は，非糖尿病患者に比べると約2倍高い[❶]．

- また，縦断研究のみをメタ解析した論文によると，うつ病をもつ人が2型糖尿病になる相対リスクは1.60で，うつ病をもつ人はもたない人と比較すると2型糖尿病の発症リスクが約60%高いとされた[❷]．
- 逆に，2型糖尿病をもつ人がうつ病になる相対リスクは1.15で，2型糖尿病をもつ人はもたない人と比較して，わずかであるが有意にうつ病の発症リスクが上がると報告されている[❸]．
- このように，2型糖尿病とうつ病は，相互に発症に対する増悪因子となっていると考えられる．

❷うつ病患者の糖尿病発症メカニズム	・うつ病をもつ人が糖尿病を発症しやすい理由として，非健康的なライフスタイルに陥りやすいことや，服薬や自己注射のコンプライアンスも低下しがちであることがあげられる．

- うつ病では，視床下部-下垂体-副腎皮質系の亢進に

より血中コルチゾール濃度が上昇すること，交感神経系の活動が亢進していること，炎症系サイトカインの上昇があることや睡眠不足が起こりやすいことによりインスリン抵抗性が増大するという代謝経路の障害も関与していると考えられている[3].

❸糖尿病患者のうつ病発症

- 糖尿病と診断されると，生涯にわたって糖尿病とうまく付き合っていかなければならず，食事や運動などこれまでの生活習慣を正すことが求められる．
- 早く糖尿病を良くしたいという焦り，いつまで続くかわからない治療や慢性合併症が進行することに対する不安なども生まれ，それらに対する強いストレスが抑うつ状態やうつ病の発症に関わっていると考えられている．

■参考文献

[1] Anderson RJ, Freedland KE, Clouse RE, et al. The prevalence of cormorbid depression in adults with diabetes: a meta-analysis. Diabetes Care. 2001; 24: 1069-78.

[2] Mezuk B, Eaton WW, Albrecht S, et al. Depression and type 2 diabetes over the lifespan: a meta-analysis. Diabetes Care. 2008; 31: 2383-90.

[3] 梅垣宏行. 高齢者糖尿病とうつ. 糖尿病. 2014; 57: 693-5.

〈阪本理夏　山川　正〉

II

患者の病態把握

1. 問診

1 ▶ 現病歴・既往歴・家族歴

まとめ

- 問診で糖尿病診断時期や健診受診歴を確認することにより推定罹病期間を算出し，ひいては糖尿病合併症の進行程度を予測することが重要である．

❶主訴	・高血糖などの代謝異常による症状（口渇，多飲，多尿，体重減少，易疲労感）や合併症が疑われる症状（視力低下，足のしびれ感，労作時の胸部絞扼感など，一過性の麻痺，歩行時下肢疼痛・間欠性跛行，勃起障害，無月経，発汗異常，便秘，下痢，足潰瘍・壊疽）などがあるかどうかを確認する．
❷受診の動機	・上記主訴に基づくものか，あるいは健診などでの高血糖・尿糖の指摘によるものか．糖尿病をすでに診断されている場合は初回指摘がいつか，そのとき高血糖症状があったかどうか，それ以前の健診受診歴の有無を聴取し，糖尿病発症時期を推定する．
❸推定罹病期間	・問診により過去の糖尿病診断時期を確認する． ・初回診断時においては，健診受診歴を確認することにより推定罹病期間をある程度確認することが可能である． ・また体重歴の聴取により最大体重からも発症時期が推定できる（最大体重時頃が発症時期と考えられる）．
❹既往歴	・肝疾患，膵疾患，内分泌疾患，糖尿病治療歴など． ・主に2次性糖尿病の原因となる疾患の有無について確認する．また糖尿病合併症である冠動脈疾患，末梢血管疾患や高血圧症，腎臓疾患などの病歴についても再度確認が必要となる．
❺妊娠・出産歴（女性）[1]	・妊娠時の年齢，妊娠糖尿病の指摘（尿糖陽性や高血糖），巨大児分娩の既往（児の生下時体重），繰り返す自然流産や奇形児出産の有無などを確認する． ・妊娠糖尿病の既往がある場合は，将来的な2型糖尿病発症リスクが上昇すると報告されている．

❻家族歴

- 遺伝性はあるか？
- 血縁者の糖尿病歴（発症年齢や治療内容，合併症の有無）について確認する．樹形図を作成し，遺伝形式について把握を行う．
- ミトコンドリア糖尿病やMODY（若年発症成人型糖尿病）などは，遺伝形式が診断のポイントとなる．
- 肥満症，高血圧症，脂質異常症や悪性腫瘍の家族歴についても把握する．
- また同居家族についても確認し，食事を中心とした生活習慣に問題がないか，治療のサポートが可能なキーパーソンの有無についても確認する．
- 特に高齢者でインスリン自己注射指導が必要な場合においては，キーパーソンの把握が重要となる．

■参考文献

❶Bellamy L, Casas JP, Hingorani AD, et al. Type 2 diabetes mellitus after gestational diabetes: a systematic review and meta-analysis. Lancet. 2009; 373: 1773-9.

〈井上雄一郎〉

2 ▶ 生活習慣の聴取

まとめ

・患者背景，喫煙，飲酒や生活パターンなど．

❶嗜好歴

・喫煙は糖尿病発症の独立した危険因子であり，また動脈硬化症のリスクを増大させる．
・また少量から中等量のアルコールは糖尿病発症を減少させるが，過度のアルコール摂取は肝障害によるインスリン抵抗性の原因となる．
・喫煙習慣があれば，禁煙指導を行う．
・飲酒習慣についてはアルコール摂取量を確認し，必要に応じてアルコール摂取量の減量・禁酒をすすめる．

❷運動習慣

・日常の身体活動度，運動習慣の有無（週に何回，1回当たりの時間，運動の種類）について確認する．

❸生活パターン

・社会的要因から治療に影響を及ぼす要素として，現在の家族構成や生活状態（独居老人，高齢世帯，単身赴任など）についても確認が必要である．
・日常的な身体活動度をはかる手段として，職業（デスクワーク/肉体労働/家事労働），通勤手段（電車通勤か，車移動が中心か，駅までの距離や移動手段など）を聴取する．
・シフト制，夜勤のある職業の場合，シフトや夜勤による睡眠時間や食事時間の違いがあり，服薬指導にも工夫が必要である．
・認知機能低下を疑う患者の場合，内服や食事管理を見守れる人がいるかを確認する．
・高齢者の場合，介護保険申請の有無，利用状況を確認することも有用である．必要に応じてメディカルソーシャルワーカーへの介入を依頼する必要がある．

〈井上雄一郎〉

3 ▶ 薬剤歴・体重歴・職業歴

❶薬剤歴

- まずは現在までの糖尿病治療歴について確認する.
- 治療開始の時期や経口血糖降下薬の種類, 服用量について確認する. 内服薬が中止された経緯も重要で, その際の副反応の有無についても必ず聴取する.
- インスリンや GLP-1 製剤といった注射を使用している場合もしくは過去に用いていた場合は, その単位量の推移はもちろんのことながら, 手技の確認を行うだけで低血糖や血糖コントロールそのものが良くなるケースもあることに留意する. シックデイ対応や低血糖対応について説明を受けていないことも多いため, 確認して必要に応じて説明を加える.
- また忘れてはいけないのが, 糖尿病を悪化させる薬剤の影響である. 特に他科疾患でステロイドを使用している際には, その投与量の推移も重要となってくる. 併せてサプリメントの中には血糖コントロール増悪を認めるものもあるので注意する.

❷体重歴/肥満歴

- 20 歳時の体重, 最大体重とその際の年齢を確認する. また最近の体重推移も尋ねる.
- 20 歳の頃の体重が, 一番代謝が活発で筋肉量が多く脂肪が少ない時期とされる. その患者にとって理想体重 (BMI 22 kg/m^2) に近いことが多く, 今後の治療目標の指標となる.
- 2 型糖尿病は最大体重時に発症していることが多く, スポーツや仕事を辞めた時期など過度な運動量低下の時期と一致することが多い. 無治療で糖尿病が進行・悪化していくと体重が減少に転じる. そのため直近の体重推移も発症時期の推定に役立つ.

❸職業歴

- 職業および勤務パターン (夜勤の有無やシフト勤務など), また勤務中の活動量についても確認が必要である.
- 低血糖をきたしやすい 1 型もしくはインスリン枯渇状態の糖尿病患者においては自動車の運転, 危険を伴う業務の有無についても把握する必要がある.
- 糖尿病の受診中断率は年 8% 程度と推定されており, 特に男性で仕事をもっている患者に多い傾向が

あると報告されている[1].

- 近年「事業場における治療と職業生活の両立支援のためのガイドライン」[2]も制定され，治療と仕事を両立することの重要性が増している.
- 病状や就業上望ましい配慮を主治医が意見する文書を作成する機会も増えることが予想され，詳細に患者の職業歴や職場環境について把握しておく必要がある.

■参考文献

[1] 「糖尿病受診中断対策包括ガイド」作成ワーキンググループ, 糖尿病受診中断対策包括ガイド（http://dmic.ncgm.go.jp/medical/050/dm_jushinchudan_guide43.pdf）

[2] 厚生労働省, 事業場における治療と職業生活の両立支援のためのガイドライン（http://www.mhlw.go.jp/file/04-Houdouhappyou-11201250-Roudoukijunkyoku-Roudoujoukenseisakuka/0000113625_1.pdf）

〈井上雄一郎〉

2. 診察のポイント

1 ▶ バイタルサイン

まとめ

- 意識状態，呼吸数，血圧，脈拍，体温，身長，体重，BMIを確認する.
- 通常の内科診察に必要な項目に加え，糖尿病性ケトアシドーシスや高血糖高浸透圧症候群などの高血糖緊急症に陥っていないか，意識状態や呼吸の様子なども含めて観察する.
- 現在の身長，体重以外にも直近の体重変化の有無も確認する.

❶意識状態	・JCS（Japan Coma Scale）やGCS（Glasgow Coma Scale）を用いて意識レベルの評価を行う.
❷呼吸数	・糖尿病性ケトアシドーシスに特徴的な呼吸として，Kussmaul呼吸がある. ・これは，アシドーシスを呼吸性に代償するために起こる呼吸であり，規則的で持続性の深呼吸である. ・糖尿病性ケトアシドーシスでは，意識障害，嘔吐，腹痛などの消化器症状，脱水症状を呈することが多く合わせて観察が必要である.
❸血圧，脈拍	・血圧だけでなく，脈拍不整の有無の確認も重要である. ・家族血圧も合わせて確認する.
❹身長，体重，BMI	・BMI〔body mass index＝体重（kg）÷身長（m）÷身長（m）〕で判定される（表1）. ・BMI 22（kg/m^2）が標準体重であり，BMI 25以上を肥満と判定する. ・BMIの値によって以下の4段階の肥満度に分類さ

表1 肥満度の判定基準

BMI	肥満度判定
BMI　＜18.5	→低体重
BMI　18.5≦～＜25	→普通体重
BMI　25≦～＜30	→1度肥満
BMI　30≦～＜35	→2度肥満
BMI　35≦～＜40	→3度肥満
BMI　40≦	→4度肥満

（日本肥満学会肥満症診断基準検討委員会. 肥満研. 2011; 17: 9-10[1]より）

れ，特に BMI 35（kg/m^2）以上は高度肥満とされる[1].

❺腹囲

- 内臓脂肪型肥満の診断のスクリーニングとして腹囲を測定する.
- 男女ともに腹部CT検査の内臓脂肪面積が 100 cm^2 以上に相当するとされる，男性 85 cm 以上，女性 90 cm 以上がその判定基準となる.
- 腹囲を測定する際には，立位で呼気時に行い，床に対して平行になるよう臍の高さで測定することが重要である（脂肪蓄積が著明で臍が下方に偏位している場合は肋骨下縁と前上腸骨棘の中点の高さで測定する[2]).

■参考文献

[1] 日本肥満学会肥満症診断基準検討委員会. 肥満症診断基準2011. 肥満研. 2011; 17（臨増）: 9-10.
[2] メタボリックシンドローム診断基準検討委員会. メタボリックシンドロームの定義と診断基準. 日内会誌. 2005; 94: 188-203.

〈小西裕美〉

2 ▶ 頭頸部

まとめ

- 網膜症があった場合,急激な血糖変動により網膜症が悪化する可能性があるため,自覚症状がなくても,初診後早期に眼科受診を勧める.
- 糖尿病と歯周病には密接な関連があることが報告されており,歯周病の早期発見および治療により血糖コントロールの改善も期待される.
- 高血糖をきたし得る他の疾患に特徴的な所見がないか,注意しながら診察する.

❶眼	・眼瞼結膜の貧血の有無を確認する. ・視力や眼底変化の有無などの評価のため,眼科受診を勧める(糖尿病治療開始前に受診させるのが望ましい).
❷口腔	・口腔内の乾燥,齲歯,歯周病などの有無を確認する.
❸顔貌	・先端巨大症様顔貌(眉弓部の膨隆,鼻・口唇の肥大,下顎の突出など)の有無を確認する.

1. 甲状腺(図1)
- 患者の正面から両拇指で輪状軟骨の高さで気管の外側を触り,嚥下してもらいながら甲状腺両葉の上極を確認する❶.
- 甲状腺腫大・結節の有無を確認し,あれば硬度・表面の性状・圧痛の有無・可動性・気管の偏位・頸部リンパ節を調べる.

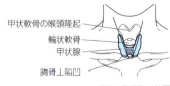

甲状軟骨の喉頭隆起
輪状軟骨
甲状腺

胸骨上陥凹

一般的な甲状腺の位置　　低位甲状腺

図1　甲状腺の位置

甲状腺は甲状軟骨直下の輪状軟骨の高さで気管を取り囲むように存在する.男性(特に高齢者)では下方に位置することが多いので注意が必要である.
(Steven MG. マクギーの身体診断学改訂第2版. 東京: 診断と治療社; 2014. p.153-5❷より)

2. 頸動脈血管雑音

- 動脈硬化による狭窄が起こりやすいとされる内頸動脈と外頸動脈の分岐部（下顎角直下 2 cm の部位）の領域で頸動脈雑音を聴取する.
- 聴診の間患者に呼吸を止めてもらうと, 雑音を聴取しやすい.

■参考文献

1. 宮川めぐみ. 第 2 章 甲状腺疾患 1. 総論. In: 竹内靖博, 他編. 虎の門病院内分泌ハンドブック. 大阪: 医薬ジャーナル; 2012. p.129-30.
2. Steven McGee 原著, 柴田寿彦, 長田芳幸, 訳. 第 23 章 甲状腺とその疾患. マクギーの身体診断学改訂第 2 版/原著第 3 版. 東京: 診断と治療社; 2014. p.153-5.

〈小西裕美〉

3 ▶ 胸腹部

まとめ

- 一般的な内科診察項目以外に，耐糖能異常をきたし得る病態（Cushing症候群，先端巨大症など）に特徴的な身体所見の有無も評価する．
- すでにインスリン治療を行っている患者では，腹部に硬結がないかも確認する．

❶胸部
- 肺音および心雑音の有無．

❷腹部
1. 腸蠕動音
   - 自律神経障害による腹部症状（便秘，下痢など）をきたすことがあるため，腸蠕動音の亢進・減弱の有無を確認する．
2. 耐糖能異常をきたし得る病態に特徴的な身体所見
   - Cushing症候群では副腎皮質ホルモンの循環過剰によって誘発される身体徴候として，中心性肥満（脂肪が身体中心部の頸部，胸部，腹部に偏って蓄積されること）があり，その他の特徴としては，満月様顔貌（moon face），野牛肩（buffalo hump）がある（図1）．
   - Cushing症候群に伴う線条では，幅が広く（＞1 cm）濃赤色や紫色を呈し，健常者の急激な体重増加に伴う線条では幅が狭く薄いピンク色や白色を呈することが多い[1]．
3. 皮下硬結
   - インスリンを同一部位に繰り返し注射をすることで，局所的に皮下の脂肪が肥大し，lipohypertrophyとよばれる硬結を認めることがある[2]．

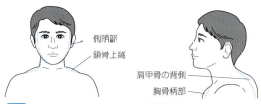

図1 Cushing症候群における脂肪組織の分布
(Steven MG. マクギーの身体診断学改訂第2版. 東京: 診断と治療社; 2014. p.71-3[1]より)

- この部位にインスリンを投与すると吸収効率が悪くなり，血糖コントロールの悪化をきたすため，インスリンを同一部位に注射せず硬結を避けて注射するよう指導する必要がある．
4. 腎動脈の血管雑音

■参考文献

[1] Steven McGee, 原著. 柴田寿彦, 長田芳幸, 訳. 第13章 Cushing 症候群. マクギーの身体診断学改訂第2版/原著第3版. 東京: 診断と治療社; 2014. p.71-3.

[2] De Coninck C, Frid A, Gaspar R, et al. Results and analysis of the 2008-2009 Insulin Injection Technique Questionnaire survey. J Diabetes. 2010; 2: 168-79.

〈小西裕美〉

4 ▶ 四肢

まとめ

- 糖尿病性神経障害のある患者では，足潰瘍や足白癬の罹患率が高く，足壊疽や蜂窩織炎に進展するリスクが高いため，特に足底の診察を怠らないようにすべきである．
- 糖尿病性腎症の進行している患者では尿蛋白の増加に伴い下腿浮腫を認める例もあるが，浮腫をきたし得るその他の疾患との鑑別も重要である

❶筋委縮	• 拇指球筋などの萎縮の有無を確認する．
❷関節変形，指趾拘縮	• hammer toe や外反母趾などを確認する．
❸足背動脈，後脛骨動脈の触知	• 足背動脈は内踝と第3趾の基部を結んだ線の中心点 後脛骨動脈では内踝の踵側直下を触診する． • いずれも，3本の指で左右同時に触診し，拍動や温度に左右差がないかを確認することが重要である．
❹足白癬[1]	• 表1のタイプに分類される．特に趾間型では瘙痒が強くびらんから2次感染を生じ疼痛や蜂窩織炎を発症することもあり注意が必要である．
❺下腿浮腫[2]	• 浮腫の広がりや性状によって表2のように分類される． • 圧痕性による鑑別を行う場合には，脛骨前面を指で数秒間強く押した後の圧痕を確認する．

表1 足白癬

趾間型：最も多い病型で，第4趾間に好発する．
　趾間の紅斑と小水疱として始まり鱗屑を形成する．

小水疱型（汗疱型）：土踏まず，足趾基部，足縁に好発する．
　小水疱が多発しそれが乾燥して鱗屑を認めるようになる．

角質増殖型：足底や踵部に好発する．角質が全体的に厚くなり表面が粗造化する．

爪白癬：爪が厚く脆くなり，爪の表面も黄白色～褐色に濁る．

表2 下腿浮腫

局所性浮腫：静脈性，リンパ性，血管神経性（遺伝性，非遺伝性）

全身性浮腫：心性，肝性，腎性，内分泌性，低栄養性，薬剤性，特発性など

圧痕性浮腫（pitting edema）：ネフローゼ症候群，肝硬変，心不全，アレルギー，感染症，血栓症，静脈弁不全など

非圧痕性浮腫（non-pitting edema）：リンパ浮腫，粘液水腫

■参考文献

❶清水　宏. 25章 真菌症A 浅在性真菌症. 新しい皮膚科学第2版. 東京: 中山書店; 2011. p.505-6.

❷服部隆一. 2主な症候・症状とプライマリケア　浮腫. In: 和田　攻, 他編. 新臨床内科学コンパクト版第3版. 東京: 医学書院; 2003. p.37-9.

〈小西裕美〉

5 ▶ 神経学的診察

まとめ

- 神経学的診察だけでなく問診も含めて，神経障害の程度を評価することが重要である．
- 神経機能低下による症状を認めている際にはすでに糖尿病が重症化している場合もあり，大血管障害も含めたリスク評価を合わせて行うことが望ましい．

❶腱反射低下・消失（アキレス腱反射など）

- 背筋を伸ばした膝立位（Babinski 姿位）にて行う．
- 足関節の緊張を解いた状態で足底に軽く手を添えてアキレス腱を進展し，打腱器を振り下ろす（図1）．
- 「減弱・消失」がわかりにくいときは，肘関節と背筋を伸展するよう患者に合図を出し，その瞬間に叩打する（Jendrassik 増強法）．
- 増強法をとっても反射がみられない場合を「消失」とする．
- 腱反射の評価基準と記載法に関しては，（＋＋＋）：著明亢進，（＋＋）：亢進，（＋）：正常，（±）：低下，

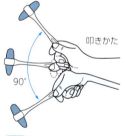
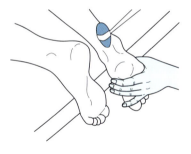

図1 アキレス腱反射の施行法
〔日本糖尿病学会，編著．糖尿病専門医研修ガイドブック（改訂第6版）．東京：診断と治療社；2014．p.292[❶]より〕

表1 糖尿病性多発神経障害の簡易診断基準

必要条件：以下の2項目を満たす．

1. 糖尿病が存在する
2. 糖尿病性多発神経障害以外の末梢神経障害を否定し得る

条件項目：以下の3項目のうち2項目以上を満たす場合を神経障害ありとする．

1. 糖尿病性多発神経障害に基づくと思われる自覚症状
2. 両側アキレス腱反射の低下あるいは消失
3. 両側内踝の振動覚低下

（糖尿病性神経障害を考える会．Peripheral Nerve. 2012; 23: 110-1[❷]より）

(−): 消失とする.
- 自覚症状や振動覚と合わせて，糖尿病性多発神経障害の簡易審査基準により簡便に評価できるため，確認することが望ましい．

❷振動覚低下
- C128音叉を強く叩打して振動させ，内踝や外踝に当てて患者が振動を感じなくなるまでの時間を測定する．
- 60歳代までは10秒以下を低下，5秒以下を高度低下と判定する（ただし，70〜80歳では9秒以下，80歳以上では8秒以下を低下とする）．

❸圧触覚
- フィラメントを足背や足底の皮膚に対し垂直に押し当てる．
- フィラメントの先端と根元の角度がおよそ，90°になるまで1〜2秒間皮膚（足背や足底）に押し当て，その触覚を感じる太さによって神経障害の程度を判定する．
- 3.61モノフィラメントがわからなければ，圧触覚低下．10gの圧負荷がかかる5.07モノフィラメントがわからなければ，神経障害が重篤であり潰瘍リスクが高いとされる．

❹起立性低血圧
- 仰臥位または座位から立位への体位変換に伴い，起立3分以内に収縮期血圧が20 mmHg以上低下するか，または収縮期血圧の絶対値が90 mmHg未満に低下，あるいは拡張期血圧の10 mmHg以上の低下が認められた際に起立性低血圧と診断する．

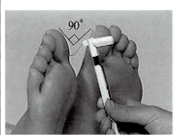

図2 モノフィラメントの使用方法例
Arkray社製品情報プリノバタッチテスト使用方法 (https://biz.arkray.co.jp/seihin/include/prenova_touch_use.html[3]より)

❺その他

・発汗異常，排尿障害，勃起障害，腓腹筋の把握痛の有無なども問診・診察により確認することが望ましい．

■参考文献

❶日本糖尿病学会，編著．糖尿病専門医研修ガイドブック（改定第6版）．東京: 診断と治療社; 2014. p.292.

❷糖尿病性神経障害を考える会．簡易診断基準をもとにした糖尿病性多発神経障害の病期分類の公表にあたって．Peripheral Nerve. 2012; 23: 110-1.

❸Arkray社製品情報「プリノバ タッチテスト」使用方法（https://biz.arkray.co.jp/seihin/include/prenova_touch_use.html）

〈小西裕美〉

3. 検査オーダー

1 ▶ 血液検査

まとめ

- 血液検査は糖尿病の診断,病態の評価,合併症の評価のために重要な検査である.
- 糖尿病の状態のみならず,患者の病態を総合的に把握するために施行する.

❶糖代謝

①血糖値
- 血中ブドウ糖濃度を表し,糖尿病の診断,治療において必要不可欠な項目である.

② HbA1c
- ヘモグロビンにグルコースが非酵素的化学反応で結合した糖化ヘモグロビンであり[❶],採血した時点から過去1〜2カ月間の平均血糖値を反映し,糖尿病の診断,血糖コントロールの評価のために有用な項目である.

③グリコアルブミン
- グルコールとアルブミンが非酵素的に結合した糖化蛋白で,採血時から過去約2週間の平均血糖値を反映し,基準値は11〜16%である[❷].

④ケトン体分画
- ケトン体はアセト酢酸(acetoacetic acid: AcAc),3-ヒドロキシ酪酸(3-hydroxybutyric acid: 3-OHBA),アセトンの総称であり,高ケトン体血症は肝でのケトン体生成増加によるものであり,エネルギー源が脂肪酸に傾いていることを示している[❸].
- ケトーシスやケトアシドーシスの判定に血糖値,動脈血液ガス分析,血清浸透圧,電解質の測定も併せて施行する.

⑤インスリン・Cペプチド
- 詳細は別項に譲るが,インスリン分泌能の評価のために測定を行う.

❷生化学検査

- 栄養状態,肝・腎機能障害などの評価のため血清総蛋白(TP),血清アルブミン(Alb)を測定する.

136

・肝胆道系疾患，膵炎などの評価のため，AST（GOT），ALT（GPT），γ-GTP，総ビリルビン，LDH，ALP，コリンエステラーゼ（ChE），アミラーゼ，リパーゼを測定する．
・腎機能障害の評価のため，血中尿素窒素（BUN），血清クレアチニン（Cre），推算 GFR 値を測定する．
・心臓を含む筋疾患の診断，経過の把握のためクレアチンキナーゼ（CK）を測定する．
・高尿酸血症，脂質異常症の評価のため，血清尿酸（UA），総コレステロール，HDL-コレステロール，LDL-コレステロール，中性脂肪（TG）を測定する．
・電解質異常のスクリーニングとして，ナトリウム（Na），カリウム（K），クロール（Cl），カルシウム（Ca），リン（P），マグネシウム（Mg）などを測定する．
・貧血を認めた場合は血清鉄（Fe）やフェリチン，総鉄結合能（TIBC）や不飽和鉄結合能（UIBC）など鉄代謝項目を測定する．
・ケトーシスやケトアシドーシスを疑った場合には，酸塩基平衡異常の診断や呼吸状態の把握のために動脈血液ガス分析を行う．

❸血球検査
・赤血球数（RBC）やヘモグロビン（Hb），ヘマトクリット（Ht）や網赤血球数（Ret）で貧血の有無や多血症の有無，白血球数（WBC）で感染症を含む炎症や血液疾患の有無，血小板数（Plt）で出血傾向の鑑別診断を行う．

❹内分泌学的検査
・甲状腺機能亢進症では耐糖能異常を認めることがあり，また1型糖尿病患者では自己免疫性甲状腺炎の合併が多いため❶，スクリーニングとして甲状腺機能異常の有無（TSH，FT3，FT4）を確認する．
・Cushing 症候群，末端肥大症，褐色細胞腫，グルカゴノーマ，原発性アルドステロン症，ソマトスタチノーマなどの内分泌疾患による糖尿病の鑑別のため，臨床症状などから可能性を疑った場合は副腎皮質刺激ホルモン（ACTH）やコルチゾール，成長ホルモン（GH）やインスリン様成長因子-Ⅰ（IGF-Ⅰ），カテコールアミンやグルカゴン，アルドステロンやソマトスタチンなどを測定する．

❺自己抗体

- 糖尿病の分類にあたり，抗 GAD 抗体やインスリン自己抗体（IAA），IA-2 抗体，膵島細胞抗体（ICA）などを測定する．

❻腫瘍マーカー

- 糖尿病患者では，健常人と比較して悪性腫瘍の発症が多いことが知られているため，初診患者や血糖コントロール悪化時にはスクリーニング検査として腫瘍マーカーを測定する．
- 大腸癌をはじめとする腺癌のマーカーとして CEA，各種消化器悪性腫瘍のマーカーとして CA 19-9 をスクリーニングとして施行し，他病態に応じて追加を考慮する．

■参考文献

❶日本糖尿病学会，編著．糖尿病専門医研修ガイドブック（改訂第 6 版）．東京：診断と治療社；2014. p.105-9, 351.
❷日本糖尿病学会，編著．糖尿病治療ガイド 2014-2015．東京：文光堂；2014. p.9.
❸黒川　清，春日雅人，北村　聖，編．臨床検査データブック 2013〜2014．高久史麿，監．東京：医学書院；2013. p.332-3.

〈國下梨枝子〉

2 ▶ 尿検査

まとめ

- 尿検査は検体の採取が簡便であり，検査法も簡単であるが，糖尿病のスクリーニング検査，腎機能障害の評価やインスリン分泌能の評価も行うことができる重要な検査である．

❶尿糖

- 尿糖は糖尿病の診断基準には含まれないが，糖尿病のスクリーニング検査として有用である．
- 測定方法として定性法（半定量法）と定量法がある．
- 定性法である試験紙法の測定感度は $30 \sim 100$ mg/dL であり，通常，健常人では感度以下となり，陰性となる[❶].
- ブドウ糖は腎臓において腎糸球体基底膜を通過し，近位尿細管でその 99%以上が再吸収されるが，ブドウ糖尿細管再吸収極量（transport maximum of glucose: TmG）を超えると尿糖がみられる[❶].
- 血糖値が $160 \sim 180$ mg/dL 以上で尿糖が出現するとされている[❶].

❷尿蛋白

- 尿糖と同様に定性法（半定量法）と定量法があり，試験紙法による尿蛋白定性検査は腎疾患のスクリーニングとして用いられる．
- 一般的に 150 mg/日以上は病的とされ，1 g/日以上では糸球体病変が疑われる[❶].
- 蛋白尿の定量化は腎症の病期分類の基準に含まれ，尿蛋白 1 g/日未満は顕性腎症前期（第 3A 期），尿蛋白 1 g/日以上は顕性腎症後期（第 3B 期）とされる[❶].
- 蛋白尿自体が腎症進行の危険因子であり，蛋白尿の抑制が腎症進展を抑制するため，治療の指標としても有用である[❶].

❸尿中アルブミン

- 蛋白尿が高度でない初期の腎機能障害の診断に有用である．
- 試験紙法で尿蛋白が陰性または弱陽性の患者において測定することが推奨される．
- アルブミン尿の定量化は蛋白尿の定量化とともに腎症の病期分類の基準に含まれており，アルブミン尿は腎症第 1 期から第 3 期の分類の基準項目となる[❷].
- アルブミン尿は糖尿病性大血管障害の発症リスクを予測することが知られており，アルブミン尿の低下

が心血管イベント，腎不全への移行の予防につながることも報告されている[1].

❹尿ケトン体

- 糖尿病，ケトアシドーシス，飢餓などの糖利用低下状態を反映する指標である[3].
- アセト酢酸，3-ヒドロキシ酪酸，アセトンのうち，試験紙法ではアセト酢酸，アセトンを測定するが，アセトンは気化しやすく呼気中にも排出され，3-ヒドロキシ酪酸は尿細管で再吸収されやすいため，尿中へ排出するケトン体は主としてアセト酢酸である.
- 糖尿病で尿糖，尿ケトン体陽性の場合，糖尿病性ケトアシドーシスをきたしている可能性があるため，血糖，動脈血液ガス分析，血清電解質を測定する.

❺尿中 C ペプチド

- 24 時間蓄尿の検体で 1 日の内因性インスリン分泌の総量が評価できる.
- 尿中 C ペプチドによるインスリン依存性の目安として，尿中 C ペプチドが 20 μg/日以下であればインスリン依存状態と考えられる[1].
- 日差変動が大きいため複数回の測定が望ましく，蓄尿不十分による低値の可能性も考慮する.

❻尿沈渣

- 腎疾患および泌尿器科疾患の診断と鑑別のために行う検査である.
- 糖尿病性腎症の尿所見は尿蛋白が主体であり，通常血尿は軽度のため，血尿，円柱が存在する場合は他の腎疾患の合併を疑う[1].
- 糖尿病発症から 5 年以内の蛋白尿の出現，蛋白尿の急激な増悪，持続性蛋白尿の存在にもかかわらず神経障害，網膜症の合併がない場合，高度の血尿，腎萎縮など，典型的な腎症の所見から逸脱する場合は尿沈渣の施行を考慮し，結果によっては腎生検の施行も考慮する[1].

■参考文献

[1] 日本糖尿病学会，編著. 糖尿病専門医研修ガイドブック（改訂第 6 版）. 東京: 診断と治療社; 2014. p.99-128.
[2] 日本糖尿病学会，編著. 糖尿病治療ガイド 2014-2015. 東京: 文光堂; 2014. p.76-81.
[3] 黒川清，春日雅人，北村聖，編. 臨床検査データブック 2013-2014. 高久史麿，監. 東京: 医学書院; 2013. p.691-2.

〈國下梨枝子〉

3 ▶ 画像検査とその他の検査

まとめ

- 糖尿病の慢性合併症は最小血管合併症や動脈硬化性疾患など多岐にわたるが，合併症診断のための精査として画像検査やその他の臨床検査が有効である[1].
- 糖尿病患者では健常人と比較して悪性腫瘍の発症が多いことが知られており，糖尿病発症時や血糖コントロールが急激に増悪した場合には悪性腫瘍の発症を除外する必要がある.

❶胸腹部X線検査	・呼吸器疾患や心疾患，消化器疾患のスクリーニング検査として施行する. ・大動脈の蛇行や石灰化の有無が動脈硬化の評価の一助になる. ・側面像での椎体変形や骨梁減少など，骨粗鬆症を疑う所見がないか評価を行う.
❷心電図検査	・冠動脈疾患のスクリーニングとして安静時の心電図検査を施行し，疑わしい所見を認めた場合はトレッドミル運動負荷試験やホルター心電図，心エコー検査などを考慮する.
❸心エコー検査	・心電図異常を認めた場合や胸部症状を有する場合，心不全を疑った場合などに施行する[2]. ・心エコー検査での壁運動異常から，無症候性心筋虚血病変を発見できることがある[2].
❹頸動脈エコー検査	・動脈硬化病変の程度を評価するために施行する. ・心血管イベントのマーカーとして頸動脈内膜中膜壁肥厚度（intima media thickness: IMT）が確立されている[2]. ・プラークのエコー輝度により，プラークの脆弱性の評価が可能である. ・高度狭窄病変や脆弱なプラークの存在が疑われる場合は，追加検査として血管造影検査を施行し，ステント留置術や頸動脈内膜切除の適応について検討が必要である[2].
❺腹部エコー検査	・癌危険年齢で急激な血糖コントロール増悪を認めた場合，膵臓癌や肝臓癌の発症に注意が必要である[2]. ・婦人科系癌のスクリーニングとしても腹部エコーは

有用である.

- 腹部エコーで疑わしい所見があった場合はさらなる検査として腹部 CT を施行することが望ましい.

❻ CT

- 腎機能が問題なければ造影 CT の施行も考慮が必要である.
- 頭部 CT では粗大病変の有無や脳血管疾患のスクリーニングを行い,必要に応じて MRI や MRA の施行を考慮する.
- 胸部 X 線や腹部エコーで疑わしい所見があった場合はそれぞれ胸部,腹部 CT を施行する.
- 冠動脈疾患や末梢動脈閉塞症の合併を疑う場合や既往がある場合は,冠動脈 CT や CT 血管造影法の施行も考慮する.

❼ MRI, MRA

- 急性期脳梗塞が疑われた場合,MRI 拡散強調像が有用である.
- 肝臓癌を疑った場合,CT や単純 MRI に加えて dynamic MRI も診断に役立つ.
- 膵臓癌の場合,胆道・膵管系の評価のために MRCP が有用である[2].

❽ 神経伝導検査

- 糖尿病神経障害による末梢神経線維の変性度を把握するために重要な検査である.
- 運動神経伝導検査と感覚神経伝導検査があり,標準的検査部位は上肢の正中神経(運動,感覚),尺骨神経(運動,感覚),下肢の脛骨神経(運動),腓骨神経(運動),腓腹神経(感覚)である[2].

❾ CV_{R-R} 検査

- 安静時および深呼吸時に心電図を記録し,連続した 100 心拍の R-R 間隔の平均値と標準偏差を算出して変動係数を求めるものである.
- 健常者でも加齢により CV_{R-R} (coefficient of variation of R-R interval: 心電図 R-R 間隔変動係数)値は低下するが,安静時において 2.0% 未満の場合,心自律神経障害の存在が考えられる[2].

❿ ABI, PWV

- ABI (足関節上腕血圧比,ankle-brachial pressure index)は足関節動脈圧を上腕動脈圧で除した比で,正常値は 0.9~1.3 であり,閉塞性動脈硬化症のスクリーニングや予後予測に有用であ

る[1][2].

・動脈石灰化が高度な場合，ABI が 1.4 以上と異常高値となる場合があり，その場合も心血管疾患のリスクとなる[2].

・PWV（脈波速度，pulse wave velocity）も動脈硬化の指標であり，測定値が高値の場合は心血管疾患合併の可能性を考える必要がある[2].

■参考文献

[1] 日本糖尿病学会，編著. 糖尿病治療ガイド 2014-2015. 東京: 文光堂; 2014. p.84-7.

[2] 日本糖尿病学会，編著. 糖尿病専門医研修ガイドブック（改訂第 6 版）. 東京: 診断と治療社; 2014. p.135-41.

〈國下梨枝子〉

III

血糖コントロールのための
治療の組み立て

1. 治療概論

1 ▶ 病型と病態に応じた治療指針の立て方

まとめ

・個々の患者の病態を正確に把握し，適切な治療方法を選択する．
・医療者側の独りよがりではなく，患者中心の治療を心がける．

◆

　糖尿病患者がインスリン依存状態であるか，非依存状態であるかによって治療方針は大きく異なってくるため，治療開始時に病型をはっきりさせておく．

　不十分な患者情報のみで治療を開始した場合，十分な血糖コントロールが得られない，または患者に不必要な治療を強いてしまう結果になることがあるので，救急で受診した場合を除いて，初めて受診した患者の病態把握に時間を割く．

❶インスリン非依存状態

[2型糖尿病]

・インスリン非依存状態である2型糖尿病患者の場合，まずは食事療法・運動療法の見直しから行われるべきである．食事および運動は糖尿病治療の基本であり，これらの基本をおろそかにした場合，得てして良好な血糖コントロールが得られないからである．

・食事・運動療法を適切に行っても十分な血糖コントロールが得られない場合は，薬物療法を検討する．

・この際，年齢，肥満の程度，肝機能障害や腎機能障害の有無，慢性合併症の有無，内因性インスリン分泌能などを勘案したうえで，経口血糖降下薬，インスリン製剤，GLP-1製剤のいずれを使用するか，そしてどう組み合わせるかを決定する（図1，2）．

・薬剤を使用開始する場合は，副作用に注意しながら少量から開始する．その際，薬剤の副作用について患者に十分な説明を行う必要がある．血糖コントロールの状態をみながら必要に応じて増量していくが，長期に投与を行う場合，ただ漫然と投与を継続するのではなく，常に減量ないし中止できるかを考慮しつつ治療を行う．

[インスリン非依存状態である1型糖尿病]

・緩徐進行1型糖尿病患者では，発症初期においてはインスリン分泌能が保たれている場合も少なくない．ただし，多くの場合，インスリン依存状態に徐々に進行していくため，基本的にはインスリンによる治療を行うことが望ましい．

146

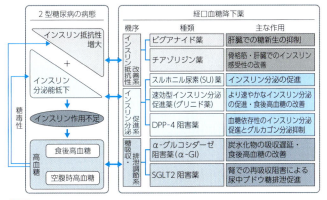

図1 病態に合わせた経口血糖降下薬の選択
(日本糖尿病学会, 編著. 糖尿病治療ガイド2016-2017. 東京: 文光堂; 2016. p.31[1]より)

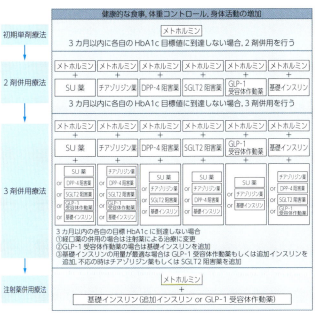

図2 2型糖尿病薬物療法の推奨アルゴリズム (ADA/EASD position statement 2015)
(Inzucchi SE, et al. Diabetes Care. 2015; 38: 140-9[2]より)

❷インスリン依存状態

[1 型糖尿病]

• 急性発症や劇症発症の 1 型糖尿病患者では，インスリン依存状態であるため，早期にインスリンによる治療を開始する．ケトアシドーシスなどで意識障害を起こしている場合は即座にインスリンの持続投与の開始が必要となる．

[インスリン依存状態である 2 型糖尿病]

• 2 型糖尿病であっても，適切に治療が行われておらずにケトアシドーシスに陥っている場合，重症感染症や重度の外傷がある場合，清涼飲料水多飲によるケトーシスの場合などもインスリン依存状態になっていることがあるため，インスリンによる加療を早急に行う．

■参考文献

❶日本糖尿病学会，編著．糖尿病治療ガイド 2016-2017．東京: 文光堂; 2016. p.31.

❷Inzucchi SE, Bergenstal RM, Buse JB, et al. Management of hyperglycemia in type 2 diabetes, 2015: a patient-centered approach: update to a position statement of the American Diabetes Association and the European Association for the Study of Diabetes. Diabetes Care. 2015; 38: 140-9.

〈佐々木秀哲〉

2 ▶ 食事療法の意義と効果

まとめ

- すべての糖尿病患者において，最も重要かつまず取り組むべき治療が食事療法である．
- 医療者は，常に患者とともに食事習慣に関する振り返りを行うよう努める

◆

　糖尿病の治療は，食事療法，運動療法，薬物療法によって成り立つが，そのなかでも最も重視すべき治療は食事療法である．食事療法は糖尿病患者のみならず，耐糖能異常を指摘されている患者すべてが取り組むべき治療である．

　糖尿病の病態は，インスリン作用不足による慢性的な高血糖状態であるが，この原因の多くはエネルギー摂取量に比して，有効なインスリン分泌能が保てないことに起因する．つまり，食事において適切なエネルギー摂取量を維持することは，糖尿病の病態を改善するうえで，最も単純かつ有効な解決方法といえる．

　インスリンの作用は糖代謝のみならず，脂質や蛋白質代謝など多岐に及んでいる．すなわち，適切な食事習慣を維持して肥満を解消し，インスリンの需要と供給バランスを是正することは，糖尿病のみならず，動脈硬化の一因となる高血圧や脂質異常に関しても有効である．

**❶適切な
エネルギー摂取量**

- 性別，年齢，肥満度，身体活動量，合併症の有無などを考慮して個々に設定するが，基本的には，エネルギー摂取量＝標準体重×身体活動量として決定する．
- なお，身体活動量の目安としては日常の労作の強度に応じて以下のようにされている．

> 軽い労作（デスクワークなど）→ 25〜30 kcal/kg 標準体重
> 普通の労作（立ち仕事など）→ 30〜35 kcal/kg 標準体重
> 重い労作（力仕事など）→ 35 kcal/kg 標準体重

❷栄養バランス

- エネルギー摂取量内で，炭水化物，タンパク質，脂質の三大栄養素をバランスよく摂取し，ビタミンやミネラルに関しても適量を摂取する
- 一般的には，炭水化物 50〜60％，蛋白質 20％以下を目安とし，残りを脂質とする．ただし，炭水化物の推奨摂取比率は，病態や身体活動量，嗜好により，ほかの栄養素との関係のなかで，柔軟に対応してよい．
- 食事療法が十分に行えていない場合，仮に薬剤を使

用して短期的に血糖コントロールが良化しても，その多くはコントロールが徐々に悪化し，薬剤だけが徐々に増加していくという結果に陥りがちである．逆に，食習慣の乱れで著明な高血糖をきたして医療機関を受診した患者が，適切な食事療法，および後述する運動療法を行うことで薬剤を使用せずに良好なコントロールを維持できることもしばしば認められる．

• 初めて対面する患者だけでなく，外来に再診で訪れた患者であっても，時間が許す限り食事を中心とした生活習慣に関しての振り返りをともに行い，適切な指導をその都度行うことが重要である．

〈佐々木秀哲〉

3 ▶ 運動療法の意義と効果

まとめ

- 運動が禁忌の例を除く，すべての糖尿病患者において，運動療法を実践するべきである．
- 食事と同様に，運動習慣に関しても，医療者は常に患者との情報共有に努める．

❶運動の意義

- 運動療法は食事療法と同様，糖尿病治療のなかでも基本となる治療であり，運動を行うことができない一部の患者を除いて，全例で行うべき治療である．
- 運動療法は，糖尿病治療のみならず，寝たきりを引き起こすさまざまな疾患の予防となる．
- 高齢化社会が進んでいるわが国において，重要視すべき治療であるといえる．

❷運動の効果

- 運動の効果としては，下記のものがあげられる[❶]．

---

① 運動の急性効果として，ブドウ糖，脂肪酸の利用が促進され，血糖が低下する．
② 運動の慢性効果として，インスリン抵抗性が改善する．
③ エネルギー摂取量と消費量のバランスが改善され，減量効果がある．
④ 加齢や運動不足による筋萎縮や，骨粗鬆症の予防に有用である．
⑤ 高血圧や脂質異常症の改善に有用である．
⑥ 心肺機能を良くする．
⑦ 運動能力が向上する．
⑧ 爽快感，活動気分など日常生活の QOL を高める効果も期待できる．

- 運動は，有酸素運動とレジスタンス運動に分類される．前者は，歩行，ジョギング，サイクリング，水泳などが該当し，酸素の供給に見合った強度の運動であり，継続して行うことでインスリン感受性が増大する．後者は，腹筋，腕立て伏せ，スクワットなどがあり，抵抗負荷に対して行う運動で，筋肉量を増加し，筋力増強効果が期待できる．
- 糖尿病の運動療法はこれら2つの運動を組み合わせて行うのが理想的とされるが，高齢者や合併症がある患者などでは強い負荷がかかるレジスタンス運動は避けたほうが望ましい場合もあり，指導する際には注意する．

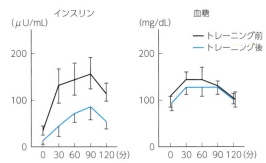

図1 トレーニング前後の血糖値と血中インスリン値の推移
(Björntorp P, et al. Scand J Clin Lab Invest. 1973; 32: 41-5 [2] より)

- 運動にはメリットが多く存在するが,特に2型糖尿病に対して非常に有効である.運動の継続が2型糖尿病の主要な要因の1つであるインスリン抵抗性を改善させる(図1).
- 糖尿病治療における運動療法は,インスリン作用不足の原因であるインスリン抵抗性の改善を図ることが可能である.これはインスリン抵抗性改善薬を使用するよりもはるかに効果が高く,経済的な負担もなく可能な治療である.
- 1型糖尿病においては,その病態にインスリン抵抗性はほとんど関与していないものの,それでも体力の保持や増進,QOLの維持・向上やストレス解消の観点から有用である.
- 運動療法は薬物療法と違って,医療者側がその効果に関して十分に理解していないことがあり,そのために患者に具体的な指導が行えないことが多い.具体的な方法を指導しなければ,説得力に欠ける指導となってしまい,患者に実践してもらうことは難しくなる.

■参考文献

[1] 日本糖尿病学会,編著.糖尿病治療ガイド2014-2015.東京:文光堂; 2014. p.43.
[2] Björntorp P, Jounge K, Sjöstrom L. Physical training in human obesity. II. Effects on plasma insulin in glucose-intolerant subjects without marked hyperinsulinemia. Scand J Clin Lab Invest. 1973; 32: 41-5.

〈佐々木秀哲〉

4 ▶ 経口血糖降下薬の特徴と使い分け，使用上の注意（概論）

まとめ

- 食事・運動療法で十分な効果が得られなかった場合，経口血糖降下薬の開始を検討する．
- 作用機序などによりインスリン抵抗性改善薬，インスリン分泌促進薬，糖吸収・排泄調節系薬に分けられている（図1）．
- 新規に経口血糖降下薬を使用する場合は，少量から開始し，肝機能・腎機能などを定期的にチェックする．
- 2型糖尿病の基本的な病態は主に「インスリン分泌不全」もしくは「インスリン抵抗性増大」のいずれかである．その結果インスリン作用不足となり高血糖をきたしているため，病態に応じた薬剤を選択する（表1）．

❶インスリン抵抗性改善薬

- ビグアナイド薬とチアゾリジン薬の2種類がある．
- ADAやFDAのガイドラインなどのように，禁忌がなければメトホルミンを第1選択薬とするのが望ましい．禁忌となるのは，肝・腎・心・循環障害のある患者，手術前後，重症感染症，大量飲酒者などである．また75歳以上の高齢者や腎機能障害がある患者への投与は推奨されておらず，注意すべき副作用として乳酸アシドーシスがある．
- ピオグリタゾンは体重増加，浮腫をきたすため，心不全患者には禁忌である．

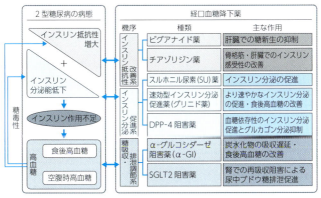

図1 病態に合わせた経口血糖降下薬の選択
（日本糖尿病学会，編著．糖尿病治療ガイド2016-2017．東京：文光堂；2016. p.31 ❶より）

❷インスリン分泌促進薬	・DPP-4阻害薬，スルホニル尿素薬（SU薬），速効型インスリン分泌促進薬（グリニド薬），の3種類がある．
	・DPP-4阻害薬は忍容性の高い比較的安全な薬剤であるが，SU薬との併用では低血糖をきたしやすいため，減量が必要である．

表1 主な経口血糖降下薬の種類，作用機序，副作用

種類	一般名	代表的な商品名	作用機序	副作用など
ビグアナイド系	メトホルミン塩酸塩	メトグルコ®	肝臓での糖新生抑制 体重が増加しにくい	乳酸アシドーシス 腎機能低下 胃腸障害・腹部症状
チアゾリジン系	ピオグリタゾン塩酸塩	アクトス®	骨格筋・肝臓でのインスリン抵抗性改善	浮腫，心不全 骨折
DPP-4阻害薬	シダグリプチンリン塩酸塩 ビルダグリプチン アログリプチン安息香酸塩 リナグリプチン テネリグリプチン アナグリプチン サキサグリプチン水和物	ジャヌビア® グラクティブ® エクア® ネシーナ® トラゼンタ® テネリア® スイニー® オングリザ®	血糖依存的にインスリン分泌を促進し，グルカゴン分泌を抑制する	SU薬などと併用の際は重篤な低血糖を起こすリスクあり
スルホニル尿素薬（SU薬）	グリメピリド グリクラジド グリベンクラミド	アマリール® グリミクロン® オイグルコン®	インスリン分泌を促進 インスリン分泌が保たれている患者が適応	遷延性低血糖
速効型インスリン分泌促進薬（グリニド薬）	ナテグリニド ミチグリニドカルシウム水和物 レパグリニド	ファスティック® スターシス® グルファスト® シュアポスト®	インスリン分泌促進 SU薬より作用が速く短い 食後高血糖の是正に適している	低血糖 必ず食直前に服用
α-グルコシダーゼ阻害薬（α-GI）	ボグリボース ミグリトール アカルボース	ベイスン® セイブル® グルコバイ®	糖吸収を遅延し，食後高血糖を抑制する 単独使用では低血糖はほぼきたさない	腹部膨満感，放屁 開腹手術歴やイレウスの既往歴がある患者には注意 低血糖時はブドウ糖を使用 必ず食直前に服用

つづく

つづき

種類	一般名	代表的な商品名	作用機序	副作用など
SGLT2阻害薬	イプラグリフロジンL-プロリン ダパグリフロジンプロピレングリコール水和物 ルセオグリフロジン水和物 トホグリフロジン水和物 カナグリフロジン水和物 エンパグリフロジン	スーグラ® フォシーガ® ルセフィ® アプルウェイ®・デベルザ® カナグル® ジャディアンス®	近位尿細管でのブドウ糖再吸収を抑制し尿糖排泄を促進する	脱水 ケトーシス 尿路・性器感染症 皮疹
週1回投与型DPP-4阻害薬	オマリグリプチン トレラグリプチンコハク酸塩	マリゼブ® ザファテック®	DPP-4製剤と同様	DPP-4製剤と同様

- SU薬は低血糖や必要以上の高インスリン血症が生じないよう，ごく少量から開始し徐々に増量する．
- グリニド薬は速効性があり，SU薬と比べると効果時間も短く作用も弱い．食後高血糖の改善に適している．

❸糖吸収・排泄調節系薬

- α-グルコシダーゼ阻害薬（α-GI），SGLT2阻害薬の2種類がある．
- α-GIは食後高血糖を改善し単独で低血糖をきたすことはほぼない．腹部膨満や便通異常，放屁増加の原因となるため，腹部手術歴や腸閉塞の既往などがある患者では使用にあたり注意が必要である．
- SGLT2阻害薬はインスリン作用とは独立して血糖を低下させる新しい薬剤であり，体重減少効果が期待できる．若年〜中年の腎機能が保たれている肥満症例が良い適応であるが，発売後まだ間もない薬であることから使用にあたり注意が必要である．

■参考文献

❶日本糖尿病学会，編著．糖尿病治療ガイドライン2016-2017．東京: 文光堂; 2016. p.31.

〈渡辺　薫〉

5 ▶ インスリン療法の実際，インスリン療法の適応，開始のポイント

まとめ

- インスリン療法は絶対的適応と相対的適応がある（表 1）.
- インスリン療法の基本は，健常者のインスリン分泌パターンを再現することである.
- 患者の病態や条件（年齢，合併症，理解度），ライフスタイルなどさまざまな状況を考慮して適切な製剤や方法を選択する.

表 1 インスリン療法の適応

絶対的適応（インスリン療法を行わないと生きていけない状態）

- インスリン依存状態
- 高血糖性の昏睡（糖尿病ケトアシドーシス，高血糖高浸透圧症候群，乳酸アシドーシス）
- 重症の肝障害，腎障害を合併しているとき
- 重症感染症，外傷，中等度以上の外科手術（全身麻酔施行例など）のとき
- 糖尿病合併妊婦（妊娠糖尿病で食事療法だけでは良好な血糖コントロールが得られない場合も含む）
- 静脈栄養時の血糖コントロール

相対的適応（インスリン療法なしでも直ちに生命には関わらないがコントロールに必要な状態）

- インスリン非依存状態の例でも著明な高血糖（例えば空腹時血糖値≧250 mg/dL，随時血糖値≧350 mg/dL）を認める場合
- 経口薬療法では良好な血糖コントロールが得られない場合（SU 薬の 1 次無効，2 次無効など）
- やせ型で栄養状態が低下している場合
- ステロイド治療時に高血糖を認める場合
- 糖毒性を積極的に解除する場合

◆

- インスリン分泌は基礎分泌と追加分泌に分けられる.
- 主に基礎インスリン分泌を中間型あるいは持効型インスリンで補い，追加インスリン分泌を速効型または超速効型インスリンで補う.
- 1 型糖尿病では強化インスリン療法（インスリンの頻回注射，あるいは持続皮下インスリン注入療法: CSII）を基本にする.
- 主に 2 型糖尿病に対しては，食事療法，運動療法に加え経口血糖降下薬を使用しても血糖が改善しない場合にインスリン導入を検討する.
- ただし長期間血糖コントロール不良な状態が続いている場合は，膵保護や合併症進行の観点からも早めにインスリンを導入するほうがよい.
- 絶対的適応例では入院で導入が望ましい. 相対的適応の場合は外来でも導入可能な例が多い. 患者の負担や低血糖の危険性などを考慮し，特に高齢者などは 1 日 1 回・少量（4〜6 単位程度）から開始するの

が安全である.

- インスリン療法には，①持効型製剤の1日1回注射法，②中間型・混合型製剤の1日2~3回注射法，③超速効型製剤の1日3回各食前注射法，④強化インスリン療法（持効型製剤を1日1回，超速効型製剤を各食前に注射する方法）などがある．患者の病態などにより適宜選択する．
- 投与したインスリン量がその後の血糖値を決めており，このインスリンのことを責任インスリンという．血糖の調節は責任インスリンの増減によって行う（たとえば，超速効型インスリンを毎食前に注射していれば，昼食前の血糖値に対する責任インスリンは朝食前に注射した超速効型インスリンということになる）．
- 高齢者，腎機能低下例などでは低血糖に留意する．またインスリンアレルギーにも注意が必要である．
- インスリンを増量しても効果が乏しい場合は，自己注射手技に問題はないか，食事療法，運動療法が継続できているかなどを一度確認するのがよい．またインスリン増量に伴う体重増加の有無にも注意する．
- 長期にわたり血糖コントロールが不良な場合，急激な血糖降下により網膜症や神経障害が悪化するおそれがあるので，導入前に眼底精査を行う．
- 進行した網膜症がある場合は，低血糖を起こさないように数カ月かけて緩徐に血糖を改善していく必要がある．
- インスリンに対しての恐怖心や一生やめられないのではないかといった誤解から，導入に対し抵抗がある患者も多い．そのような場合は，インスリン治療の必要性をよく説明し，理解・納得を得たうえで開始することが重要である．

〈渡辺　薫〉

6 ▶ インスリン製剤の特徴と使い分け（概論）

■■■ まとめ ■■■

- インスリン製剤は，その作用の発現時間と持続時間から，超速効型，速効型，中間型，二相性/混合型，持効型溶解，に分類される．
- 超速効型・速効型は主に食後のインスリン追加分泌を補う役割を担い，持効型溶解・中間型は主にインスリン基礎分泌を補う役割がある．各症例での病態や生活スタイルに合わせ，さまざまなインスリンを組み合わせて治療を行うことができる．

◆

　1921 年にバンティングとベストがインスリンを発見し，糖尿病の治療は非常に大きな変遷を遂げた．動物インスリン製剤の使用に始まり，ヒトインスリン製剤，さらにはインスリンアナログ製剤が開発され，現在は非常に多くのインスリン製剤が市販されている．

　インスリン製剤は，「インスリンアナログ製剤」と「ヒトインスリン製剤」の 2 つに分類される．

　その作用の発現時間と持続時間から，超速効型，速効型，中間型，二相性/混合型，持効型溶解インスリンに分類される．

　インスリンをどのように投与するか（剤形）により，プレフィルド/キット製剤，カートリッジ製剤，バイアル製剤に分類される．

❶剤形による分類	• プレフィルド/キット製剤: インスリン製剤と注入器が一体となった使い捨てタイプのインスリン製剤．多くは 1 単位刻みで注入量を調節する．注入器と一緒になっており，取り扱いが簡便なため，現在最も多く使用されている．
	• カートリッジ製剤: 専用のペン型注入器と組み合わせて使用するインスリン製剤．1 本の容量は 300 単位．注入器は専用のものを使用しなければならないため，製剤と注入器の対応に注意する．注入量は注入器によって調整方法が異なる．
	• バイアル製剤: インスリン専用シリンジ（注入器）で吸引して使うインスリン製剤．1 本の用量は 1,000 単位．多くは皮下注射であるが，点滴などで静脈内投与に用いることもある．
❷作用発現と持続時間による分類（各製剤の作用時間などは表 1 を参照）	• 超速効型: 投与後速やかに作用を発揮する．食事摂取による血糖上昇を抑えることを目的として使用されることが多い．原則，食直前に投与するが，シックデイ時には食直後に投与することもある．
	• 速効型: 超速効型よりも作用発現が遅く，作用持続

158

時間が長い．超速効型が登場するまでは，インスリン追加分泌の補充は当製剤によって行われていた．原則，食事摂取の 30 分前に投与する．また，糖尿病ケトアシドーシスなどで持続インスリン静脈注射を要する際には，当製剤が使用される．

- 中間型: 速効型インスリンにプロタミンを添加し結晶化させ，作用時間を長くした製剤である．持効溶解型が登場するまでは，主として当製剤がインスリン基礎分泌の補充に用いられていた．
- 混合型: インスリン追加分泌を補う超速効型あるいは速効型製剤に一定量のプロタミンを加えたもの，あるいは中間型を組み合わせた製剤．超速効型と中間型の混合製剤には，超速効型が 25％，30％，50％，70％含有されている製品がある．
- 持効型溶解: 作用時間が長く，作用のピークは少ないか認めないことが多い．中間型に比べ，安定したインスリン基礎分泌を補うことが可能である．

❸インスリン製剤の使用

- 強化インスリン療法: 速効型あるいは超速効型と中間型あるいは持効型溶解インスリンを組み合わせて，1 日 3～4 回注射をすることにより，厳格な血糖コントロールを行う治療方法である．

表 1 インスリンプレフィルド／キット製剤（すべて 300 単位／3 mL）

分類名	商品名	インスリン注入量（単位刻み）	発現時間	最大作用時間	持続時間
超速効型	ノボラピッド®注フレックスペン®	1～60 U（1 U）	10～20 分	1～3 時間	3～5 時間
	ノボラピッド®注フレックスタッチ®	1～80 U（1 U）	10～20 分	1～3 時間	3～5 時間
	ノボラピッド®注イノレット®	1～50 U（1 U）	10～20 分	1～3 時間	3～5 時間
	ヒューマログ®注ミリオペン	1～60 U（1 U）	15 分未満	30 分～1.5 時間	3～5 時間
	アピドラ®注ソロスター®	1～80 U（1 U）	15 分未満	30 分～1.5 時間	3～5 時間
速効型	ノボリン®注フレックスペン®	1～60 U（1 U）	約 30 分	1～3 時間	約 8 時間
	ヒューマリン®注ミリオペン®	1～60 U（1 U）	30 分～1 時間	1～3 時間	5～7 時間

つづく

つづき

分類名	商品名	インスリン注入量（単位刻み）	発現時間	最大作用時間	持続時間
混合型	ノボラピッド®30ミックス注フレックスペン® ノボラピッド®50ミックス注フレックスペン® ノボラピッド®70ミックス注フレックスペン®	1〜60U（1U）	10〜20分	1〜4時間	約24時間
	ライゾデグ®配合注フレックスタッチ®	1〜80U（1U）	10〜20分	1〜3時間	約42時間
	ノボリン®30注フレックスペン	1〜60U（1U）	約30分	2〜8時間	約24時間
	イノレット®30注	1〜50U（1U）	約30分	2〜8時間	約24時間
	ヒューマログ®ミックス25注ミリオペン® ヒューマログ®ミックス50注ミリオペン®	1〜60U（1U）	15分未満	30分〜6時間 30分〜4時間	18〜24時間
	ヒューマリン®3/7注ミリオペン®	1〜60U（1U）	30分〜1時間	2〜12時間	18〜24時間
中間型	ノボリン®N注フレックスペン®	1〜60U（1U）	約1.5時間	4〜12時間	約24時間
	ヒューマログ®N注ミリオペン®	1〜60U（1U）	30分〜1時間	2〜6時間	18〜24時間
	ヒューマリン®N注ミリオペン®	1〜60U（1U）	1〜3時間	8〜10時間	18〜24時間
持効型溶解	レベミル®注フレックスペン®	1〜60U（1U）	約1時間	3〜14時間	約24時間
	レベミル®注イノレット®	1〜50U（1U）	約1時間	3〜14時間	約24時間
	ランタス®注ソロスター®	1〜80U（1U）	1〜2時間	明らかなピークなし	約24時間
	ランタス®XR注ソロスター®（本製剤のみ450単位／1.5mL）	1〜80U（1U）	1〜2時間	明らかなピークなし	約24〜28時間
	インスリングラルギンBS注ミリオペン®「リリー」	1〜80U（1U）	1〜2時間	明らかなピークなし	約24時間
	トレシーバ®注フレックスタッチ®	1〜80U（1U）	—	明らかなピークなし	約42時間

（日本糖尿病学会，編著．糖尿病治療ガイド2014-2015．東京：文光堂；2014．p.56-7[1]より）

・注射回数の少ない簡便なインスリン療法: 様々な理由により，頻回のインスリン注射が困難な症例，2型糖尿病で内因性インスリン分泌がいくらか保たれている症例，などで適応となる．組み合わせは様々だが，混合型を1日2回投与する方法や，持効型溶解を1日1回投与する方法がある．

■参考文献

❶日本糖尿病学会，編著．糖尿病治療ガイド 2014-2015．東京: 文光堂; 2014．p.56-7.

〈井上亮太〉

7 ▶ インスリン療法と経口血糖降下薬との併用

まとめ

- 日本糖尿病学会の治療指針では，症例ごとに病態を考慮し，経口血糖降下薬（あるいはインスリン）を使用することが推奨されている（図1）．罹病期間の長い症例では，複数の薬剤が使用されている場合が多い．SU薬では，長期間使用していくなかで血糖効果作用が減弱し，十分な血糖コントロールが得られないことがある（2次無効）．

- 厳格な血糖コントロールを目指すうえで，最も血糖降下作用が大きいのはインスリンである．持効型溶解インスリン＋超速効型インスリンを併用し1日4回のインスリン注射を行うことで，生理的なインスリン分泌を模倣でき，至適な血糖コントロールが得られる．しかし，食事のその都度にインスリンを注射することは，仕事をしている人などでは難しく，また人前で注射をする機会も多いことから，インスリン療法導入に抵抗感を抱く人は多い．

- そこで，経口血糖降下薬のみでは充分な血糖コントロールが得られない症例において，まずは1日1回の持効型溶解インスリン注射を併用することが多い．basal supported oral therapy（BOT）とよばれ，持効型溶解インスリン（basal insulin）と経口血糖降下薬（oral hypoglycemic agent）の併用という意味である．しかし，国際的には通用しない略語である．

❶ BOT の適応	・何らかの理由により，複数回（2～4回）のインスリン注射の導入が困難な2型糖尿病患者．
❷ BOT の実際	・持効型溶解インスリンを1日1回決まった時間に注射する．食事時間によらずに投与してよい．
❸ BOT により期待される効果	・朝食前血糖を含め，血糖値が改善する． ・1日1回の注射であれば簡便であり，人前で注射をする必要はなく，患者が受入れやすい． ・少量の基礎インスリン（体重当たり0.1単位）から開始すれば，低血糖のリスクが少ない． ・従来の中間型ヒトインスリン製剤による1日1～2回投与と比べて，フラットでピークのないインスリン血中濃度が得られることにより，低血糖のリスクが低減する． ・用量調節が簡便である（空腹時血糖を見て調節する）． ・インスリンに慣れることで，血糖コントロールが不

2型糖尿病が中心となる.急性代謝失調を認めない場合.随時血糖値250〜300mg/dL程度,またはそれ以下.尿ケトン体陰性.

血糖コントロール目標は,患者の年齢および病態を考慮して患者ごとに設定する.

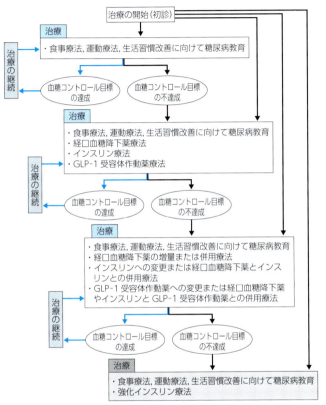

図1 インスリン非依存状態の治療
(日本糖尿病学会,編著.糖尿病治療ガイド2016-2017.東京:文光堂;2016. p.30 より)

十分な際に,注射回数が増えることへの抵抗感が少なくなる.
- 経口血糖降下薬と併用することにより,たとえば食後の血糖上昇抑制(α-グルコシダーゼ阻害薬)など,より良好な血糖コントロールを期待できる場合がある.
- SU薬の2次無効症例に対しても,経口薬に2〜5

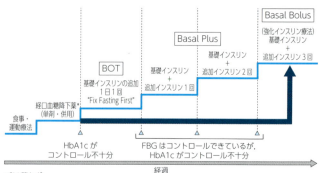

*SU薬など

図2 糖尿病治療におけるインスリン導入とステップアップ
(Raccah D, et al. Diabetes Metab Rev. 2007; 23: 257-64[2]より)

単位といったごく少量を上乗せするだけでも血糖コントロールの改善が得られる場合がある.

❹ BOTで目標のHbA1cを達成できない場合

- 持効型溶解＋追加インスリン1回（もしくは2回），持効型溶解＋追加インスリン3回と徐々に注射回数を増やし，治療のステップアップを図る（図2）. それぞれ，Basal Plus, Basal Bolusとよばれる.

■参考文献

[1] 日本糖尿病学会, 編著. 糖尿病治療ガイド 2016-2017. 東京: 文光堂; 2016. p.30.
[2] Raccah D, Bretzel RG, Owens D, et al. When basal insulin therapy in type 2 diabetes mellitus is not enough — what next ? Diabetes Metab Res Rev. 2007; 23: 257-64.

〈井上亮太〉

8 ▶ GLP-1 製剤の特徴と位置付け（概論）

▒ ポイント

- GLP-1 受容体作動薬（GLP-1RA）は，グルコース濃度依存的に膵β細胞を刺激しインスリン分泌を促進すると同時にグルカゴン分泌抑制作用により血糖改善効果を発揮する.
- 食後高血糖改善目的には，短時間型 GLP-1 受容体作動薬（エキセナチド，リキシセナチド）が有用である. 食後高血糖に加え空腹時血糖も十分に低下させるには，長時間型 GLP-1 受容体作動薬（リラグルチド，エキセナチド，デュラグルチド）の使用がベターである.
- 内因性インスリン分泌が著明に低下した症例では使用できないことに注意する. インスリンから切り替える際には，インスリン分泌能が保たれていることを確認する必要がある.
- 投与初期に一過性に嘔気などの消化器症状が出現し得るので，アドヒアランスを維持するために十分なインフォームドコンセントが必要である.

❶作用機序と特徴	• 膵β細胞の GLP-1 受容体を介してグルコース濃度依存的にインスリン分泌を促進させ，また，膵α細胞からのグルカゴン分泌を抑制することで血糖改善作用を示す. グルコース濃度依存的に作用するため単独使用では低血糖リスクは低い. • DPP-4 阻害薬と異なり，血中 GLP-1 濃度を非生理的レベルまで到達させることができる. そのため，心血管，神経，腎などに発現した GLP-1 受容体を介した血管合併症抑制，食欲抑制・体重減少などの膵外作用も期待されている. • 短時間型作用型製剤と長時間作用型製剤がある. 短時間型製剤は胃内容排泄遅延効果により食後の血糖上昇を抑える効果が強い. • 主な副作用は胃腸障害（嘔気，便秘，下痢など）.
❷投与経路と頻度	• 注射剤であり導入時には十分な指導を要する. このため，外来では導入が難しい診療環境も想定される. • インスリン使用中の患者では，スムーズな導入が可能と考えられる. • 経鼻製剤の治験も始まっており[1]，今後の開発進行が期待される. 1 日 1〜2 回投与に加えて，週 1 回製剤がある.

治療概論

1

表 1 使用可能な製剤

作用型	商品名（一般名）	投与量	投与回数
長時間	ビクトーザ® （リラグルチド）	0.3〜0.9 mg/日	1 回/日
	ビデュリオン® （エキセナチド）	2 mg/週	1 回/週
	トルリシティ® （デュラグルチド）	0.75 mg/週	1 回/週
短時間	バイエッタ® （エキセナチド）	10〜20 μg/日	2 回/日
	リキスミア® （リキシセナチド）	10〜20 μg/日	1 回/日

❸良い適応，製剤の選択

- わが国で使用可能な製剤は，短時間型のエキセナチド（バイエッタ®），リシセナチド（リキスミア®），長時間型のリラグルチド（ビクトーザ®），エキセナチド（ビデュリオン®），デュラグルチド（トルリシティ®）である（表1）．なお，アルビグルチド（米国で承認．国内第 3 相試験中）はわが国で使用できない．

① インスリン分泌能の保たれている肥満を合併した 2 型糖尿病患者が良い適応と考えられる．併用薬としては，メトホルミンなどのインスリン抵抗性改善薬が推奨される．

② 認知症独居高齢者で入院できないケースでは，介護認定の取得などの療養環境を調整しながら，週 1 回製剤を医療機関で注射するという方法も考えられる．

③ 食後高血糖改善が主要な治療目標である場合は，短時間型 GLP-1 受容体作動薬が有用である．食後高血糖のみならず空腹時血糖も十分に低下させたければ，長時間型 GLP-1 受容体作動薬の使用がベターである．

④ 基礎インスリンと短時間型 GLP-1 受容体作動薬を併用（basal-supported prandial GLP-1 RA therapy：BPT 療法）することにより空腹時，および食後高血糖を改善する効果が期待される．

❹禁忌，慎重投与

- インスリン分泌が枯渇した患者（インスリン依存状態）へは使用しない．投与前にインスリン分泌能の評価を行っておくことが望ましい．インスリン分泌が低下ないし枯渇したインスリン治療中の患者に対し，インスリンから GLP-1 製剤への切り替えは糖尿病ケトアシドーシスなどの発症リスクが高いため行わないこと．
- 急性膵炎の報告がある．腹痛，嘔吐など急性膵炎を

疑う症状があれば速やかに受診するよう患者指導を行い，膵炎の既往のある患者では使用を避けることが望ましい.

- エキセナチドは重症の腎機能低下・透析患者に禁忌である.

■参考文献

❶Ueno H, Mizuta M, Shiiya T, et al. Exploratory trial of intranasal administration of glucagon-like peptide-1 in Japanese patients with type 2 diabetes. Diabetes Care. 2014; 37: 2024-7.

〈神山博史〉

9 ▶ 膵移植, 膵島移植

まとめ

- 現時点で, 1型糖尿病の根治治療は, 膵島移植と膵（臓）移植がある.
- 膵島移植は低侵襲というメリットがあるが長期成績などに課題があり, あまり行われていないものの, 膵移植に関してはインスリン離脱率の高さ, 5年生存率などの高さなどから血糖コントロール困難な1型糖尿病患者の治療選択肢の1つとなりつつある.

❶膵島移植

- 適応: 75（70）歳以下で, インスリン依存状態にあり, 糖尿病専門医の治療努力によっても血糖コントロールが困難な患者である.
- 実施状況: 長期的にインスリンを離脱することは難しいとされ, わが国ではあまり行われていない.
- 実施可能施設（2015年3月現在）: 東北大学病院, 福島県立医科大学附属病院, 国立国際医療研究センター, 国立病院機構千葉東病院, 信州大学, 京都大学医学部附属病院, 大阪大学医学部附属病院, 徳島大学, 福岡大学, 長崎大学. 以上10施設.

❷膵移植

- 2000年4月に大阪大学で国内第1例目の脳死下膵腎同時移植（simultaneous pancreas and kidney transplantation: SPK）が行われ, 2010年7月の臓器移植法改正後, 脳死下の移植が増加し, これまで心停止下を含め210例の膵移植が行われている. 膵腎同時移植では, 5年後のインスリン離脱率が約70%, 5年生存率は95.8%と良好である.
- 適応: 原則60歳以下で, 以下①, ②のうちいずれかに該当する症例.
  - ①腎不全に陥った糖尿病患者で, 腎移植の適応があり, かつ内因性インスリン分泌が著しく低下しており, 移植医療の十分な効能を得るためには膵腎両方の移植が望ましいもの.
  - ②1型糖尿病患者で, 糖尿病専門医によるインスリンを用いたあらゆる治療手段（basal-bolus-therapy, インスリンポンプ治療など）によっても血糖コントロールがきわめて困難な状態が長期にわたり持続しているもの.
- 合併症または併存症による制限:
  - ①糖尿病網膜症の進行が予測される場合は, 眼科的対策を優先.

②活動性の感染症，活動性の肝機能障害，活動性の消化性潰瘍.

③担癌患者．ただし治療終了後5年以上経過し，この間に再発の徴候がなく，根治していると判断される場合は禁忌としない.

- 実施可能施設（すべての施設で膵腎同時移植が可能）（2015年9月15日現在）：北海道大学病院，東北大学病院，東京女子医科大学病院，名古屋第二赤十字病院，大阪大学医学部附属病院，福島県立医科大学附属病院，神戸大学医学部附属病院，広島大学病院，九州大学病院，京都府立医科大学附属病院，国立病院機構千葉東病院，東京医科大学八王子医療センター，新潟大学医歯学総合病院，藤田保健衛生大学病院，香川大学医学部附属病院，獨協医科大学病院，京都大学医学部附属病院．以上17施設.

- 膵臓移植希望者（レシピエント）選択基準などの詳細は，日本臓器移植ネットワークホームページを参照のこと．http://www.jotnw.or.jp/jotnw/facilities/04.html#d

■世界の膵移植，膵島移植の動向，今後の日本の移植医療

膵移植は1966年に開始され，すでに50年の歴史がある．免疫抑制剤の進歩や臓器保存技術の発展などにより，長期成績（生着率，インスリン離脱率）も良好であり標準治療となっている．膵単独移植よりも，膵腎同時移植のほうが生着率が良い.

膵島移植は1974年に開始され，すでに40年以上の歴史がある．膵移植と異なり，局所麻酔下で経皮経肝的に門脈内へ膵島細胞を注入するのみで外科手術を必要とせず侵襲が少なく，重篤な合併症も少ない.

2000年，エドモントンプロトコールの公表後，症例数が増加したが，現状の膵島分離成功率では，1患者に複数個の膵臓が必要となることが散見され，これに伴うドナー不足や，膵移植に比べ長期的なインスリン離脱成績が低いことなどから，症例数が伸び悩んでいる．再生医療による膵β細胞の作製技術（人工多能性幹細胞＝iPS細胞からの膵β細胞作製など）の確立により，ドナー不足，拒絶反応の克服がなされることが期待される.

〈神山博史〉

2. 食事習慣への介入

1 ▶ 適正なエネルギー摂取量の決め方と栄養素の配分

■■■ **まとめ**

- 摂取エネルギーの設定は，個々の活動量や体重により決定するが，経過の途中で変更することも可能である．
- 近年，炭水化物比率を減少させる動きもみられ，医療者は適切な知識のもとに患者に指導する必要がある．

（注）この食事療法の項では，小児を除いた成人期の糖尿病を対象としている．

❶摂取エネルギーの設定

- 摂取エネルギーの設定は，肥満者，高齢者では低く設定することが多い．一方，1型糖尿病や，やせのある場合は，成長，発達に見合うエネルギー量と，適切な体重を維持するエネルギー量が必要である．
- 摂取エネルギーが適切かどうかは，良好な血糖コントロールを保ちながら，通常の活動を十分に行うことができ，適切な体重を維持できるかどうかで判定する．

❷三大栄養素の比率

- 医師は，総摂取エネルギー，炭水化物量の割合を管理栄養士に指示し，栄養指導を開始する（表1）．
- 食品交換表第7版によると，炭水化物量を50％，55％，60％の3通りに選択できる（ただし，50％の場合は，相対的に蛋白質，脂質の割合が増加するため，蛋白制限の必要な患者は禁忌）．
- 蛋白質は標準体重当たり1kg当たり1.0～1.2g/kg，残りを脂質で摂取する．
- 海外では，2014年ADA（アメリカ糖尿病学会）のposition statementでは，「すべての糖尿病患者に当てはまる望ましい炭水化物，蛋白質，脂質のカロリーの割合は存在しない」と述べており，明確

表1 適正エネルギー量＝標準体重（kg）×体重1kg当たりの必要なエネルギー（kcal）

軽い	25 kcal	主婦・事務職，デスクワーク
普通	30 kcal	軽労働
重い	35 kcal	肉体労働者，運動選手

(Tajima N, et al. Diabetol Int. 2015; 6: 151-87 ● より)

な摂取割合は定義していない．この背景には，他項で述べる，糖質制限の議論（III章 2-6）が大きく影響する[2]．

❸3大栄養素の配分

- 炭水化物は，指示エネルギー量の50%以上60%未満を超えない範囲内で，蛋白質は，標準体重当たり1.0〜1.2g，残りを脂質で摂取する[3]．
- 飽和脂肪酸と多価不飽和脂肪酸は，それぞれ，摂取エネルギー量の7%，10%以内に収める．

❹食塩の摂取量

- 食塩の過剰摂取は，血圧上昇による血管障害を引き起こし，食欲を亢進させるので，制限する．高血圧を合併したものおよび顕性腎症以降の腎症の合併を伴うものでは，6g/日未満とする．

❺炭水化物摂取

- 食後高血糖是正のために，低炭水化物食の是非が問題になる．
- 低炭水化物食に伴う，高蛋白食は腎症の悪化を招く．低炭水化物高蛋白食で動脈硬化が進展することが報告されている．その機序として，血管修復に関与する血管内皮前駆細胞の減少，LDLコレステロール増加などが想定される．
- 果物は1日1単位までとする．

❻蛋白質摂取

- 標準体重当たり，1.0〜1.2gを指示することが多い．
- 動脈硬化の観点から，動物性でなく，植物性蛋白質を摂取することが勧められている．

❼脂肪摂取

- 飽和脂肪酸と多価飽和脂肪酸は，それぞれ，摂取エネルギーの7%，10%以内に収める．魚油に多く含まれる，n-3系の多価不飽和脂肪酸EPAやDHAや，一価不飽和脂肪酸は，血糖値や中性脂肪を低下させる働きがある．

❽食物繊維

- 1日20〜25g摂取する．食後高血糖の改善に有効，血中脂質のレベルも低下させる．食物繊維摂取のためにも，1日野菜を350g以上摂取することが勧められている．

2

食事習慣への介入

❾食品数と食事回数

- 食事制限によるビタミン，ミネラルの摂取不足を防ぐために，できるだけ多くの食品数を摂取させる．
- 食事回数は，1日3回を基本とし，可能な限り，規則正しく摂取時間を守り，欠食しないことが重要．

■参考文献

[1] Tajima N, Noda M, Origasa H, et al. Evidence-based practice guideline for the treatment for diabetes in Japan 2013. Diabetol Int. 2015; 6: 151-87.

[2] American Diabetes Association. Strategies for improving care. Diabetes Care. 2015; 38 Suppl: S5-7.

[3] 日本糖尿病学会，編著．科学的根拠に基づく糖尿病診療ガイドライン 2013．東京：南江堂；2013．p.31-40.

〈木村雅代〉

2 ▸ 糖尿病食事療法のための食品交換表を用いる栄養指導

▨▨▨ **まとめ** ▨▨▨

- 食品交換表は，主に含まれている栄養素によって食品を4群6表に分類し，食品の含むエネルギーを80 kcal/単位と定め，同一表内の食品を同一単位で交換摂取できるように作られている．
- 食事指示表に従い，それぞれの表から適正量を摂取することにより，適切なエネルギー摂取と栄養バランスのとれた食品構成が容易に達成できる．
- 同一表に属する食品は，類似の栄養成分をもつ食品と互いに交換できるので，食事内容を多彩にすることができる[1]．

◆

　食品交換表第7版の主な改定ポイントは，1単位当たりの各表の栄養素平均含有量を改正したこと，調味料に対する栄養素平均含有量が新掲載されていること，炭水化物エネルギー比を50％，55％，60％それぞれの配分例を示した点である．

❶栄養素摂取比率	・炭水化物のエネルギー比率が今回の第7版で改定となった． ・医師は患者の推奨摂取エネルギーと炭水化物比率を指示する．患者の嗜好，生活スタイル，現在の食事に合わせ，腎障害がない場合には，50〜60％でいずれの比率も選択可能である． ・管理栄養士は，患者の食事内容を聞きこみ，手計算あるいは栄養計算ソフトなどを利用して，栄養価計算を実施する．指示カロリーと炭水化物比率によって，朝食，昼食，夕食それぞれに適切な食事内容を患者に指導する．
❷カーボカウントの指導と食品交換表	・カーボカウントの考えの基礎となるのは，食後血糖の90％以上は食事中の炭水化物量に起因するという考え方である． ・1型糖尿病の大規模臨床試験DCCT（Diabetes Control and Complications Trial）に用いられ，治療効果が証明されている． ・蛋白質は50〜60％がブドウ糖に変換され，血糖上昇効果は弱いものの，ゆっくりとブドウ糖に変化するため，食後数時間して血糖の上昇がみられる．脂質は，消化に時間がかかることから，食後はかなりの時間をかけて血糖が上昇する．

- 低炭水化物療法を指示するものではなく，食品交換表に基づく炭水化物比率 50～60％以内のなかでの実施での実践が前提である．

①基礎カーボカウント
- カーボカウントの基礎編と考えられ，1型，2型は問わない．
- どの食品にどれくらいの炭水化物量が含まれているか理解することで，まず自分の摂取炭水化物量が適正量か理解する．その際に，食品交換表を使用する．1単位当たりの炭水化物量を把握する．

②応用カーボカウント
- 基礎カーボカウントで覚えた炭水化物摂取量に応じて，現在使用しているインスリン量の調節を行い，食後高血糖の予防，追加インスリンの管理をする．
- 炭水化物だけでなく，脂質，たんぱく質の摂取量も考慮する．
- カーボカウントには，インスリンカーボ比 500 ルール，インスリン効果値 1,800 ルールの 1,500 ルールなどの簡易的な計算式があり，導入の際は，それらの式に従って導入する．

❸食事バランスガイドと食品交換表

［食事バランスガイドとは？］
- 1974 年にスウェーデンで，食品を大まかに分類し，それぞれの摂取の目安量をピラミッド状に表したもので，世界中で使用されている．
- 食事バランスガイドでは，コマのイラストを用い，主食，副菜，主菜，牛乳・乳製品，果物と5区分している．
- 食事バランスが悪いとこまが倒れるイメージで描かれている．
- 区分ごとの量は SV（サービング）で描かれている
- 糖尿病の患者が使用する際の注意点は，食事バランスガイドでは，1つの単位を SV として決めているので，食品交換表の 1 単位 80 kcal とは異なるということ．

■参考文献
❶日本糖尿病学会，編著．科学的根拠に基づく糖尿病診療ガイドライン 2013．東京：南江堂；2013．p.31-40．

〈木村雅代〉

3 ▶ アルコール飲料, 嗜好飲料, 菓子の指導

▨▨ **まとめ** ▨▨

- アルコールは, 糖尿病に対しては良い点はないが, 患者全員に禁酒を指導するのは不可能である.
- 嗜好飲料は, 含まれている糖分に注意が必要である.

❶アルコール

- アルコールの摂取に関しては, 合併症のない例や肝疾患を有しない血糖コントロールのよい例については, 必ずしも禁止する必要はないが, SU薬を内服する症例では, 低血糖を引き起こすリスクがあるばかりではなく, アルコールを多飲する例では, 糖尿病の治療に悪影響を及ぼすので, 飲酒量を自分で制限できない例では, 禁止することが望ましい (表1)❶.
- アルコールの摂取量については, 1日25g程度を上限の目安とする.
- アルコールを摂取すると, 肝臓での糖新生が一時的に抑制され, 血糖が低下するため, 大脳が「空腹である」と誤認して, 食欲が必要以上にわく.
- アルコールの適量は160mL程度といわれ, (食品交換表2単位) ビール350mL, 日本酒1合, ワイングラス2杯, 焼酎半合, ウイスキーダブル1杯に相当する.
- 糖質の含有量も異なるが, 甘いカクテルなどは, 勧めるべきではない.
- ワインも100mL当たり80kcalであり, やや高カロリー. それに対し, 一番飲む機会の多いビールは350mLで140kcal程度であり, 糖質の含有量は多いが, 総じてカロリーは少ない.
- 糖尿病患者は, エタノール量で1日20g (男性)

表1 アルコールが糖尿病に及ぼす影響

1. 過食, 高血糖を招きやすい.
2. 低血糖や乳酸アシドーシスを起こす危険がある. 飲酒により, 肝臓はアルコールの解毒を最優先に行い, 糖新生が抑制される. 特に, インスリンやSU薬などのインスリン分泌薬を使用している場合は, 糖新生抑制のために, 重篤な低血糖を起こしやすく, 遷延しやすくなる. また, 飲酒は肝臓の乳酸の代謝能を低下させ, ビグアナイド薬の服用時の過度の飲酒は禁物.
3. 低血糖症状に気づきにくくなる.
4. 脂肪肝や内臓脂肪蓄積によるインスリン抵抗性増大.
5. 膵機能を障害する.

JCOPY 498-12370

2
食事習慣への介入

もしくは 10 g（女性）以下の飲酒が望ましい
- 摂取を止めるべきとされているのは，糖質含有量で考えるとビール（1 缶 10 g 程度）で，日本酒などの醸造酒も少量の糖質を含んでいるため，可能な限り控えたほうがよい．
- 焼酎やウイスキー，ブランデー，ウォッカといった蒸留酒は，糖質はほとんど含まれていないが，カロリーはゼロではないため，血糖値は上昇する．

❷嗜好飲料

- 炭酸飲料は，炭酸が入っている分，甘みを感じにくいが，大量の砂糖が含まれている．コーラ 1 本でスティックシュガー約 13 本分，すなわち砂糖約 40 g を含む．160 kcal 近くになるため，おにぎり 1 個とほぼ同カロリー．缶コーヒーは 100 kcal 前後のものがほとんどであり，スポーツ飲料も糖分が多いので同じく注意が必要である．
- スティックシュガーが何本分かを把握する．スティックシュガー 1 本は 3 g である．たとえば，市販の 100％野菜ジュース（野菜 50%/果汁 50%）で 3 本分，缶コーヒーで 6 本分となる．

❸菓子

- 人工甘味料に注意する．以前は，糖尿病と診断されれば，果物をはじめ，甘いと感じられる食品は血糖が急激に上昇するため，摂取するのを極力我慢しなければならないと思われていた．
- 人工甘味料（アスパルテーム，L-フェニルアラニン化合物，アセスルファム K，ラカンカなど）の登場により，カロリーを摂取せず，血糖も気にせずに，甘味を口にすることができるようになった．
- ノンカロリーではないが，スローカロリーといわれているパラチノースも，血糖の急激な上昇抑制に期待できる．

■参考文献

❶日本糖尿病学会，編著．科学的根拠に基づく糖尿病診療ガイドライン 2013．東京: 南江堂; 2013．p.31-40．

〈木村雅代〉

4 ▶ 間食，補食の指導

まとめ

- 補食とは，1回で十分な食事量がとれない患者に対し，3食以外に食物を摂取する場合を指す．
- 間食とは，食事と食事の間に食べ物を摂取することを指す．

◆

　糖尿病の患者では，血糖の高低が著しいので，間食指導は非常に重要である[1]．

　1型糖尿病では，運動中の低血糖を防ぐために，1～2単位の補食が必要である．

　糖尿病合併妊娠の場合，3回の食事では十分でないこともあり，（1回の食事量が必要十分でない場合）2～4回の炭水化物を補食に用いることもある．

❶間食	・和菓子は時に洋菓子よりも高カロリーになることがある． ・スナック菓子などの食感の軽いものは，量の管理が必要である． ・清涼飲料水は非常に高カロリーと認識する． ・栄養成分の表示のない商品に注意する．
❷いつ間食を とるか	・3度の食後に上昇した血糖値が，低下しようとし始めたときに間食を行うと，再び上昇し，高血糖状態が続く． ・間食をとる時間として多いのは，10時，15時，夕食後，夜間であるが，夜間の間食では，血糖が上昇したまま就寝し，低下しないうちに朝を迎えることになる． ・3食の一部（分食）として，間食をとるように指示することがある． ・外出前や運動前のエネルギー源としてとる場合もある．

■参考文献

[1] 日本糖尿病学会，編著．科学的根拠に基づく糖尿病診療ガイドライン 2013．東京：南江堂；2013．p.31-40．

〈木村雅代〉

食事習慣への介入

5 ▶ 外食，中食の指導

■■■ まとめ ■■■

- 外食でも近年はカロリーや塩分表示が多くされるようになった.
- 基本的に外食は味付けが濃く，量が多い，穀類，油脂類が多いことが問題である.
- 中食とは，できた惣菜などを購入し，自宅で摂取することである.
  (注) この項での「表」とは食品交換表第7版[1]における食品の分類による.

❶外食	・仕事が忙しいときなど，外食や調理済み食品を使用することも多い. 特に外で働いている患者は，外食をせざるを得ないことがあり，外食を無視した食事療法はあまり現実的でない[2]. ・外食メニューは一般にカロリーが高く，野菜が少なく，炭水化物や脂質が中心の料理が多い. ・味付けが濃いことや，メニューを見てもどんな食材が使われているのかわかりにくいという難点もある. ・料理されたものをみたときに，表1から表6のどれにあたるものが，どの程度使われていて，何kcalぐらいになるかがわかるように経験を積む. ・選択の際には，揚げ物を避け，ご飯の量に注意して，和食を選ぶ. できれば定食. ・洋食の際は，カロリー，脂質に注意. 揚げ物の衣を外す. ・ファーストフードは絶対に避ける.
❷中食 (スーパー惣菜など)	・外食同様，栄養バランスを考慮しないと，塩分，脂質，エネルギー過多になる. ・味付けが濃く，保存料が多く含まれる. ・外食と比較してメリットとしては，自宅に持って帰るので，残すことが可能. 外食より安価で経済的で，また，家族とシェアするなど量を調整できる. ・スーパー惣菜も健康を意識したものも多く出ているので，それらを購入することもよい. ・中食 (コンビニ，スーパー惣菜)，栄養成分を調査 (インターネットなど) し，組み合わせる練習をする.

❸外食・中食に 関する指導	・表1と表5の食品が多く，表6の野菜が少ない傾 向がある．

・表1と表5の食品が多く，表6の野菜が少ない傾向がある．

・表1の食品は，指示単位に合わせて食べて，あとは残すように指導する．

・油を使った料理は少量になるように指導する．

・野菜は一品料理をとるか，その日の家庭の料理で補充するように指導する．

・ほとんどの外食は，食塩含有量がかなり多いので，調味料を足すといったことは避ける．

・丼もの，すしなどの外食は，食塩含有量がかなり多く，栄養バランスが偏る．

・定食などの品数の多いものを選択するように指導する．

・麺類などの一品物を選ぶときは，具の多いものを選ぶ習慣をつける．

・外食，中食が多く，かつなかなか自分での栄養管理ができない患者もいる．

・1日1食でも（可能であれば夕食で）糖尿病の宅配食を注文することも視野に入れる．

■参考文献

❶日本糖尿病学会，編著．糖尿病食事療法のための食品交換表第7版．東京: 文光堂; 2013. p.10-32, p.37-108.

❷日本糖尿病学会，編著．科学的根拠に基づく糖尿病診療ガイドライン 2013．東京: 南江堂; 2013. p.31-40.

〈木村雅代〉

6 ▶ 糖質制限

まとめ

- 現在，糖質制限食の定義や位置づけは確定していない．
- 糖質制限の項として，他に GI（Glycemic index）について，知っておく必要がある．
  ※ここでは糖質＝炭水化物と定義する．

❶糖質制限

[近年の世界での動き]
- 2006 年発表の低炭水化物食によるメタ解析[1]より，低炭水化物食により 6 カ月まで有意な体重減少が認められたが，1 年で有意差が消失し，血中 LDL-コレステロール値の上昇が確認された．1 年後に有意差がなくなり，LDL-C 上昇が糖尿病における動脈硬化の最も強いリスク因子になる．
- 動物性タンパク質＋脂質の摂取が多い低炭水化物食群で，死亡率が有意に上昇．一方，植物性蛋白質＋脂質の摂取が多い低炭水化物食群で，死亡率は有意に減少した．別の試験では，腎機能障害をもっていた場合，より悪化させることが報告されている．
- 糖尿病の 4 割強の患者は，すでに腎臓の障害があるので，蛋白過剰摂取により，さらに腎機能が低下するおそれがある．

[諸外国での勧告]
- ADA の糖質制限食の定義は，2002 年の勧告では，1 日 130 g 未満，エネルギー比率 40％未満．
- ADA，Diabetes UK においても，糖質制限食において，最低摂取すべき糖質摂取量を明示していない．
- 3 大栄養素の配分は，個々の状況に合わせて考慮する必要があるとしている．
- 低糖質食においては，長期の成果は明らかでなく，食物繊維，ビタミン，ミネラルの不足を招くおそれがあるとし，また食の楽しみも配慮した配分にすべきとしている．
- 糖質制限食は 1〜6 カ月程度の短期間の実施は有効であり，問題がないが，長期間の安全性に問題があると指摘されている．

［日本の勧告］

- 日本糖尿病学会では，現在，極端な糖質制限は否定されているが，60％を超えない量での摂取が望ましいとされる．

- 糖尿病患者への糖質制限食の導入は，血糖値の抑制・体重減少・血中LDLコレステロールの減少などの効果から有用であるが，2013年の日本糖尿病学会における提言では極端な糖質制限食は勧められないという結論が出た．

- 近年糖質制限による減量効果が，従来の脂質制限を上回るというデータが多く出た一方，糖質制限よりも脂質制限のほうが，肥満患者において減量効果が上回るというデータも発表され，今後も議論が続く．

❷ GI（glycemic index）

- カーボカウントとの相違に注意する．カーボカウントについては，「Ⅲ-2-2　糖尿病食事療法のための食品交換表を用いる栄養指導」を参照．

- ブドウ糖50 gを摂取した際の，血糖上昇の曲線下面積を100としたとき，食品毎の血糖上昇の程度を指数化した指標がGIである．

- 食事中のGI値を少なく保つことは，血糖コントロールの維持につながる．

- 食事療法を行ううえで，このGI値を意識した食品の選択も重要になる．

■参考文献

❶Nordmann AJ, Nordmann A, Briel M, et al. Effects of low-carbohydrate vs low-fat diets on weight loss and cardiovascular risk factors: a meta-analysis of randomized controlled trials. Arch Intern Med. 2006; 166: 285-93.

❷Fung TT, van Dam RM, Hankinson SE, et al. Low-carbohydrate diets and all-cause and cause-specific mortality: two cohort studies. Ann Intern Med. 2010; 153: 289-98.

❸Hall KD, Bemiş T, Brychta R, et al. Calorie for calorie, dietary fat restriction results in more body fat loss than carbohydrate restriction in people with obesity. Cell Metab. 2015; 22: 427-36.

〈木村雅代〉

3. 運動習慣への介入

1 ▶ 身体運動とエネルギー代謝

まとめ

- 身体運動のエネルギー源は, 遊離脂肪酸とブドウ糖である.
- 有酸素運動は骨格筋細胞レベルのインスリン感受性を高め, レジスタンス運動は個体としてのインスリン感受性を増大させることで糖代謝を改善する.

◆

　運動時, 筋肉では安静時と比べて十数倍のエネルギーが消費される. 人の運動中の筋肉の主要エネルギー源は, 遊離脂肪酸 (FFA) と糖質 (ブドウ糖) である. ブドウ糖は筋肉中のグリコーゲンや, 肝における糖新生から供給される.

　最大酸素摂取量が 50%程度までの運動では, FFA が主として利用され, 最大酸素摂取量を示すような最大強度の運動では, エネルギー基質のほとんどが糖質となる (図1).

　FFA は β 酸化によりアセチル CoA となり, TCA 回路にて代謝されるが, このためには糖代謝が正常に機能している必要がある. 血糖コントロールがついていない状況では, 絶対的, 相対的インスリン欠乏により TCA 回路不全の状態となり, 脂肪酸分解によりケトン体産生が増加しケトーシスを増悪させるおそれがある. したがって血糖コントロールが得られていない状況では運動療法は禁忌である.

❶有酸素運動と無酸素運動

- 歩行やジョギングのような有酸素運動は, 骨格筋細胞のインスリン感受性を高め, 糖代謝を改善する. そのメカニズムは, 骨格筋細胞内のインスリンシグナル系の IRS-1, PI-3K, さらにはインスリンシグナル系下部領域の PKB/Akt, Protein Kinase Cs (PKCs), GLUT4 の遺伝子発現や細胞膜上への translocation によりブドウ糖の細胞内取り込みが

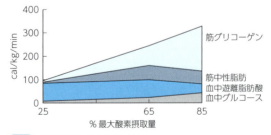

図1 運動強度とエネルギー基質
(Romijn JA, et al. J Appl Physiol. 2000; 88: 1707-14 [9] より)

促進されることにより，インスリン非依存的に血糖値を低下させる[2].

- また，運動直後に筋細胞上に translocation した GLUT4 が，次の運動に備えて血中のブドウ糖を取り込み，筋グリコーゲンを再合成する．このため運動後も血糖値の低下傾向が遷延することになる．
- 一方，レジスタンス運動は，筋重量を増大させることで，個体としてのインスリン感受性を増大させる．逆に高齢者のサルコペニア（筋肉量減少）はインスリン抵抗性を増大させ，糖代謝を悪化させるため，有酸素運動に加えレジスタンス運動を併用することも重要と考えられる．

■参考文献

[1] Romijn JA, Coyle EF, Sidossis LS, et al. Substrate metabolism during different exercise intensities in endurance-trained women. J Appl Physiol. 2000 88: 1707-14.

[2] Shepherd PR, Kahn BB. Glucose transporters and insulin action-implications for insulin resistance and diabetes mellitus. N Engl J Med. 1999; 341: 248-57.

〈楠　和久〉

2 ▶ 運動開始時の検査

まとめ

- メディカルチェックは「問診」，「診察」，「検査」からなる．特に「問診」が重要である．
- 検査の範囲は，各々の症例のリスクに応じて判断する．

◆

運動療法はきわめて有用であるが，リスクを伴う．運動療法を処方する前にメディカルチェックを行い，問題点を把握する．運動療法の前後で検査結果を比較すれば，効果判定に有用である．メディカルチェックは問診，診察，検査からなる[1]．

❶問診（表1）
- 呼吸器・循環器系の症状（労作時胸痛，息切れ，動悸，立ちくらみ，ふらつきなど）に加え，神経障害に起因する症状を念頭においた問診をする．
- 現病歴では罹病期間や糖尿病合併症に関する情報，既往歴では心疾患・脳血管障害・肺疾患・整形外科疾患を中心に確認する．
- 運動歴の聴取も重要であり，現在の生活活動度，運動環境を確認しておくことは運動処方を行う際に参考となる．
- インスリン，経口糖尿病薬を使用している症例では，低血糖になる頻度，時間帯を聴取することで，どの時間帯にどれくらいの運動を行うかの判断材料となる．
- また，糖尿病以外の治療薬（β遮断薬，利尿薬など）が心拍数，起立性低血圧，水分バランスに影響を与えることがあり，注意が必要である．

❷診察（表2）
- 一般的な身体所見に加えて，糖尿病合併症の程度や心疾患，神経学的所見，下肢動脈硬化の有無を確認し合併症評価を行う．
- 糖尿病患者では足病変の合併も多く，運動療法開始

表1 問診

自覚症状（胸痛，息切れ，失神，めまいなど）
糖尿病の現病歴
既往歴
家族歴（原因不明の突然死など）
嗜好歴（喫煙・飲酒など）
運動歴，運動習慣，生活活動調査（通勤での歩行時間など），運動環境
使用薬剤（糖尿病薬，降圧薬，β遮断薬，利尿薬など）

表2　身体所見

身長，体重，腹囲，体脂肪率
起立性低血圧の有無
胸部聴診（不整脈，心雑音の有無）
神経学的所見（振動覚，下肢腱反射）
足背，後脛骨動脈の触知
足の観察（外反母趾，鶏眼，白癬，爪の状態など）

前には評価が必要である.

- また，運動療法開始前に体重，腹囲，体脂肪率を測定しておくことで治療の効果判定に役立つ.

❸各種検査
（表3）

- 一般的な採血に加え，血糖コントロール，肝腎機能のスクリーニングを行うと同時に，細小血管障害（神経障害，網膜症，腎症）の程度を評価する.
- また，運動処方を行ううえで虚血性心疾患，不整脈などの循環器疾患の有無の確認は必須である[2].
- さらに運動負荷試験を行うことで運動耐容能を評価

表3　各種検査項目（例）

血液・生化学的検査など
血糖コントロール状況：HbA1c，空腹時血糖値，食後2時間血糖値
尿検査：一般検尿（尿糖，蛋白定性，蛋白定量，ケトン体），尿沈渣など
肝・腎機能のスクリーニング
尿アルブミン排泄量，眼底検査
胸部X線
安静時心電図
心電図 R-R 間隔変動（CV_{R-R}）
神経伝導検査
負荷心電図
Holter 心電図
心エコー
心筋シンチグラフィ・MDCT
頸動脈エコー
上下肢血圧比（ABI）/脈波伝播速度（PWV）
呼吸機能検査

表4　運動負荷試験が禁忌となる病態

重篤な心筋虚血，発症近時の心筋梗塞（2日以内），不安定狭心症
症候性，または血行動態不安定な未治療の不整脈
重篤な症候性大動脈弁狭窄症
未治療の症候性心不全
急性肺塞栓または肺梗塞
急性心筋炎
解離性大動脈またはその疑いがある状態
急性感染症
増殖網膜症

することができる．運動負荷試験には自転車エルゴメーターとトレッドミルで行う方法がある．

- なお，表4にあげたような状態では運動負荷試験は禁忌となる．

- 表中の検査の実施範囲は，問診，診察，各種検査で明らかになったリスクを評価したうえで総合的に判断する．

■参考文献

[1] 植木彬夫．糖尿病運動療法Q&A ―現場で役立つ考え方と指導法．糖尿病レクチャー2-2 糖尿病運動療法Q & A．東京: 総合医学社; 2011. p277-85.
[2] 日本糖尿病学会，編著．糖尿病治療ガイド2014-2015．東京: 文光堂; 2013. p.43-5.

〈山田　択　水野有三〉

3 ▶ 運動療法の指導の実際
（種類，強度，時間，頻度）

まとめ

- 運動療法は有酸素運動とレジスタンス運動の2種類に大きく分類される.
- 運動強度は中等度程度が適しており，レジスタンス運動は低強度から開始し，中等度へと徐々に負荷をかけていくことが推奨される.
- 適切な運動は糖代謝の改善だけでなく，フレイルの予防，動脈硬化症の発症阻止に寄与するものであり糖尿病患者のみならず万人に推奨される.

❶種類

- 運動療法は有酸素運動とレジスタンス運動に分けられる.
- 適切な運動を行うことで筋への糖取り込みが増加し，結果，血糖値は降下することになる.
- 有酸素運動の継続は骨格筋の質的変化を起こし，インスリン感受性を亢進させる[❶].
- レジスタンス運動により筋重量を増加させることで，末梢のインスリン感受性が改善するため，有酸素運動にレジスタンス運動を併用することは，2型糖尿病患者の耐糖能障害に有用である.
- 2型糖尿病の閉経後女性28人を対象とした16週間の介入研究において，コントロール群と比較したとき，有酸素運動単独群ではインスリン抵抗性の指標である glucose infusion rate に統計学的有意差を認めなかったが，有酸素運動とレジスタンス運動併用群では有意差を認めた[❷].

❷強度

- 運動強度は Mets（metabolic equivalents）という単位で表すことができ，安静座位時の何倍にあたるかを示している.
- 普通歩行は3 Mets，軽いジョギングは6 Mets に相当し，Mets を強度分類すると 3.0～6.0 Mets が中等度に分類される.
- 自己感覚は運動強度を正確に反映していることが多いため，自覚的運動強度（rate of perceived exertion: RPE）を併用し，RPE 11～13 を意識するようにすると，他の慢性疾患を有している糖尿病患者においても運動療法を適切に実践することができる（表1）.

表1	自覚的運動強度 RPE
19	非常にきつい
18	
17	かなりきつい
16	
15	きつい
14	
13	ややきつい
12	
11	楽である
10	
9	かなり楽に感じる
8	
7	非常に楽

- レジスタンス運動の強度設定は自重負荷で行うことが推奨され，特に高齢者の場合は比較的低強度である開放運動連鎖から開始し，中等度である閉鎖運動連鎖に強度を上げていくことが勧められる（図1）.
- 運動強度が大となるとインスリン拮抗ホルモンが分泌され，肝臓での糖新生亢進や脂肪分解による遊離脂肪酸の供給増大が起こり，血糖値の上昇およびケトーシスを引き起こしかねないため，運動強度は中等度以下が望ましい.

❸時間と頻度

- インスリン拮抗ホルモン分泌亢進の観点からも，運動持続は 30 分程度が望ましい.
- 血糖降下薬を使用している糖尿病患者が運動療法を実施すると，低血糖リスクが増加するため，食後 1 時間頃に行うことが食後高血糖是正の観点からも推奨される.
- 中強度の有酸素運動を週に 5 回程度行い，運動しない日を 2 日以上続けないようにする.
- レジスタンス運動を週に 2・3 日，10 種類程度（1 種類あたり 15 回程度反復する）併用して行うと効果的である[❸].

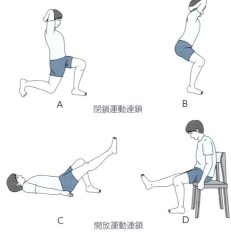

図1 運動強度

A: ランジ
片方の足を前方に踏み出し,他方の膝部を床につけるように膝屈曲しながらゆっくり腰を落とし,姿勢を戻すように膝伸展する.
B: スクワット
膝部がつま先より前方に出ないことを意識しながら膝屈曲させ腰をゆっくり落とし,姿勢を戻すように膝伸展する.
C: 仰臥位(straight leg raising)
一方は膝立てし,他方の下肢を足進展かつ足関節背屈のうえ挙上,数秒持続後に下腿を降ろす.
D: 椅子座位(straight leg raising)
大腿部を座面につけ,足関節を背屈させながら片方の膝を伸ばし,数秒持続後に下腿を降ろす.

■参考文献

1. 日本糖尿病学会, 編著. 糖尿病専門医研修ガイドブック(改訂第6版). 東京: 診断と治療社; 2014. p.202.
2. Cuff DJ, Meneilly GS, Martin A, et al. Effective exercise modality to reduce insulin resistance in women with type 2 diabetes. Diabetes Care. 2003; 26: 2977-82.
3. American College of Sports Medicine. Med Sci Sports Exerc. 2007; 39: 1423-45.

〈長谷部正紀　水野有三〉

4 ▶ 運動指導上の注意点

まとめ

- 運動療法開始前に合併症検索を行う（表 1）．
- ウォーキングに際しては適切な靴を選ぶ．
- 運動器疾患に注意する．
- 低血糖に注意する．
- 適切な水分補給を行う．

❶合併症
- 合併症を有する糖尿病では運動療法によりさまざまな危険が伴うため，運動療法開始前には合併症の検索をする必要がある．
- 運動療法により懸念される合併症への影響を以下に記す．
- 血糖コントロールが不良の場合は運動により血糖がさらに上昇するおそれがあるため，空腹時血糖 250 mg/dL 以上，ケトン体中等度陽性の場合は運動を許可しない．
- 増殖性網膜症では，高強度の運動が網膜出血や網膜剥離をきたす誘因となる．神経症が高度な場合，起立性低血圧，突然死をきたすこともある．運動は尿蛋白排泄量を増加させ，腎への血流を減少させる．大血管障害を有する場合，運動負荷により心筋梗塞を発症するおそれがある．
- 詳細については Ⅲ-3-5「合併症をもつ患者の運動指導」を参照のこと．

❷靴
- 有酸素運動は継続して行うことによりインスリン感受性が増大し血糖低下作用が期待できる．有酸素運動のなかでも最も手軽で日常生活に取り入れやすいものはウォーキングである．

表 1 運動療法が制限される場合

血糖コントロール不良（空腹時血糖 250 mg/dL 以上，尿ケトン体中等度以上陽性）
増殖性網膜症
腎不全（血清 Cr 男性 2.5 mg/dL 以上，女性 2.0 mg/dL 以上）
高度の自律神経障害
虚血性心疾患や心肺機能障害
骨，関節疾患
糖尿病壊疽
急性感染症

（日本糖尿病学会，編著．糖尿病治療ガイド 2014-2015．東京: 文光堂; 2014. p.45 ❷より改変）

- ウォーキングに際しては適切な靴を選択することが重要である．糖尿病では足病変のリスクが高いが，その誘因として最も多いのは靴擦れである[2]．
- 自身の足にあった形状，適切なサイズの靴を選択する．通気性が良い素材で，クッション性のある靴底を有するウォーキングシューズなどが適している．靴紐を結ぶタイプのものが調整しやすいのでよい．特に神経障害のある患者ではウォーキングによる足トラブルが生じやすいため注意を要する．

❸運動器疾患

- 無理な運動は運動器疾患を発症，悪化させるおそれがあるので注意が必要である．特に高齢者では変形性関節症や脊柱管狭窄症など有する例もあり過度なウォーキングにより悪化するおそれがある．
- 水中ウォーキングは浮力により膝の負荷が軽減され，水の抵抗で全身の筋肉へ運動負荷が得られるという利点がある．

❹低血糖

- 経口糖尿病薬内服中やインスリン治療中の場合には運動療法により低血糖をきたすおそれがあるので注意が必要である．特に起床後すぐの朝食前や空腹時の運動は低血糖の危険が高いので避けるか，あるいは運動前の補食が必要である．
- 運動時はブドウ糖，ビスケットなどを常に携行するように指導する．また，運動療法による血糖低下効果は長時間継続するため，運動を多く行った際には，夜間の低血糖の発現にも注意する必要がある．

❺適切な水分摂取

- 運動療法の際には適切な水分摂取が必須である．特に高齢者では，体水分量が少なく，渇中枢の衰えにより水分摂取が少ないことも多く脱水に陥りやすい．こまめな水分補給に努めるよう指導する．
- 通常の運動においては水分の摂取で十分であるが，夏場や高強度の運動で多量の発汗がある際にはスポーツドリンクなどによる電解質の補充が必要になるが，糖を多く含むものでは血糖上昇をきたすので避けるべきである．

■参考文献

[1] 新城孝道．糖尿病のフットケア．東京: 医歯薬出版; 2009. p.3.
[2] 日本糖尿病学会，編著．糖尿病治療ガイド 2014-2015. 東京: 文光堂; 2014. p.45.

〈佐田 晶〉

5 ▶ 合併症をもつ患者の運動指導

░░ **まとめ** ░░

- 運動療法は，時に諸刃の剣であり，合併症の悪化や時に生命の危険伴う.
- 事前の入念なメディカルチェックにより，運動療法の適用と禁忌をチェックする.
- 合併症の有無と程度に応じた適切な運動処方が患者の QOL 改善につながる.

◆

　すでに合併症を有する糖尿病患者の場合，運動療法は，合併症を悪化させる可能性もあり，時に生命をも脅かす可能性がある．本章で述べてきた注意点やメディカルチェック項目を念頭に，QOL の改善に資するテーラーメイドの運動処方が必要になる．ここでは，運動療法のリスクと適用基準を復習し，合併症の有無と程度に応じた留意点を述べる．

❶糖尿病患者における運動のリスク（表1）	- 運動療法は，代謝，細小血管合併症，大血管合併症，筋骨格系の整形外科的疾患などに影響を及ぼすことに注意する. - 特に，1 型糖尿病においては，代謝に対する影響が大きく，遅延性低血糖の問題もある. - 運動の程度，タイミング，インスリンの調整などについて主治医とよく話し合う必要がある.

表1 糖尿病患者に対する運動のリスク

代謝系
- 高血糖，ケトーシスの悪化
- 薬物療法中の低血糖

細小血管症系
- 網膜出血
- 蛋白尿の増加
- 神経障害

大血管障害系
- 虚血性心疾患による循環器系機能障害，不整脈
- 運動中の過度な血圧上昇
- 運動後起立性低血圧

筋骨格系
- 足潰瘍
- シャルコー関節の悪化
- 変形性関節症の悪化

（田村好史，他．糖尿病運動療法指導マニュアル．In: 佐藤祐造，編．東京：南江堂；2011. p.13-9❾より）

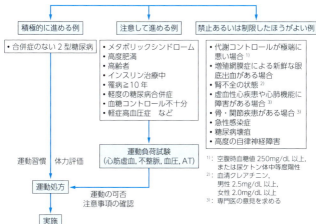

図1 糖尿病患者で運動療法を実施する基準
(田村好史, 他. 糖尿病運動療法指導マニュアル. In: 佐藤祐造, 編. 東京: 南江堂; 2011. p.13-9 より)

❷運動療法の実施基準 (図1)

- すでにⅢ-3-3で述べた方法で運動処方前のメディカルチェックを入念に実施して, 運動療法の適用を決め, 合併症の有無, 程度に応じた運動処方をする.
- 内科医の場合, 患者の筋骨格系の合併症を見落としがちであり, 必要に応じて整形外科あるいはリハビリ科にコンサルトする.

❸合併症と運動の適否各論 (表2)

[細小血管障害]

1) 網膜症: 単純網膜症では, 定期的な眼底検査のもとで, 通常の運動療法を行う. 過度の血圧上昇を伴うような運動 (強いレジスタンス運動や, 努責を伴う運動) は避ける. 黄斑症や, 増殖網膜症, 特に硝子体出血や新生血管を認める場合は, 運動療法は禁忌である.

2) 腎症: 腎症の病期第1期および第2期においては, 通常の運動療法が推奨される. 第3期では, 過度の運動は避け, 病態により程度の調節を要する. 第4期以降では, 散歩やラジオ体操程度のごく軽度な運動に制限する必要がある.

3) 神経障害: 末梢神経障害を有する場合, 軽症に

表2 糖尿病性三大合併症と運動の適否

1. 網膜症		
単純		強度の運動処方は行わない
増殖前		眼科的治療を受け安定した状態でのみ歩行程度の運動可
増殖		運動処方は行わない
いずれの病期も Balsalva 型運動（息をこらえて力む運動）は行わない		
2. 腎症		
第1期 （腎症早期）	原則として糖尿病の運動療法を行う	
第2期 （早期腎症期）		
第3期 （顕性腎症期）	原則として運動可. ただし病態によりその程度を調節する. 過激な運動は不可	
第4期 （腎不全期）	運動制限. 散歩やラジオ体操は可. 体力を維持する程度の運動は可	
第5期 （透析療法期）	原則として軽運動. 過激な運動は不可	
3. 神経障害		
知覚障害	触覚・痛覚・振動覚の低下	足の壊疽に注意（フットケア教育）水泳, 自転車の運動がよい
自律神経障害	起立性低血圧 呼吸性不整脈の消失 安静時頻脈	日常生活以外の運動処方は行わない
4. 大血管障害		
心血管障害	狭心症・心筋梗塞	心臓リハビリテーションプログラムに従い, 監視下で運動を開始する
下肢閉塞性 動脈硬化症	間欠性跛行・安静時疼痛	軽・中等強度の歩行, 水泳, 自転車（エルゴメーター）, 下肢のレジスタンス運動

〔日本糖尿病学会, 編著. 糖尿病専門医研修ガイドブック（改訂6版）. 東京: 診断と治療社: 2014. p.201-10[2]より〕

限って運動を許可する. 足病変に注意し, フットケアを実施する. 高度な自律神経障害を有する場合は, 突然死のリスクがあり, 日常生活程度の活動にとどめる.

[大血管障害]
• 無症候性心筋虚血を有する場合もあり, 入念なメディカルチェックのあと, 必要に応じて, 運動負荷試験を実施した後に医師の監視下にて運動を開始する.
• 下肢の虚血を有する場合は, 軽・中等度の歩行, 水

泳，レジスタンス運動が推奨される．

［筋骨格系障害］
- 下肢に負荷がかかる運動は，足の潰瘍，壊疽の原因となる．
- フットケアを入念に行い，適切な靴，靴下を選ぶ．過度な歩行，ランニングは避ける．
- 足病変のハイリスク患者の場合は，水泳，サイクリング，椅子を用いた運動，上半身の運動などが勧められる．
- 不適切な運動により，Charcot 関節，腰痛や膝関節痛が悪化する場合があり，必要に応じて整形外科医のアドバイスを受ける．

■参考文献
❶田村好史，押田芳治，田中史朗，他．運動療法を行ってよい場合，行ってはいけない場合—適応と禁忌．糖尿病運動療法指導マニュアル．In: 佐藤祐造，編．東京: 南江堂; 2011. p.13-9.
❷日本糖尿病学会，編著．運動療法．糖尿病専門医研修ガイドブック (改訂第 6 版)．東京: 診断と治療社; 2014. p.201-10.

〈水野有三〉

4. 禁煙指導

1 ▶ 喫煙による健康障害

■ まとめ

- 糖尿病患者が喫煙することによって，細小血管障害や大血管障害などの合併症だけでなく，血糖コントロール自体を悪化させ，全身にさまざまな悪影響を及ぼす.
- 糖尿病患者の治療の一環として，すべての症例に禁煙を勧める必要がある.

◆

　American Diabetes Association の出す糖尿病の標準治療において，推奨度エビデンスレベル A で「すべての患者に喫煙をしないように勧める」が推奨されている[1].

　すべての糖尿病患者に禁煙を勧めるために，喫煙の身体に及ぼす悪影響を理解する必要がある.

■喫煙によるさまざまな健康障害

❶健康障害

- 一般的に喫煙をすることによって，図1のように多くの健康障害が指摘されている.

❷糖尿病合併症の悪化

- 喫煙による健康障害のなかでも，脳血管障害，虚血性心疾患，末梢動脈疾患については，糖尿病の大血管症でもあり（I-7「合併症・併発症の病態」参照），糖尿病患者が喫煙をすることで，心血管死亡リスクをさらに増大させる.
- 喫煙は細小血管症である神経障害，網膜症，腎症といった合併症も悪化，進展させる.
- これらの機序については，喫煙により血小板凝集，一酸化炭素ヘモグロビン，フィブリノーゲン濃度の上昇が起こり，組織が低酸素状態となることが考えられている. また，喫煙による血圧の急激な上昇も，原因となることがいわれている.

❸悪性腫瘍

- 糖尿病の患者は，独立して，大腸癌，肝臓癌，膵臓癌，乳癌，子宮内膜癌，膀胱癌などの悪性腫瘍に罹患するリスクが上昇する.
- 喫煙は，子宮体癌以外の多くの癌との関連が指摘されており，禁煙することにより，悪性腫瘍のリスクを低下させる.

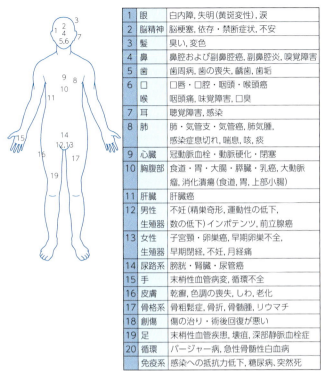

図1 タバコによる健康障害
(Eriksen M, et al. The Tobacco Atlas. 5th edition. Atlanta: American Cancer Society; 2015 より)

❹糖尿病の悪化

- 喫煙と糖尿病は合併症を相互に悪化させるだけでなく，喫煙によって，インスリン抵抗性を著しく増大させ，糖尿病の発症リスクを高め，血糖コントロールを悪化させる．
- その機序はすべて解明されてはいないが，喫煙によるアディポネクチンの低下や成長ホルモン・コルチゾールといったインスリン拮抗ホルモンの上昇が一因として考えられている．
- 非喫煙者と比較し，受動喫煙者でも糖尿病の発症リスクが高くなる．

❺禁煙と体重増加

- 禁煙開始時に体重増加が起こり，一時的に糖尿病発症リスクが上昇する．
- 体重増加の原因として，禁煙による食欲の亢進と基礎代謝の低下がある．ニコチンはドパミンやノルアドレナリンなどの分泌刺激作用によって，交感神経系を活性化するが，禁煙により，その活性化が低下することにより，体重増加が引き起こされると考えられている．
- 体重増加が起こるのは，禁煙開始後数年間のみで，10年程度経つとその増加はなくなる．そのため，体重増加が禁煙しない理由にはならないことを理解させることが重要である[3]．

■参考文献

[1] American Diabetes Association: Standards of medical care in diabetes. 2015: Summary of Revisions. Diabetes Care. 2015; 38: S4.

[2] Eriksen MP, Mackjay J, Schluger N, et al. The Tobacco Atlas. 5th edition. Atlanta: American Cancer Society; 2015.

[3] Akter S, Okazaki H, Kuwahara K, et al. Smoking, smoking cessation, and the risk of type 2 diabetes among Japanese adults: japan epidemiology collaboration on occupational health study. PLoS One. 2015; 10: e0132166.

〈秋山知明〉

2 ▶ 禁煙指導の実際

まとめ

- 個々の患者に適切な禁煙プランを決定するため，患者の喫煙状況を把握し，糖尿病治療とともに，禁煙の重要性について理解を得る必要がある．
- 医療者が，禁煙外来の対象者，認可されている薬剤の特徴などを理解し，多くの患者が禁煙できるよう対象者に受診を勧める．

◆

個々の患者に適切な禁煙プランを立案するため，喫煙状況の問診や禁煙外来，薬剤治療を理解する必要がある．

■禁煙指導の流れ

❶患者の喫煙状況の把握

- すべての糖尿病患者において，喫煙状況を把握する．
- 非喫煙者，禁煙者，喫煙者に分けて理解し，喫煙本数，喫煙および禁煙期間を問診する．

❷禁煙アドバイス

- 喫煙者には禁煙すべきであることを，禁煙者には継続するよう，はっきりと伝えることが非常に重要．
- 禁煙治療に関する RCT のメタアナリシスで，臨床医が一般の患者と対面して 3 分間以内の禁煙アドバイスをするだけでも，禁煙率が 1.3 倍に高まる[1]．
- 喫煙による健康障害，禁煙の効果（Ⅲ-4-1）について情報提供し，自覚症状や本人の関心事などを切り口にアドバイスする．

❸禁煙外来の対象者

- 保険給付の対象は以下の条件をすべて満たす「ニコチン依存症」の患者とされており[2]，このような患者に対し禁煙外来を勧める．

条件 1. 直ちに禁煙しようと考えていること．
条件 2. ニコチン依存症のスクリーニングテスト「Tobacco Dependence Screener」（以下 TDS, 表 1）が 5 点以上であること．
条件 3. ブリンクマン指数（1 日喫煙本数×喫煙年数）が 200 以上であること．
条件 4. 禁煙治療を受けることを文書により同意していること．
ただし，条件 3 により喫煙年数の少ない若年者らが対象から外れてしまうため，見直す動きがある．

表1	ニコチン依存症のスクリーニングテスト TDS（感度 95%，特異度 81%）
1	自分が吸うつもりよりも，ずっと多くタバコを吸ってしまうことがありましたか.
2	禁煙や本数を減らそうと試みて，できなかったことがありましたか.
3	禁煙したり本数を減らそうとしたときに，タバコが欲しくて欲しくてたまらなくなることがありましたか.
4	禁煙したり本数を減らしたときに，次のどれかがありましたか.（イライラ，神経質，落ち着かない，集中しにくい，憂鬱，頭痛，眠気，胃のむかつき，脈が遅い，手のふるえ，食欲または体重増加）.
5	上の症状を消すために，またタバコを吸い始めることがありましたか.
6	重い病気にかかったときに，タバコはよくないとわかっているのに吸うことがありましたか.
7	タバコのために健康問題が起きているとわかっていても，吸うことがありましたか.
8	タバコのために精神的問題が起きているとわかっていても吸うことがありましたか.
9	自分はタバコに依存していると感じることがありましたか.
10	タバコが吸えないような仕事やつきあいを避けることが何度かありましたか.

❹禁煙補助剤

- ニコチン依存症の患者に対しては，禁煙補助剤を利用できる.
- 日本で承認されている薬剤には主に非ニコチン経口薬であるバレニクリン，ニコチン代替療法剤であるニコチンガム，ニコチンパッチがある.
- 特に，糖尿病患者では，禁煙後の食欲亢進により体重が増加し，一時的に血糖コントロールが悪化するが，薬剤を使用することで食欲亢進を抑制し，体重増加を減少させるため，良い適応となる.
- それぞれの特徴を以下に示す❸.

バレニクリン（チャンピックス®）―禁煙率約 2.3 倍
利点: 飲み薬である. ニコチンを含まない. 禁煙による離脱症状だけでなく，喫煙による満足感も抑制する.
欠点: 服用開始時を中心に吐気が起こることがある. 頭痛・便秘・不眠・異夢・鼓腸.

ニコチンガム（ニコレット®）―禁煙率約 1.5 倍
利点: 吸いたくなったらいつでも使用できる. ニコチン補充と口寂しさをまぎらわすことができる.
欠点: むかつき・喉の刺激がある. 噛み方・使用法に若干コツが必要. ガムを噛めない人がいる.

ニコチンパッチ（ニコチネル TTS®）―禁煙率約 1.6 倍

利点: ニコチンが確実に補給される．1日1回貼布．使用しても人にわからない．

欠点: 皮膚のかゆみ・かぶれ，不眠・夢，頭痛．

■参考文献

❶ Rockville MD. Treating tobacco use and dependence: 2008 Update. U.S. Department of Health and Human Services. 2008.

❷ 日本循環器学会，編．禁煙治療のための標準手順書第6版．https://www.jrs.or.jp/uploads/files/information/non-smoking_06.pdf

❸ 日本循環器学会，編．禁煙ガイドライン（2010改訂版）．http://www.j-circ.or.jp/guideline/pdf/JCS2010muroharah.pdf

〈秋山知明〉

5. 睡眠障害

1 ► 糖尿病患者の睡眠障害の実態

まとめ

- 糖尿病患者では不眠症，睡眠関連呼吸障害をきたしやすい．
- 糖尿病自体だけでなく，糖尿病合併症も不眠症の原因になる．

◆

　糖尿病患者は，適切な睡眠時間および睡眠の質が得られていない．糖尿病と睡眠障害の関係を正しく理解する必要がある．

■糖尿病患者と睡眠障害の関係

❶睡眠障害

- 何らかの原因により，正常な睡眠が維持できないことを指す．睡眠障害は睡眠障害国際分類（ICSD-2）によって，①不眠症，②睡眠関連呼吸障害，③中枢性過眠症，④概日リズム睡眠障害，⑤睡眠時随伴症，⑥睡眠関連運動障害，⑦孤発性の諸症状，正常範囲内と思われる異型症状，未解決の諸症状，⑧その他の睡眠障害の8つに分類されている．糖尿病患者では，不眠症，睡眠関連呼吸障害が多い．
- 不眠症とは，適切な睡眠環境があるにもかかわらず，入眠困難，中途覚醒，早朝覚醒，熟眠障害といった訴えがあり，日中に疲労，注意力低下，気分不調を伴うものである．
- 睡眠関連呼吸障害とは睡眠中に呼吸障害をきたし，正常な睡眠が維持できないことを指す．睡眠時無呼吸症候群が多くを占める．

❷糖尿病患者の睡眠の特徴

- 糖尿病患者の睡眠時間は健常人と比べ，5時間以内の短時間，9時間以上の長時間睡眠を占める割合が多い．また不眠症のなかでも入眠困難，睡眠維持困難をきたしやすい[❶]．
- 糖尿病性神経障害の症状がある場合，不眠症合併率はより高くなる．
- 睡眠脳波でみた場合，糖尿病患者は体の回復に必要な徐波睡眠（ノンレム睡眠 stage 3, 4 の深睡眠に相当）が減少し，レム睡眠（浅い睡眠）が増加している[❷]．
- 肥満の有無にかかわらず，糖尿病性自律神経障害合併例では，睡眠時無呼吸症候群は20～50%程度存在する．
- 糖尿病患者では血糖コントロール不良，合併症，自

202

己注射, 自己血糖測定などにより, 20％近くがうつを合併している. そのうつ自体も不眠症の原因となる.

- 睡眠尺度であるピッツバーグ睡眠質問表 (PSQI) で評価した場合, PSQI 6 点以上睡眠の質低下の糖尿病患者は 40％近くに達する.

- しかし実際に不眠を有しても, 医師に訴える患者は 40％にすぎず, 重篤な不眠症があっても投薬を受ける人は 17％ほどである[3].

❸糖尿病患者が睡眠障害をきたしやすい理由

- 糖尿病自体によるもの
  1. 高血糖による夜間頻尿と, それに伴う口渇
  2. 夜間低血糖による悪夢, 不快感, 発汗
- 糖尿病合併症由来によるもの
  1. 睡眠時無呼吸症候群による熟眠障害
  2. 脊柱管狭窄症, 変形性関節症
  3. うつ病などの精神疾患
  4. 末梢神経障害による痺れや疼痛, 異常感覚, こむら返り
  5. 自律神経障害による頻尿, 発汗異常, 便通異常, 胃食道逆流現象

❹睡眠障害によるデメリット

- 睡眠障害によるデメリット
  1. 昼間の眠気, 倦怠感, 頭重感, 不安感
  2. 身体疾患 (高血圧・糖尿病・狭心症・心筋梗塞・脳血管障害・癌) の誘因・増悪
  3. うつ病の誘因・増悪
  4. 常習欠席 (欠勤) の増加
  5. 仕事上の能率や生産性の低下
  6. 交通事故, 産業事故の誘因
  7. 医療費の増大

■参考文献

[1] 小路眞護, 迎徳範, 内村直尚. 3. 各臨床科でみられる睡眠障害, 2) 糖尿病における睡眠障害. 特集生活習慣病と睡眠障害. Prog Med. 2004; 24: 987-92.

[2] Jauch-Chara K, Schmid SM, Hallschmid M, et al. Altered neuroendocrine sleep architecture in patients with type 1 diabetes. Diabetes Care. 2008; 31: 1183-8.

[3] Skomro RP, Ludwig S, Salamon E, et al. Sleep complaints and restless legs syndrome in adult type 2 diabetics. Sleep Med. 2001; 2: 417-22.

〈角田哲治〉

2 ▶ 睡眠障害が糖代謝に与える影響

■ まとめ

- 睡眠障害はさまざまなメカニズムにより糖代謝に悪影響を与える.
- 不適切な睡眠時間,睡眠の質の低下は糖尿病の発症リスクとなる.
- 睡眠障害に対する治療により,糖代謝の改善が期待できる.

◆

　睡眠障害が糖代謝に及ぼす影響,メカニズムを理解する必要がある(表1).

■睡眠障害と糖代謝の関係

❶病態

- ノンレム睡眠のうち,深睡眠である stage 3, 4 の徐波睡眠を阻害すると交感神経が刺激され,インスリン感受性が低下する.
- 2日間連続して睡眠時間を4時間に制限するとコルチゾール増加,交感神経活性亢進,食欲抑制ホルモンであるレプチン低値,食欲増進ホルモンであるグレリン高値をきたす.
- 睡眠ホルモンであるメラトニンの受容体がある松果体を切除したラットでは,インスリン抵抗性,炎症性サイトカイン,酸化ストレスの増加をきたす.
- 閉塞性睡眠時無呼吸症候群(O-SAS)では睡眠により舌根沈下し,上気道狭窄をきたす結果,呼吸障害を起こす.
- 睡眠が断続されることによる徐波睡眠の減少や,呼吸障害による低酸素血症で,交感神経活性亢進やコルチゾール分泌亢進,さらに酸化ストレスを惹起し,耐糖能が障害される.
- SAS 重症例ほど糖尿病合併率が高い.

表1 睡眠障害による糖代謝悪化のメカニズム　まとめ

睡眠障害により

1. 視床下部－下垂体－副腎系の活性➝コルチゾールの増加
2. 交感神経系の活性➝交感神経活性亢進による,カテコラミンの増加
3. 肥満➝レプチン低下,グレリン増加し,食事摂取量が増加.また日中活動量低下
4. 炎症,酸化ストレスの惹起➝膵 β 機能低下
5. メラトニン分泌低下➝インスリン抵抗性,膵 β 機能低下

各々の影響により体重増加,インスリン抵抗性をきたし,また膵 β 細胞障害により糖代謝が悪化する

❷疫学

- 睡眠障害に関する日本における2型糖尿病発症の危険度❶.

入眠困難高頻度群は低頻度群に比べ，糖尿病発症 2.98 倍
中途覚醒高頻度群は低頻度群に比べ，糖尿病発症 2.23 倍

- 前述を含めたメタアナリシスによる2型糖尿病発症の危険度❷.

5時間以下の短時間睡眠	オッズ比	男性 2.07，女性 1.07
9時間以上の長時間睡眠	オッズ比	1.38
入眠困難	オッズ比	1.5
中途覚醒・早朝覚醒	オッズ比	2.0

ピッツバーグ睡眠質問票（PSQI）の値が5点悪化するごとに，HbA1c が 1.9% 増加する

- 変則勤務，交代勤務者は2型糖尿病発症リスクが高い.
- 平均7〜8時間の睡眠時間の人に比べ，7時間未満，8時間以上の人は HbA1c が高値になる.
- メラトニン受容体変異，メラトニン分泌低下は糖尿病発症リスクとなる.

❸睡眠治療による糖代謝への影響

- 重症睡眠時無呼吸症候群に対する持続陽圧呼吸（CPAP）療法は睡眠中の低酸素血症ならびに睡眠の断続が改善され，インスリン抵抗性，血糖コントロールが改善する.
- 睡眠薬投与による糖代謝への影響を検討した研究は小規模なものではあるが報告あり，日本人不眠症合併糖尿病患者にゾルピデムを投与し，HbA1c が 0.4% 改善している.
- 海外では，メラトニンを用いて，不眠症糖尿病患者の HbA1c を 0.5〜0.6% 低下させた報告がある.
- メラトニンは IRS-1，PI-3 キナーゼ経路を介し，加えて GLUT-4 の発現を誘発し，ブドウ糖輸送を亢進させる.
- また膵 β 細胞に存在するメラトニン受容体に結合することで，cAMP，cGMP を低下させ，結果インスリン分泌を抑制する.
- 併せて，炎症性サイトカインや酸化ストレスを抑制する.
- 上記により糖代謝を改善させると考えられている.

■参考文献

1. Kawakami N, Takatsuka N, Shimizu H. Sleep disturbance and onset of type 2 diabetes. Diabetes Care. 2004; 27: 282-3.
2. Cappuccio FP, D'Elia L, Strazzullo P, et al. Quantity and quality of sleep and incidence of type 2 diabetes: a systematic review and meta-analysis. Diabetes Care. 2010; 33: 414-20.

〈角田哲治〉

3 ▶ 睡眠障害に対する治療

まとめ

- 投薬治療を開始する前に，不眠を訴える患者に不適切な生活習慣がないかを確認する.
- 患者の睡眠障害のパターンを理解し，適切な治療薬を選択する.

◆

漫然と睡眠薬を投与せず不眠症の状況を常に確認する必要がある.

■睡眠障害に対する指導と治療のコツ

❶適切な睡眠を得るための指導

- 早く寝ることにこだわらない．年齢とともに睡眠時間は減少する．また睡眠を強く意識すると，かえって緊張してしまい，入眠の妨げになる.
- 夜間過剰な電気をつけない（200 lux 以下の照度を推奨）．過剰な明るさはメラトニン分泌を抑制し，眠気を阻害する．寝る前のテレビ・パソコン・スマートフォンなどは控える.
- 毎朝同じ時刻に起きて，日を浴びる．起床した時間から 15 時間前後にメラトニンが分泌され始め，睡眠，覚醒のリズムを形成する.
- 昼寝は長くても 30 分ほど，午後遅くにはとらない．長時間もしくは遅い時間の昼寝は睡眠サイクルがリセットされ，夜の眠気が遅くなる.
- 寝る前に飲酒や喫煙はしない．飲酒によりノンレム睡眠が阻害される．またタバコによるニコチンは交感神経を刺激し，入眠の妨げになる.
- 寝る前に水分を摂りすぎない．脱水予防に就寝前の水分摂取は必要だが，摂りすぎは夜間尿意，頻尿による中途覚醒の原因になる.
- 夕食時にカフェインや刺激物を摂りすぎない．カフェインの効果は 4~5 時間と長い．刺激物は消化管に負荷がかかり，また交感神経が刺激され，入眠の妨げになる.
- 適度な運動をする．運動により，過度に体を疲労させることで深い睡眠が得られる.

❷治療

- 薬物治療
1) ベンゾジアゼピン系薬/非ベンゾジアゼピン系薬
   睡眠に関する大脳辺縁部や視床下部の GABA 受容体を刺激する.

JCOPY 498-12370   207

利点: 薬剤によって作用時間が異なるため不眠症の症状によって使い分けができる

欠点: 筋弛緩作用があり，転倒のリスクがある，睡眠時無呼吸症候群が悪化しやすい．また耐性を形成しやすい

2) メラトニン受容体作動薬（ロゼレム®）
　睡眠に関する視交叉上核のメラトニン受容体を刺激する．

利点: 安全性が高く，耐性や休薬による反跳性不眠もない

欠点: 最大効果に時間を要す

3) オレキシン受容体拮抗薬（ベルソムラ®）
　覚醒に関する視床下部ニューロンのオレキシン受容体を阻害する．

利点: 半減期が長く，入眠障害，中途覚醒に有効である

欠点: 悪夢をみることがある

- 持続陽圧呼吸（CPAP）療法
　重度の睡眠時無呼吸症候群（AHI）≧20 に対し，陽圧化空気の投与により気道閉塞を防ぎ，睡眠時無呼吸を防止する治療法．

利点: 睡眠中の酸素化を改善し，睡眠自体や日中の眠気の改善だけでなく，QOL や糖代謝改善をもたらす

欠点: マスク装着によるわずらわしさ，鼻腔・口腔内の乾燥

- 認知行動療法
　睡眠の捉え方を修正し，精神状態の改善を図る精神療法．

利点: 薬物を使用せずに睡眠の改善が期待できる

欠点: 一般の病院，診療所では行っていない

❸睡眠薬の減量・休薬

- 睡眠薬のなかにはベンゾジアセピン系のように中止することによる反跳性不眠や，長期投与による依存形成をきたすことが報告されている．以下の点を考慮し，可能な限り減量・休薬を勧めるべきである[1]．

1) 夜間の不眠症状が改善している
2) 日中の心身の調子が良い

■参考文献

[1] 日本睡眠学会. 睡眠薬の適正な使用と休薬のための診療ガイドライン 2013. http://www.jssr.jp/data/pdf/suiminyaku-guideline.pdf

〈角田哲治〉

6. 経口血糖降下薬の特性と使い分け，注意点

1 ▶ スルホニル尿素薬

まとめ

- 1950 年代に発売された経口血糖降下薬のなかでは最も古い薬剤であり，主に第 1〜3 世代に分類される．
- 現在使用されているのは第 3 世代のグリメピリド（アマリール®）が多くを占めているため，ここでは主にグリメピリドを中心としスルホニル尿素薬（以下，SU 薬）の利点や注意点について記載する．

❶作用機序・薬理

- 膵臓の β 細胞に作用しインスリン分泌を刺激する．ブドウ糖が β 細胞でインスリン分泌を刺激する過程で同様に K チャネルを刺激することが知られており，SU 薬はこの経路に働きかける薬剤である．
- グリメピリドは，排泄の半分以上が尿中排泄である点から腎機能障害を伴う患者では重篤な低血糖をきたす可能性が高く，重篤な腎機能障害がある場合では禁忌である．肝機能低下による高インスリン血症，インスリンクリアランス低下などが関連することを考慮し国内では重篤な肝機能障害がある場合は禁忌となっている．

❷低血糖

- 直接膵臓からインスリン分泌を促すため確実な血糖降下作用をもたらすと考えられるが，逆に副作用として低血糖のリスクが高い．相対力価の強いもの・作用時間の長いもので発生頻度が多いとされる．軽度の低血糖であれば服用者の数%，入院が必要な重症低血糖は 1,000 人・年あたり 0.2〜0.4 との報告[1]がある[2]．より安全に SU 薬を使用するためには低血糖をいかに避けるかが重要となる．SU 薬では極量の半分程度で効果がほぼ変わらないという報告があり[3]，他剤との併用の場合では日本糖尿病学会から以下の recommendation がなされている．

[日本糖尿病学会]
DPP-4 阻害薬：SU 薬ベースで治療中の患者で DPP-4 を追加投与する場合，SU 薬は減量が望ましい．特に高齢者（65 歳以上），軽度腎機能低下者（Cr 1.0 mg/dL 以上），あるいは両者が併存する場合，シタグリプチン・ビルダグリプチン・アログリプチン追加の際に SU 薬の減量を必須とする．グリメピリド（アマリール®）2 mg/日を超えて使用している患者は 2 mg/日以下に減じる．グリベンクラミド（オイグルコン®，ダオニール®）1.25 mg/日を超

えて使用している患者は 1.25 mg/日以下に減じる．グリクラジド（グリミクロン®）40 mg/日を超えて使用している患者は 40 mg/日以下に減じる．シタグリプチン・ビルダグリプチン・アログリプチン併用後，血糖コントロールが不十分な場合は，必要に応じてスルホニル尿素薬を増量し，低血糖の発現がみられれば SU 薬をさらに減量する．

SGLT2 阻害薬：インスリンや SU 薬などインスリン分泌促進薬と併用する場合には，低血糖に十分留意して，それらの用量を減じる．具体的にはグリメピリドは 2 mg/日を超えて使用している患者は 2 mg/日以下に減じる．グリベンクラミドは 1.25 mg/日を超えて使用している患者は 1.25 mg/日以下に減じる．グリクラジドは 40 mg/日を超えて使用している患者は 40 mg/日以下に減じる．

- 以上から，グリメピリドであれば 2 mg までに使用をとどめ，0.5 mg からの少量投与を行うべきである．また，0.25 mg といった選択肢も考慮すべきである．
- 薬物相互作用の観点から血糖降下作用を増強・減弱する薬剤は多い．グリメピリドとワルファリンカリウムでは低血糖による救急受診・入院リスクを 1.22 倍に増大することとの報告があり，CYP2C9 が競合による双方の作用増強の可能性が考えられている[4]．その他にも日常臨床ではサリチル酸剤やプロピオン酸系消炎剤，β 遮断薬，フィブラート系，プロベネシドなどの薬剤で作用増強に注意が必要である．グリメピリドの作用が減弱する薬剤としてはエピネフリン，副腎皮質ホルモン，甲状腺ホルモン，利尿薬といったなどがあげられる．
- この他にも，二次無効（当初有効であったにもかかわらず長期間の連用での降下減弱，消失）や K_{ATP} チャネル遮断作用を介した虚血・再灌流障害の増強の可能性が示唆される（グリメピリドでは他の SU 薬よりも心筋 K_{ATP} チャネル遮断作用は弱いとされる）[4]など SU 薬は使いづらいといった印象がある．
- しかし，古くからある薬剤であり，UKPDS 80 では SU 薬またはインスリン投与した厳格血糖コントロール群では 10 年にわたり細小血管障害リスクの低下，全死亡の低下がみられるとの報告がある[5]．
- その他，SU 薬の有効症例と考えられる病態もある．MODY のうち MODY 3 は SU 薬の感受性が非常に良いとされ，インスリンやメトホルミンで治療困難でも SU 薬開始により速やかに血糖値改善をきた

し得る[6].

- SU薬は低血糖をきたしやすく，現在は使用をためらう症例が多いのは事実である．しかし空腹時血糖を含めた血糖値を安定化させることに寄与し，かつ強力な血糖降下作用をもつ薬であり，少量から慎重に投与することで安全に使用することが可能である．加えてSU薬でなければ調節困難な症例もあり，十分な病歴聴取のもと，使用を検討していくべきである．

❸具体的処方例

- グリメピリドは2 mgを超えると低血糖リスクの増大に比して血糖改善作用の増大に乏しく2 mgまでにとどめるのがよい．

[処方例]
アマリール® (1 mg) 1錠 分1
朝食後

■参考文献
❶Cryer PE, Fisher JN, Shamoon H. Hypoglycemia. Diabetes Care. 1994; 17: 734-55.
❷Goldberg RB, Holvey SM, Schneider J. A dose-response study of glimepiride in patients with NIDDM who have previously received sulfonylurea agents. The Glimepiride Protocol #201 Study Group. Diabetes Care. 1996; 19: 849-56.
❸Romley JA, Gong C, Jena AB, Association between use of warfarin with common sulfonylureas and serious hypoglycemic events: retrospective cohort analysis. BMJ 2015; 351: h6223.
❹Brady PA, Telzic A. The sulfonylurea controversy: more questions from the heart. J Am Coll Cardiol. 1998; 31: 950-6.
❺Holman RR, Paul SK, Bethel MA, et al. 10-year follow-up of intensive glucose control in type 2 diabetes. N Engl J Med. 2008; 359: 1577-89.
❻Pearson ER, Liddell WG, Shepherd M, et al. Sensitivity to sulphonylureas in patients with hepatocyte nuclear factor-1α gene mutations: evidence for pharmacogenetics in diabetes. Diabet Med. 2000; 17: 543-5.

〈佐々木浩人　長田　潤〉

2 ▶ グリニド薬

まとめ

- SU 薬以外でのインスリン分泌刺激薬としてあげられるものにグリニド薬がある.
- これらは SU 薬と同様にスルホニル尿素受容体に結合することでインスリン分泌を刺激するが, 大きな違いとして作用時間がある.

❶グリニド薬の特徴

- たとえばグリメピリドは作用持続時間が 12～24 時間とされているのに対してナテグリニド, ミチグリニドは 3 時間と持続時間が短く主なターゲットは食後高血糖とる.
- 食後高血糖は大血管障害の危険因子であり[1][2], 空腹時血糖よりも心血管イベントの予測因子との見方がある.
- その他, 糖尿病網膜症予測因子であることも報告されている[3]. その他にも酸化ストレス誘発作用[4][5], IMT の肥厚[6], 癌リスク因子[7]となり得るといった報告もみられており, 血糖変動が大きいことが合併症予防の観点から問題と考えられている.
- 食後過血糖改善作用が期待できるグリニド薬はこの点に対応でき得る薬剤である.
- 食後内服で効果が減弱することがわかっており, 食直前内服が推奨されている.
- このため他剤との併用においては同じ食直前薬であるα-GI との併用でより食後血糖の改善が期待できる.

❷具体的処方例

[処方例]
グルファスト® (10 mg)　3 錠　分 3
　毎食直前
シュアポスト® (0.25 mg)　3 錠　分 3
　毎食直前

■参考文献

❶DECODE Study Group. Glucose tolerance and cardiovascular mortality: comparison of fasting and 2-hour diagnostic criteria. Arch Intern Med. 2001; 161: 397-405.
❷Nakagami T, Qiao Q, Tuomilehto J, et al. Screen-

detected diabetes, hypertension and hyper-cholesterolemia as predictors of cardiovascular mortality in five populations of Asian origin: the DECODA study. Eur J Cardiovasc Prev Rehabil. 2006; 13: 555-61.

[3] Levitan EB, Song Y, Ford ES, et al. Is nondiabetic hyperglycemia a risk factor for cardiovascular disease? A meta-analysis of prospective studies. Arch Intern Med. 2004; 164: 2147-55.

[4] Monnier L, Mas E Ginet C, et al. Activation of oxidative stress by acute glucose fluctuations compared with sustained chronic hyperglycemia in patients with type 2 diabetes. JAMA. 2006; 295: 1681-7.

[5] Hasegawa G, Yamamoto Y, Zhi JG, et al. Daily profile of plasma % CoQ10 level, a biomarker of oxidative stress, in patients with diabetes manifesting postprandial hyperglycaemia. Acta Diabetol. 2005; 42: 179-81.

[6] Hanefeld M, Koehler C, Schpaper F, Postprandial plasma glucose is an independent risk factor for increased carotid intima-media thickness in non-diabetic individuals. Atherosclerosis. 1999; 144: 229-35.

[7] Stattin P, Björ O, Ferrari P, et al. Prospective study of hyperglycemia and cancer risk. Diabetes Care. 2007; 30: 561-7.

〈佐々木浩人　長田　潤〉

3 ▶ α-グルコシダーゼ阻害薬（α-GI）

まとめ

- 食後高血糖は空腹時高血糖とは独立した心血管・死亡リスクである[1].
  α-GI は小腸からの血糖の吸収を遅延することによって食後血糖を改善する薬剤である．体重増加がなく，単独使用では低血糖も起こしにくい．また，インスリン分泌能に無関係に血糖を低下するため，使い勝手はよい．
- 最も多い副作用は下痢や腹痛，腹満感などの消化器症状である．特に腹部手術既往のある患者ではイレウスに注意が必要である．
- 食直前内服が基本なのでアドヒアランスが比較的悪い傾向があるが，内服を忘れた場合は食直後内服でも効果が期待できる．

❶作用機序
- 小腸が吸収可能な糖は単糖類である．αGI は二糖類を分解する α-グルコシダーゼを阻害することで，糖の吸収を遅延させ，食後高血糖を是正する．

❷エビデンス
- 耐糖能異常患者における糖尿病新規発症予防効果.
- 耐糖能異常患者にアカルボースを投与したプラセボ対照 RCT の STOP-NIDDM ではアカルボース群で糖尿病新規発症が 25% 低下した．また，日本で行われた Victory 試験でもボグリボースの投与により糖尿病新規発症が 40% 低下した[2]．以上を踏まえて 2010 年に耐糖能異常患者への糖尿病予防を目的としたボグリボース投与が保険適応となった．

❸使い分け
- α-グルコシダーゼ阻害作用はボグリボースとアカルボースが同程度で，ミグリトールが若干強い．
- 間接比較試験での血糖降下作用は，食後 1 時間血糖値はミグリトール 50 mg＞アカルボース 100 mg＞ボグリボース 0.3 mg の順に強い．食後 2 時間血糖値はアカルボース 100 mg＞ボグリボース 0.3 mg＞ミグリトール 50 mg の順に強い．
- α-グルコシダーゼ阻害薬として最初に登場したアカルボースは，αアミラーゼに対する阻害作用もあるため，二糖類に加えてでんぷんやデキストリンの消化も阻害する．そのため，未消化糖の大腸への流入が多くなり，腸内ガス貯留による腹部膨満感などの消化器副作用が多い．他剤と比べると便秘が多い．
- ボグリボースは比較的，消化器症状が少ない．唯一，

糖尿病の発症予防に保険適応となっている．また，腸管からほとんど吸収されないため，妊婦にも使用できる．

- ミグリトールにはラクターゼ阻害作用があるため，下痢の副作用が多い．
- α-グルコシダーゼ阻害薬の添付文書上の用法は食直前内服のため，飲み忘れが多い薬剤であるが，食直後内服でも血糖降下作用が期待できる[3]．

❹処方例

[処方例]
- 下痢傾向で食後 1 時間血糖高値→アカルボース 100 mg 3 錠分 3 食直前．
- 便秘傾向で食後 2 時間血糖高値→ミグリトール 50 mg 3 錠分 3 食直前．
- 内服アドヒアランス不良の場合，または経口薬を多剤併用中→ミグリトール 50 mg 3 錠分 3 食直後．

■参考文献

[1] DECODE Study Group. Glucose tolerance and cardiovascular mortality: Comparison of fasting and 2-hour diagnostic criteria. Arch Intern Med. 2001; 161: 397-405.

[2] Kawamori R, Tajima N, Iwamoto Y, et al. Voglibose for prevention of type 2 diabetes mellitus: a randomised, double-blind trial in Japanese individuals with impaired glucose tolerance. Lancet. 2009; 373: 1607-14.

[3] Aoki K, Nakamura A, Ito S, et al. Administration of miglitol until 30 min after the start of a meal is effective in type 2 diabetic patients. Diabetes Res Clin Pract. 2007; 78: 30-3.

〈長田　潤〉

4 ▶ ビグアナイド薬

まとめ

- RCT で心血管合併症・生命予後の改善効果が証明されている糖尿病薬はメトホルミンのみである.
- 禁忌でない限り薬物療法の初期からの使用が望まれる.
- クレアチニンではなく, eGFR による腎機能評価に基づいて適応を判断するべきである.
- メトホルミンは血糖降下作用以外にも発癌リスクの抑制など多くの効果が報告されており, 今後さらなる検討が待たれる.
- メトホルミンの乳酸アシドーシス発症リスクは数人/10万人は禁忌症例で増加するため, 適応を慎重に考慮する必要がある.

❶作用機序

- ビグアナイド薬による血糖降下の機序としては, ①肝臓での糖新生抑制作用, ②インスリン抵抗性改善作用, ③腸管からの糖吸収抑制作用などが考えられている.

❷効果

- 2015 年に改訂された米国糖尿病学会 (ADA)/欧州糖尿病学会 (EASD) の Position Statement では, 2 型糖尿病に対し食事・運動療法を実施しても良好な血糖コントロールが得られない場合, 禁忌でない限りメトホルミンが第 1 選択薬とされた[❶].
- メトホルミンは国内外で豊富なエビデンスを有している. たとえば UKPDS34 では, 肥満を有する 2 型糖尿病患者において, 総死亡, 糖尿病関連死亡, 大血管障害を含む合併症リスクの低下を示し[❷], UKPDS 80 ではそれらの効果が治療介入終了 10 年後も継続することを示した[❸]. また, 日本人を含む REACH Registry でも死亡率の低下が示された[❹].
- メトホルミンには血糖降下作用以外にも, 発癌リスクの抑制, 脂質代謝改善作用, 体重減少・食欲抑制作用, 動脈肥厚進展抑制作用など多くの効果が報告されている.
- メトホルミンが抗糖尿病作用を示す機序の 1 つである AMPK 活性化は, 血糖値の低下作用に加えて, 癌形成を抑制し細胞成長を阻害する作用があるとされる. 発癌リスクの抑制に関しては, 米国糖尿病学会 (ADA)/米国癌学会 (ACS) による「糖尿病と癌に関するコンセンサスレポート」のなかでメトホ

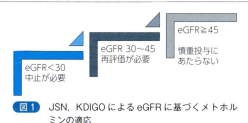

図1 JSN, KDIGOによるeGFRに基づくメトホルミンの適応

ルミンが癌リスク低下に関連することを示唆したいくつかのエビデンスがあると言及された[5]. オランダの2型糖尿病患者を対象としたコホート研究であるZODIAC-16において,メトホルミン使用例では癌死亡リスクが低下した[6]ことや,UKPDS34やZODIAC-16を含む24の研究でメタアナリシスを実施した結果においても癌死亡,発症リスクの低下を認めた[7]ことなどがあげられる.

❸副作用

- 乳酸アシドーシス,嘔気,下痢,食欲不振など.
- ビグアナイド系薬剤による乳酸アシドーシス発症リスクは,メトホルミン: 1~7人/10万,フェンホルミン: 20~60人/10万[8]とメトホルミンの頻度がより少なくなっており,347の比較試験,コホート研究を対象としたメタアナリシスにおいてメトホルミンは他の血糖降下薬と比較して乳酸アシドーシスの発現リスクの上昇を認めなかったと報告された[9]. これは末端アミノ基の違いにより,メトホルミンが水溶性でミトコンドリア膜に結合しにくい性質を有するのに対しフェンホルミンが脂溶性でミトコンドリア膜に結合しやすい性質を有するためと考えられる.
- メトホルミンによる乳酸アシドーシスの危険因子として,心疾患,腎機能障害,低酸素血症を伴う慢性肺疾患,高齢者,脱水症などがあげられる. 日本糖尿病学会による「ビグアナイド薬の適正使用に関するRecommendation」[10]では,クレアチニン男性1.3 mg/dL,女性1.2 mg/dL以上では投与を推奨していない. 一方,日本腎臓学会やKDIGOガイドラインでは,性別や年齢を考慮したeGFR値に基づいた適応判断を勧めている(図1). 我々の施設では糖尿病学会のクレアチニン基準で禁忌に分類

される症例のうち，実際に eGFR 基準で禁忌にあたる症例（eGFR＜30）は 37.5％のみであった．また，残りの症例のうち 12％の症例でメトホルミンが実際に使用されていたが，乳酸アシドーシスは皆無である．メトホルミンは RCT で心血管・生命予後が証明されている数少ない糖尿病薬であり，禁忌症例の判断が過剰になりすぎないよう eGFR での評価が望ましいだろう．

[ビグアナイド薬の適正使用に関する recommendation]
①中等度以上の腎機能障害患者（禁忌），sCr 値が男性 1.3 mg/dL，女性 1.2 mg/dL 以上の患者（投与を推奨しない）
②過度のアルコール摂取の患者（禁忌）
③脱水の患者（禁忌）
④高度の心血管・肺機能障害患者（禁忌）
⑤外科手術前後の患者（禁忌）
⑥肝機能障害（メトグルコを除く全てのビグアナイド薬は禁忌，メトグルコでは軽度～中等度の肝機能障害には慎重投与）
⑦75 歳以上の高齢者（原則として新規患者への投与は推奨しない）
また，ヨード造影剤使用の際は使用の 2 日前から 2 日後までの間投与を中止し，シックデイ時も投与を中止する．

❹具体的処方例

- メトホルミンは用量反応性であるとされ[1]，1 日 500 mg 程度の低用量より開始し最大 2,250 mg/日まで漸増する．

[処方例]
メトグルコ®（250 mg）2 錠　分 2
　朝夕食後

■参考文献

[1] Inzucchi SE, Bergenstal RM, Buse JB, et al. Management of hyperglycemia in type 2 diabetes, 2015: a patient-centered approach: update to a position statement of the American Diabetes Association and the European Association for the Study of Diabetes. Diabetes Care. 2015; 38: 140-9.

[2] No authors listed. Effect of intensive blood-glucose control with metformin on complications in overweight patients with type 2 diabetes (UKPDS 34). UK Prospective Diabetes Study (UKPDS) Group. Lancet. 1998; 352: 854-65.

[3] Holman RR, Paul SK, Bethel MA, et al. 10-year follow-up of intensive glucose control in type 2 diabetes. N Engl J Med. 2008; 359: 1577-89.

[4] Roussel R, Travert F, Pasquet B, et al. Metformin use

and mortality among patients with diabetes and atherothrombosis. Arch Intern Med. 2010; 170: 1892-9.

[5] Giovannucci E, Harlan DM, Archer MC, et al. Diabetes and cancer: a consensus report. Diabetes Care. 2010; 33: 1674-85.

[6] Landman GW, Kleefstra N, van Hateren KJ, et al. Metformin associated with lower cancer mortality in type 2 diabetes: ZODIAC-16. Diabetes Care. 2010; 33: 322-6.

[7] Noto H, Goto A, Tsujimoto T, et al. Cancer risk in diabetic patients treated with metformin: a systematic review and meta-analysis. PLoS One. 2012; 7: e33411.

[8] Berger W. Incidence of severe sideeffects during therapy with sulfonylureas and biguanides. Horm Metab Res Suppl. 1985; 15: 111-5.

[9] Salpeter SR, Greyber E, Pasternak GA, et al. Risk of fatal and nonfatal lactic acidosis with metformin use in type 2 diabetes mellitus. Cochrance Database Syst Rev. 2010; 4: CD002967.

[10] ビグアナイド薬の適正使用に関する Recommendation 2014. 3recommendation_biguanide.pdf

[11] Garber AJ, Duncan TG, Goodman AM, et al. Efficacy of metformin in type II diabetes: results of a double-blind, placebo-controlled, dose-response trial. Am J Med. 1997; 103: 491-7.

〈高野裕也　長田　潤〉

5 ▶ チアゾリジン薬

まとめ

- チアゾリジンは主に脂肪細胞や骨格筋に働いてインスリン作用の障害（インスリン抵抗性）を改善する.
- 体内水分貯留を促進するため，浮腫や心不全などの副作用が発現しやすい.
- 現在国内で販売されているのはピオグリタゾンのみである.

❶作用機序

[脂肪組織の質の改善]

- チアゾリジンはペルオキシゾーム増殖活性化受容体γ（peroxisome proliferator-activated receptorγ：PPARγ）とよばれる核内受容体に結合し，脂肪細胞の分化を促進させ小型脂肪細胞を増加させることで，アディポネクチンなどインスリン抵抗性を改善するアディポカインを増加させる. また，肥大脂肪細胞をアポトーシスにより減少させ，インスリン抵抗性惹起因子（TNF-α，FFA，レジスチンなど）を減少させる[❶].

[脂肪の再分配]

- チアゾリジンは PPRE 配列を有し組織への中性脂肪取り込みに重要な役割を果たす LPL，CD36 などの発現を脂肪組織において増加させ，脂肪組織への脂肪酸取り込みを強力に推進する. また，脂肪組織での中性脂肪分解を抑制し，脂肪酸放出を防ぐ. このような機序により，骨格筋や肝臓の中性脂肪含量を低下させ，インスリン抵抗性を改善する.

❷エビデンス

[血糖降下作用]

- ピオグリタゾンの市販後調査 PRACTICAL Study では単独，併用投与ともに HbA1c は投与 6 カ月後で約 1％低下し，18 カ月後まで持続した.

[生命予後，血管合併症]

- PROactive Study は大血管障害の既往がある 2 型糖尿病患者を対象として生命予後・心血管イベント発症を観察したピオグリタゾンの RCT である[❷]. ピオグリタゾン群はプラセボ群と比較し主要評価項目である大血管障害の複合エンドポイント（総死亡，非致死的心筋梗塞，脳卒中，下肢切断，急性冠症候群，PCI または CABG，下肢血行再建術）の発症は 10％低下したが，有意差は認めなかった.

総死亡，非致死的心筋梗塞，および脳卒中の発症は16％有意に低下したが，副次評価項目であった．

❸副作用（図1）

[浮腫，体重増加]
- 用量依存的に10～15％の症例に浮腫が出現する．腎集合管に高発現する内皮細胞ナトリウムチャネルがPPARγによって活性化され，体液貯留を惹起することが原因と考えられる．本邦におけるPRACTICAL Studyでは平均1.57 kg，海外PROactive Studyでは平均3.8 kgの体重増加を認めた．体液貯留は心不全のリスクとなるため，心血管既往患者では注意が必要である．

[骨折]
- ADOPT試験においてロシグリタゾン（日本未発売）による骨折増加が報告された．チアゾリジンによるPPARγ活性化により幹細胞から脂肪細胞への分化が促進され，骨芽細胞方向へ分化する間葉系幹細胞の数が減少するためと考えられている．骨粗鬆症のある患者では使用しにくい．

[膀胱癌]
- ピオグリタゾンは動物実験において雄ラットでの膀胱癌発生の増加を認めたため，FDAの要請により，医療保険加入者データベースを用いた前向き研究（KPNC研究）が行われた．研究グループは，米国のKaiser Permanente Northern California (KPNC) のデータベースから，1997～2002年時点で40歳以上の糖尿病患者19万3,099例（膀胱癌コホート）について2012年12月まで追跡し，ピオグリタゾン使用と膀胱癌リスクについて分析した．その結果，ピオグリタゾン使用は膀胱癌リスクの増加とは関連しなかった（調整後ハザード比

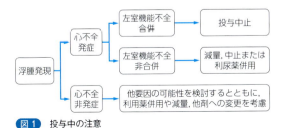

図1 投与中の注意

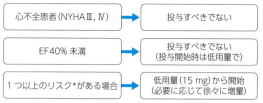

図2 投与前の注意

*心不全の病歴, 心筋梗塞, 症候性冠動脈疾患の病歴, 高血圧症, 左室肥大, 顕著な大動脈弁/僧帽弁疾患, 70歳以上, 10年以上の糖尿病歴, 浮腫の病歴 (もしくはループ利尿薬の併用), TZD投与中の浮腫/体重増加, インスリン併用, 慢性腎不全 (Cr>2 mg/dL)
(Nesto RW, et al. Circulation 2003; 108: 2941-8[4] より)

1.06：95％信頼区間：0.89〜1.26) と結論付けられた[3].

❹処方例

[処方例]
ピオグリタゾン 15〜30 mg を1日1回朝食前または後に経口投与する. 浮腫や心不全に注意が必要であり, AHA/ADA より合同でチアゾリジン使用に際してのコンセンサスステイトメントが出されている (図2). また, 女性は浮腫の発現に留意し, 1日1回 15 mg から投与を開始することが望ましい.

■参考文献

[1] 門脇 孝, 編. 期待されるチアゾリジン薬改訂版. 大阪: フジメディカル出版; 2013.
[2] Dormandy JA, Charbonnel B, Eckland DJ, et al. Secondary prevention of macrovascular events in patients with type 2 diabetes in the PROactive Study (PROspective pioglitazone clinical trial in macrovascular events): arandomised controlled trial. Lancet. 2005; 366: 1279-89.
[3] Lewis JD, Habel LA, Quesenberry CP, et al. Pioglitazone use and risk of bladder cancer and other common cancers in persons with diabetes, JAMA. 2015; 314: 265-77.
[4] Nesto RW, Bell D, Bonour RO, et al. Thiazolidinedione use, fluid retention, and congestive heart failure a consensus statement from the American Diabetes Association. Circulation. 2003; 108: 2941-8.

〈室橋祐子　長田　潤〉

6 ▶ DPP-4 阻害薬

まとめ

- DPP-4 を選択的に阻害することによって，活性型インクレチン濃度を数倍程度上げてインクレチン作用を増強させ，主に食後の過血糖を改善する．
- 単剤では低血糖のリスクは少ないがインスリンや SU 薬との併用はリスクが高まるので注意が必要である．

❶作用機序
- 栄養素の摂取により消化管から分泌されインスリン分泌を促進するホルモンは総称してインクレチン（incretin）とよばれている．
- 現在主なインクレチンとしては GIP（gastric inhibitory polypeptide）と GLP-1（glucagon-like peptide-1）が存在する．
- GIP は上部小腸を中心に存在する K 細胞から分泌される．GLP-1 は下部小腸および大腸を中心に存在する L 細胞から分泌される．分泌された GIP と GLP-1 は血行性に運ばれ，膵島 β 細胞上の GIP 受容体と GLP-1 受容体に結合する．本来の膵 β 細胞におけるインスリン分泌機構は惹起経路とよばれるが，インクレチンはこの経路とは別にアデニル酸シクラーゼ（adenylate cyclase: AC）を活性化し，細胞内の cyclic adenosine monophosphate（cAMP）濃度を上昇させる．これにより PKA（protein kinase A）の活性化を介して細胞内のカルシウム efficacy を高めグルコース代謝によるインスリン分泌を増強する．これは増幅経路とよばれグルコース依存性であり血中グルコース濃度が低い状態ではその作用が認められない．よって DPP-4 阻害薬を含むインクレチン関連薬は単剤使用時，SU 薬やインスリンに比べて低血糖頻度が少ない．

❷代謝排泄
- 現在国内においてはシタグリプチン（ジャヌビア®，グラクティブ®），ビルダグリプチン（エクア®），アログリプチン（ネシーナ®），リナグリプチン（トラゼンタ®），テネリグリプチン（テネリア®），アナグリプチン（スイニー®），サキサグリプチン（オングリザ®）という 1 日 1 回もしくは 2 回投与の DPP-4 阻害薬に加えてトレラグリプチン（ザファテック®），オマリグリプチン（マリゼブ®）という

週1回投与の持続性選択的DPP-4阻害薬の計9剤が発売されている．このうちリナグリプチンのみが主に胆汁排泄であり他は主に腎排泄である．リナグリプチンとテネリグリプチンは腎機能に応じた減量が必要なく使用可能であるが他は腎機能に応じて減量や中止が必要である．ビルダグリプチンは軽症から中等症の肝機能障害で慎重投与する必要があり重症の肝機能障害に対しては禁忌である．テネリグリプチンは重症の肝機能障害に対しては慎重投与する必要がある[1]．

❸効果

- DPP-4を選択的に阻害することによって，活性型インクレチン濃度を数倍程度上げてインクレチン作用を増強させ，主に食後の過血糖を改善する．
- また，グルコース依存性にグルカゴンを抑制する作用をもつので内因性インスリン分泌能低下症例でも効果が期待できる．
- SAVOR-TIMI 53（サキサグリプチン）[2]，EXAMINE（アログリプチン）[3]，TECOS（シタグリプチン）[4] などの大規模臨床試験において，心血管イベントの改善は認めなかった．

❹副作用

- 単剤では低血糖のリスクは少ないがインスリンやSU薬との併用はリスクが高まるので注意が必要である．
- 急性膵炎および膵癌に関してはSAVOR-TIMI 53のサブ解析でサキサグリプチンを使用した群でのリスクはプラセボ群と比較し高くなかった．
- 急性膵炎に関しては日本で行った試験でもDPP-4阻害薬の使用により急性膵炎は増加しなかった．
- またビルダグリプチンではアンギオテンシン変換酵素阻害薬との併用において血管浮腫の発現頻度が高かったとの報告がある．

❺具体的処方例

- ①処方開始時のHbA1cが高い，②食後の血糖値が高い，③BMIが低い，④罹病期間が短いという患者がDPP-4阻害薬のよい適応になるということがASSET-Kで示されている．
- 上記の患者にはDPP-4阻害薬が第1選択でもよいと考えられる．脂肪細胞でDPP-4が産生されており肥満患者ではDPP-4濃度が高く，DPP-4阻害

薬の作用は減弱してしまうことが推測される．ビグアナイド薬のようなインスリン抵抗性改善薬が第1選択としては適していると考えられる．

[処方例]
トラゼンタ（5 mg）1錠 分1 朝食後
エクア（5 mg）2錠 分2 朝夕食後

❻まとめ

- DPP-4阻害薬は惹起経路ではなく増幅経路を経てインスリン分泌を促進するため単剤での使用時は低血糖のリスクが比較的少ないといえる．食後過血糖を呈する罹病歴の短く非肥満の2型糖尿病患者には第1選択となり得る薬剤である．

■参考文献

❶野見山崇, 柳瀬敏彦. DPP-4阻害薬（特集 2型糖尿病診療の新展開 2015）. 臨牀と研究.2015; 92: 31-6.

❷Scirica BM, Bhatt DL, Braunwald E, et al; SAVOR-TIMI 53 Steering Committee and Investigators. Saxagliptin and cardiovascular outcomes in patients with type 2 diabetes mellitus. N Engl J Med. 2013; 369: 1317-26.

❸White WB, Cannon CP, Heller SR, et al; EXAMINE Investigators.Alogliptin after acute coronary syndrome in patients with type 2 diabetes. N Engl J Med. 2013; 369: 1327-35.

❹Green JB, Bethel MA, Armstrong PW, et al; TECOS Study Group.Effect of sitagliptin on cardiovascular outcomes in type 2 diabetes. N Engl J Med. 2015; 373: 232-42.

〈稲積孝治　長田　潤〉

7 ▶ SGLT2 阻害薬

▨▨▨ **まとめ** ▨▨▨▨▨▨▨▨▨▨▨▨▨▨▨▨▨▨▨▨▨▨▨▨▨▨▨▨▨▨▨▨

- 腎尿細管からの糖吸収阻害作用により尿糖排泄を促進して血糖を低下させる薬剤である.
- 細胞内への糖取り込みを促進するインスリン作用とは完全に異なる機序であるため, インスリン分泌低下症例での使用によりケトーシスや DKA を起こすリスクに注意が必要である.
- 血糖低下作用以外にも体重減少効果もあるが, 薬剤の中止後にほぼ全例で体重がリバウンドする.

❶作用機序

- 近位尿細管でブドウ糖の再吸収に関わる SGLT2 (sodium glucose co-transporter 2) を阻害することでブドウ糖の尿中排泄を促進し, 血糖低下作用を発揮する. 血糖値の高い糖尿病患者は普段から尿細管を通過するブドウ糖の総量が多いため, SGLT2 が高発現しており, ブドウ糖の再吸収が亢進している. そのため, 糖尿病患者が SGLT2 阻害薬を内服すると 50~100 g/日相当 (200~400 kcal) のブドウ糖が尿中排泄されることになり, これにより体重減少効果が期待される.

❷エビデンス

- 心血管疾患の予防効果はエビデンスを構築中であるが, 2015 年 9 月に NEJM に投稿されたエンパグリフロジンを使用した心血管 RCT では主要エンドポイントである心血管複合イベント (心血管死, 心筋梗塞, 脳卒中) が有意に減少し, 特に心血管死が 4 割減少していた[1]. 本試験は用量設定を目的として第 2 相試験として開始されたものであり, 今後の実臨床ベースでのエビデンスが注目される.

❸副作用と使い方

- 尿路・泌尿器系感染症, 低血糖, ケトアシドーシス, 脳梗塞, 皮疹などの重篤な副作用が散見される.
- 特に女性や, 慢性的な無症候性膿尿の患者では尿路・泌尿器系感染症のリスクが高い.
- SGLT2 阻害薬は単回投与でも内服直後から血糖低下降下作用を発揮するため, 特にインスリンや SU 薬投与中の患者への併用時は低血糖への注意が必要である. SGLT2 阻害薬の適正使用に関する Recommendation (2014 年 8 月 29 日改訂)[3] では SU 薬の併用時の用量について, グリメピリド 2 mg, グリベンクラミド 1.25 mg, グリクラジド 40 mg を上限として勧告している.

226

表1 SGLT2 阻害薬

一般名	商品名	半減期(時間)	作用時間(時間)	1錠中の含有量（mg）	1日使用量（mg）
イプラグリフロジン	スーグラ®	15	24	25，50	50
ダパグリフロジン	フォシーガ®	8〜12	24	5，10	5〜10
ルセオグリフロジン	ルセフィ®	11	24	2.5，5	2.5〜5
トホグリフロジン	アプルウェイ®デベルザ®	5.4	24	20	20
カナグリフロジン	カナグル®	10.2	24	100	100
エンパグリフロジン	ジャディアンス®	14〜18	24	10，25	10〜25

（日本糖尿病学会，編著. 糖尿病治療ガイド2016-2017. 東京: 文光堂; 2016[2]より）

- シックデイ時（発熱，下痢，食欲低下）には休薬する.
- 糖尿病薬の多剤併用を避ける. SGLT2阻害薬を使用する際は2剤併用までが妥当である.
- 日本では6種類のSGLT2阻害薬が発売されている（表1）. SGLT2阻害の特異性や半減期など薬剤間で多少の薬理学的特徴はあるが，現在のところ臨床的な使い分けとして一般的な手法は確立していない.

カナグリ® 100mg 1錠 分1 朝食後
※飲み忘れの場合は昼食後に内服可

■参考文献

[1] Zinman B, Wanner C, Lachin JM, et al; EMPA-REG OUTCOME Investigators. Empagliflozin, cardiovascular outcomes, and mortality in type 2 diabetes. N Engl J Med. 2015; 373: 2117-28.

[2] 日本糖尿病学会，編著. 糖尿病治療ガイド2016-2017. 東京: 文光堂; 2016.

[3] 日本糖尿病学会，編著. SGLT2阻害薬の適正使用に関するRecommendation. SGLT2阻害薬の適正使用に関する委員会. 2014年8月29日改訂.

〈長田 潤〉

8 ▶ 糖代謝に影響を与える薬物

▰ まとめ ▰

- 糖代謝に影響する薬物は数多く存在する.
- 薬物そのものが直接, 耐糖能に影響する薬剤もあれば, 経口血糖降下薬との相互作用において糖代謝に影響する薬剤もある.

❶使用頻度が高い種々の薬剤

- 日常臨床で最も頻繁かつ明確な形で経験するのが副腎皮質ホルモン剤（糖質ステロイド）である. ステロイドは直接糖代謝に影響し血糖を上昇させるが, 惹起された耐糖能異常の多くはステロイドの中止後に改善するが, 使用中に糖尿病が顕性化し, コントロール不良の状態にまで至った場合は, 基本的にインスリン治療が必要になる.

- ハロペリドール, フェノチアジン系薬剤などの定型抗精神病薬, 三環系抗うつ薬, ドーパミン作動薬は血糖上昇作用を有するものがある. 非定型抗精神病薬のオランザピン, クエチアピンは糖尿病性ケトアシドーシスの副作用報告があり 2002 年より耐糖能異常患者には禁忌となっている.

- ニューキノロン系抗菌薬は膵 β 細胞の KATP チャネルを閉鎖し, インスリン分泌を刺激する作用をもつと考えられる. レスピラトリーキノロンのガチフロキサシンによる重篤な血糖異常（低血糖とその後の 2 次性高血糖）の報告があり, 2003 年に添付文書改訂, 2008 年に販売中止となっているが, 同じニューキノロン系であるレボフロキサシンも同様に低血糖の報告が散見されており注意が必要である.

- インターフェロン使用後に耐糖能が悪化したり, 1 型糖尿病が発症したりする症例が散見されている. 高齢者や腎機能低下症例では注意が必要である.

❷循環器系薬剤

- サイアザイド系利尿薬は低 K 血症をきたすことがあり, これによりインスリン分泌障害を伴って耐糖能悪化をきたすことが知られている. しかし, 日本で使用される用量は十分少ないため, それほど心配する必要はない. 利尿薬の使用, 非使用で糖尿病新規発症を観察した DIME 試験では両群間に差を認めなかった[❶].

- スタチンによって糖尿病新規発症が増加するとの RCT メタ解析が報告されている[❷]. これまでに

表1 耐糖能に影響する薬剤のまとめ

血糖上昇に働く薬剤	血糖低下に働く薬剤
ステロイド	フィブラート
スタチン	ACE，ARB
サイアザイド系利尿薬	β遮断薬
インターフェロン	SH基を有する薬剤
免疫抑制剤（シクロスポリン，タクロリムス）	ST合剤（サルファ薬）
	サリチル酸

GWASで報告されている2型糖尿病の感受性遺伝子のなかには，LDLコレステロール代謝やHMA-CoA還元酵素に関連した遺伝子の報告はなく，スタチンの耐糖能悪化の機序については明らかではない．脂質異常症患者が有している複数の糖尿病リスクが交絡因子となっている可能性もある．いずれにせよ，スタチン使用によって期待される心血管・生命予後の改善に伴う患者の利益は，潜在的な耐糖能悪化に伴う不利益を相殺すると考えられる．また，スタチンのなかでも，プラバスタチンはコレステロール低下降下こそ弱いが，糖尿病新規発症を逆に減らすとの報告がある．これも機序は明らかでないが，脂肪細胞由来の善玉アディポサイトカインであるアディポネクチンの増加効果を介するものと推論する報告がある[3]．

- 非選択性β遮断薬（β2-抑制）はカテコラミン，グルカゴン分泌を抑制して血糖上昇を抑え，また低血糖に基づく頻脈，動悸をマスクする作用がある．したがって，低血糖の危険性のあるときはβ1選択性ブロッカーの使用が望ましい．

❸その他

- SH基を有する薬剤（メルカゾール錠，カプトプリル，グルタチオン，イミペネム）はインスリン自己抗体の産生を伴うことがあり，自己抗体の遊離時に低血糖を起こすことがある．バセドウ病患者がメルカゾール内服中に低血糖発作を起こした報告が複数ある[4][5]．

- 経口血糖降下薬のなかで，特に薬物相互作用の多い薬剤はSU薬である．SU薬は血中アルブミンと結合して存在するため，アルブミンと結合するサルファ薬やスルホンアミド薬はSU薬と競合し，SUの血中濃度を高め，低血糖を起こす．また，サルファ薬は化学構造がSU骨格と類似しているため，

併用により作用が増強する.

■参考文献

[1] Ueda S, Morimoto T, Ando S, et al. A randomised controlled trial for the evaluation of risk for type 2 diabetes in hypertensive patients receiving thiazide diuretics: Diuretics In the Management of Essential hypertension (DIME) study. BMJ open. 2014; 4: e004576.

[2] Sattar N, Preiss D, Murray HM, et al. Statins and risk of incident diabetes: a collaborative meta-analysis of randomised statin trials. Lancet. 2010; 375: 735-42.

[3] Nezu U, Tsunoda S, Yoshimura H, et al. Pravastatin potentiates increases in serum adiponectin concentration in dyslipidemic patients receiving thiazolidinedione: the DOLPHIN study. J Atheroscler Thromb. 2010; 17: 1063-9.

[4] Roh E, Kim YA, Ku EJ, et al. Two cases of methimazole-induced insulin autoimmune syndrome in graves' disease. Endocrinol Metab (Seoul) . 2013; 28: 55-60.

[5] Zhang Y, Zhao T. Hypoglycemic coma due to insulin autoimmune syndrome induced by methimazole: A rare case report. Exp Ther Med. 2014; 8: 1581-4.

〈長田　潤〉

7. インスリン療法

1 ▶ インスリン製剤の特徴と使い分け

まとめ

・インスリン製剤は，作用時間によって超速効型，速効型，中間型，混合型，持効型溶解に分けられる．
・各インスリン製剤の特性により，基礎分泌，追加分泌の補充または高血糖の補正として使い分ける．

■作用時間による分類

　インスリン分泌には，空腹時の基礎分泌と，食物摂取により分泌上昇する追加分泌がある．インスリン製剤は，作用発現時間や作用持続時間によって，超速効型，速効型，中間型，混合型，持効型溶解に分けられる．超速効型，速効型は主に追加分泌の補充や補正として，中間型や持効型は基礎分泌の補充として使用される．混合型は追加分泌・基礎分泌，両者の補充が可能である．各種製剤についてはⅧ付録「インスリン製剤一覧」を参照．

❶超速効型インスリン製剤	・皮下注射後の作用発現が速く，最大作用時間が約2時間と短い❶． ・食直前の投与で追加分泌補充として，また皮下持続インスリン注入療法（continuous subcutaneous insulin infusion: CSII）に用いる．
❷速効型インスリン製剤（レギュラーインスリン）	・皮下注射では作用発現に30分要するため❶，追加分泌補充として用いる場合，食前30分に投与する． ・血糖補正には6時間ごとまたは食事の際に設定量を皮下注射する． ・静脈内投与が可能である．
❸中間型インスリン製剤	・基礎分泌補充として眠前1回または朝と眠前2回投与する． ・使用前によく混和する必要がある． ・眠前投与後の夜間低血糖がみられることがある．
❹混合型	・超速効型または速効型インスリンと中間型インスリンをさまざまな比率で混合した製剤． ・使用前によく混和する必要がある．

JCOPY 498-12370

231

❺持効型溶解インスリン製剤

- 中間型製剤よりもピークが少なく，効果持続時間が長いため，より効果が安定していることから，基礎分泌補充の主流となっている．
- インスリングラルギン，インスリンデグルデクは24時間効果持続が見込まれるため，1日1回の使用の場合，ほぼ一定の時刻であれば投与時間は問わない．

■剤型による分類

プレフィルド/キット製剤，カートリッジ製剤，バイアル製剤がある．
プレフィルド/キット製剤は製剤・注射器一体型の使い捨てタイプである．

■参考文献

❶日本糖尿病学会，編著．糖尿病治療ガイド 2014-2015．東京：文光堂；2014．p.54-7．

〈富樫　優〉

2 ▶ インスリン自己注射指導

░ **まとめ** ░░

- 患者にインスリン自己注射を指導する際にはさまざまな注意点があり，指導には十分な時間をかける必要がある．

■インスリンの投与方法

❶皮下注射の注意点	・中間型・混合型インスリン製剤は白濁しており，使用前に十分混和させ均等にする必要がある． ・注射する部位を消毒後，皮膚を軽くつまみあげて皮下に注射し，注射部位を揉まないように注意する．
❷インスリン吸収に影響を与える因子	・皮下注射部位は一般的に，腹壁＞上腕外側＞臀部＞大腿外側部の順にインスリンの吸収が速いとされている❶． ・患者によっては注射部位を変更することによって吸収が大幅に異なる場合もあるため，同一部位で場所を変えて皮下注射することを勧める． ・患者によっては，注射しやすい場所にのみ注射することがあり，皮下硬結ができて吸収が遅くなる例があるため注意を要する． ・その他，マッサージ，運動，入浴などによる皮膚温の変化などによってもインスリンの吸収が速くなるため注意する❶． ・吸収が速く，運動の影響や温度変化が少ない腹壁が一般的には最も適しており，臍まわり5 cm以内を避けて毎回2 cmくらい離して注射する❶． ・以上をふまえ，個々の患者や状況に適した部位を選択する．

■インスリン製剤の管理

　未開封のインスリンは冷所（4℃）に，開封後は常温に保存する．凍結させると活性が低下するので注意が必要であるため，冷凍庫に入れないこと，飛行機に乗る際は手荷物にすることを指導する．炎天下の車中など高温や直射日光は避ける．

■デバイス

❶ペン
- ペン型注射器にはカートリッジを装着するタイプとペン型の使い捨てタイプがある.
- カートリッジ式の場合, 使用するカートリッジとインスリン注入器の対応に注意が必要である.
- 使い捨ての針を装着し, ダイヤルを注入量に合わせて皮下に注射するだけでよく, 簡便で携帯性に優れている.

❷ポンプ
- 腹壁皮下に留置針を用いて, 体外のインスリン注入器により超速効型あるいは速効型インスリン製剤を持続的に投与する方法をインスリン持続皮下注入法 (continuous subcutaneous insulin infusion: CSII) という. 詳細は別項に譲る.

■参考文献
❶日本糖尿病学会, 編著. 糖尿病専門医研修ガイドブック (改訂第4版). 東京: 診断と治療社; 2009. p.133-5.

〈富樫 優〉

3 ▶ インスリン投与方法の選択と 量の調整法

まとめ

- インスリン療法は健常者の血中インスリンの変動パターンを模倣することを基本とする.
- 患者の病態と背景を考慮し最適なインスリン療法を選択する.

■インスリン投与方法の選択

インスリン頻回注射またはインスリンポンプにより健常人と同様の厳格な血糖変動を目標とした強化療法, インスリン注射回数を減らしたその他の療法から選択する. 1型糖尿病やインスリン依存性の2型糖尿病患者には強化療法が必須である. 種々の病態により血糖変動が不安定な場合はスライディングスケールを用いる.

❶頻回注射法 (basal-bolus therapy: BBT)	・1日1回の基礎インスリンと各食前の追加インスリンを補充する. ・血糖の正常化を目指す強化療法は低血糖リスクも上昇するため, きめ細かい指導が重要となる.
❷その他の療法	・ある程度インスリン分泌能が保たれている患者に対しては, 追加インスリンのみ補充, または混合型製剤を利用し注射回数を減らすことも可能. ・経口薬に1日1回の基礎インスリンを加えるBOT法 (basal insulin supported oral therapy) は頻回注射が困難な場合に有効である.
❸スライディングスケール	・測定した血糖値に応じてあらかじめ決定したインスリン量を注射する方法である. ・適応は外科手術前後の絶食時あるいは食事摂取が不安定な時期, 火傷時, 外傷時, ステロイド治療時, その他のシックデイ時である❶. ・現在の血糖値のみでインスリン量を決めるため, 血糖変動が大きくなりやすい. したがって適応を吟味し漫然と使用しない.

■インスリンの量の調節方法

❶責任インスリン方式

- 現在の血糖値をもとに，その血糖値に最も影響を与えるインスリン（責任インスリン）の量を調節する方法．
- 食前の追加インスリンは，食後血糖やその次の食前血糖の責任インスリンである．
- 眠前の基礎インスリンは，翌日の早朝空腹時血糖の責任インスリンである．
- 早朝空腹時血糖高値の場合，深夜の血糖測定により，暁現象（深夜から早朝にかけて分泌される拮抗ホルモンによる血糖上昇）とSomogyi効果（夜間低血糖に引き続く反応性高血糖）の区別をすることが重要である[❷]．

❷スライディングスケール

- 患者の年齢，病態，合併症などから目標血糖を設定し，患者のインスリン感受性を考慮して，50～100 mg/dL刻みの血糖範囲に対応する速効型インスリンの注射量を設定する．
- 4～8時間の間隔で血糖を測定し，スケールに基づいて注射する．

■参考文献

❶ 綿田裕孝，弘世貴久．糖尿病薬物療法 BRUSHUP. In: 河盛隆造，監．東京：日本医事新報社；2011. p.99.
❷ 日本糖尿病学会，編著．糖尿病専門医研修ガイドブック（改訂第6版）．東京：診断と治療社；2014. p.245.

〈富樫　優〉

4 ▶ インスリンポンプ

まとめ
- 持続皮下インスリン注入（continuous subcutaneous insulin infusion: CSII）は頻回注射よりも生理的でより安定したインスリン投与を可能にする.
- 導入にあたり，十分な適応の判定と患者指導が必要である.

■ CSII とは

- CSII は携帯型インスリン注入ポンプを用いて，超速効型インスリン製剤を皮下に持続的に注入する方法である.
- 皮下への注射は 3 日に 1 回でよい.
- CSII は一定の注入部位からあらかじめ時間ごとにプログラムされた量の基礎インスリンを注入するため，夜間低血糖を回避しながら暁現象を抑制したり，日中の生活パターンに合わせた基礎インスリンの補償が可能となる.
- インスリン投与量は食事により追加するボーラス注入量を 0.1 単位/時間刻み，基礎注入量を 30 分ごとに 0.05 単位/時間刻みに設定でき，より細やかな調節が可能である[1].
- CSII ではインスリン投与が何らかの理由で中断すると，糖尿病ケトアシドーシスを発症するため，留置針の穿刺手技や血糖値のモニタリング，ポンプトラブルへの対応をしっかり教育することが重要である.

■ CSII の適応

原則的にインスリン依存型糖尿病患者に適応がある[2].
- 従来のインスリン頻回注射で十分な血糖コントロールが得られない不安定型糖尿病患者
- 手術前後の血糖コントロールのため
- 糖尿病妊婦等の厳重な血糖コントロールが必要とされる場合
- CSII の意義と危険性を十分に理解できる人
- 自己血糖測定が確実にできる人
- CSII 用インスリンポンプを適切に扱うことが可能な人

■ CGM と CSII

持続血糖モニター（continuous glucose monitoring: CGM）により血糖プロファイルを確認することで，より有効な CSII 調節を行える.

現在，日本では装置取り外し後にデータを確認する retrospective CSII が使用可能だが，海外では，リアルタイムの血糖値が表示できる real-time CGM が使用されており，最近では CGM データに応じて CSII の注入量が自動調節されるセミクローズドループ CSII も利用されている[3]．

■参考文献

[1] 綿田裕孝，弘世貴久，編．糖尿病薬物療法 BRUSHUP．In: 河盛隆造，監．東京: 日本医事新報社; 2011. p.249-50.

[2] 日本糖尿病学会，編著．糖尿病専門医研修ガイド（第3版）．東京: 診断と治療社; 2006. p.130.

[3] 日本糖尿病学会，編著．糖尿病専門医研修ガイド（第6版）．東京: 診断と治療社; 2014. p.123-33.

〈富樫　優〉

5 ▶ 自己血糖測定

▨▨ **まとめ** ▨▨▨▨▨▨▨▨▨▨▨▨▨▨▨▨▨▨▨▨▨▨▨▨▨▨▨▨▨▨▨▨▨

- 自己血糖測定（self-monitoring of blood glucose: SMBG）は良好な血糖コントロールを得るために有効である.
- SMBG を効果的に利用するには利点と欠点を十分に把握する必要がある.

■自己血糖測定とは

　SMBG の目的は日常の血糖値をリアルタイムに把握し，食事，運動および治療薬の投与量を適正化して良好な血糖管理を達成し，将来の合併症の出現・進行を予防することである.

　現在はインスリン治療者のみに保険適応されており，その他の患者は自己負担となる.

■活用法

　患者の病態や治療法によって，どの時点での測定がより有効であるかは異なる.

❶日内変動	・食事の内容や運動により 1 日の血糖値は変動している. 一般的には各食前および各食後 2 時間後の 6 時点（場合によっては就寝前を含む 7 時点）の測定で日内変動の特徴を捉える.
❷日差変動	・毎日，または数日に 1 回，同じタイミングで血糖測定を行うことで数日～数週間の血糖コントロール状況を把握する. 通常朝食前の血糖値を用いる.
❸インスリン投与量の調節	・SMBG によりインスリン量を調節する場合は，そのインスリン量を決定するのに最も有効な時間帯に測定する. ・基礎インスリン量は朝食前の血糖値，追加インスリン量は投与した食事の 1 時間後か 2 時間後の血糖値（次の食前の血糖値でも可）を用いて調節する. ・暁現象と Somogyi 効果の区別には深夜 1～3 時頃の血糖測定が有効である.

7

インスリン療法

❹低血糖

・低血糖の症状を自覚した際には，SMBG による低血糖の確認を行う．

■注意点

多くの SMBG 用の機器が発売されており，いずれも正しく使用すればほぼ正確な値が得られる．

グルコース脱水素酵素（GDH）を用いた測定器は，マルトース含有補液中の患者やイコデキストリンを含む透析液を使用中の患者では血糖は実際より高値を示すため，注意を要する[1]．

グルコースオキシダーゼ（GOD）を用いた測定器は，溶存酸素により血糖値は低値傾向を示すため，酸素吸入時の測定には不適である[1]．

測定部位への糖の付着，アルコール消毒液の残存，血液を強く絞り出した際の組織液の混入などは測定値へ影響を与え，正確な値が得られないため，測定手技については十分に指導する．

■参考文献

[1] 寺内康夫，増田清美，木村真理，他．糖尿病診療ルールブック．In: 寺内康夫，編．東京: 中外医学社; 2008. p.116.

〈富樫　優〉

6 ▶ 心理面への配慮

▨▨ まとめ ▨▨▨▨▨▨▨▨▨▨▨▨▨▨▨▨▨▨▨▨▨▨▨▨▨▨▨▨▨
- インスリン開始の必要性を丁寧に説明し，患者自身が十分納得できるようにする．
- 患者自身のインスリン自己注射に対する認識を聞き出し，把握する．
- インスリンに対する抵抗感の原因を明らかにし，解決する．

■インスリン注射に対する抵抗感

　インスリン自己注射に対する患者の心理的な抵抗は，インスリン注射が実施されにくいことと直結している．

　患者は病気に対する心理的負担や罪悪感，インスリンに対する不安などから，インスリン治療に対してよいイメージをもっていないが，医師はこのような患者の心理を過小評価する傾向にある（DAWN study）．

　具体的には，インスリン注射手技に対する抵抗感と糖尿病が重症になったことを認めることに対する拒否感，QOL 低下に対する不安感などである．

■対策

❶インスリン開始のタイミングの明示	・インスリンの絶対適応に対しては躊躇なくインスリン導入に踏み切る． ・インスリンの相対適応に対しては，治療の目標を明確に設定し，経口血糖降下薬で目標を達成できない場合には，そのことを患者自身に十分認識させる．
❷インスリンに対する不安感，罪悪感への対処	・一度使い始めたら一生やめられない薬になると感じていないか評価し，経過によっては離脱可能であることを説明する． ・治療の早い段階から，インスリンが治療法の選択肢の1つとなることを患者に説明し，「最後の治療法」でないことを理解させる． ・血糖降下作用が最も確実で生理的な薬剤であることを説明する． ・低血糖を心配していないか評価し，少量から徐々に増量すれば低血糖の頻度を増やさないことを説明する．

7

インスリン療法

❸インスリンによる社会的制約やQOL低下に対する抵抗感への対処[1]	・自己注射を行うことで，日常生活にこれまで以上の制限が生じると感じていないか評価する． ・内服薬に比べて，食事の時刻や病状に応じて細やかな調節が可能であることを説明する． ・インスリンは製剤やデバイスの開発が進み，患者のニーズに合った注射方法を選択できることを説明する．
❹インスリン手技や針に対する抵抗感への対処[1]	・自分の体に針を刺すという行為に恐怖感を抱くのは当然であり，そのことに共感しつつも，大抵の場合その恐怖感は克服可能であることを説明する． ・実際に注射器，針を患者にみせ，注射の手技が煩雑でないかを患者自身に判断させる． ・注射針は採血時の針に比べてはるかに細く，穿刺の痛みは軽度であることを理解させる．

■参考文献

[1] 木村真理, 増田清美, 門間美代子, 他. 糖尿病診療ルールブック. 寺内康夫, 編. 東京: 中外医学社; 2008. p.117-8.

〈富樫　優〉

7 ▶ 低血糖対策

まとめ

- 低血糖症状と低血糖時の対応について日ごろからよく指導することが重要である.
- 頻回の低血糖発作は無自覚低血糖の危険性を増すため,可能な限り低血糖を予防する必要がある.

■低血糖の病態生理

❶低血糖時の生体反応

- 中枢神経系はグルコースのみをエネルギー源とするため,低血糖時にはインスリン拮抗ホルモンの分泌がみられ,血糖を上昇させるように働く.
- 血糖値が 80 mg/dL 付近まで低下するとインスリン分泌が抑制され,70 mg/dL 付近でグルカゴン,アドレナリンが分泌され,60 mg/dL 以下で成長ホルモン,コルチゾールの分泌が起こる[❶].

❷低血糖症状

- 低血糖症状はカテコラミンなどの分泌による自律神経症状と,ブドウ糖欠乏による中枢神経機能低下による症状がある.
- 通常,静脈血糖値が 60 mg/dL 付近で自律神経症状が出現し,50 mg/dL 台で中枢神経症状が出現する[❶].
- 自律神経症状には蒼白,発汗,動悸,脈圧増大,悪心,不安,空腹感などがある.
- 中枢神経症状には思考障害,行動異常,頭痛,知覚障害,視力低下,片麻痺,失語症,低体温,痙攣発作,昏睡などがある.
- 血糖値が 30~40 mg/dL 以下では昏睡状態に陥ることがある[❶].
- 低血糖発作が長期にわたると,中枢神経に不可逆性の変化をきたすことがある.
- 低血糖を繰り返す症例では,自律神経症状がみられずに,いきなり中枢神経症状が出現する危険性がある(無自覚低血糖).

❸低血糖の診断と治療

- 低血糖症状があり,血糖値が 60 mg/dL の場合,低血糖と診断するが,血糖測定が困難な場合は症状のみで低血糖として対処する.
- 軽症(経口摂取が可能)の場合はブドウ糖を 10~

15 g を服用させ，症状改善後食事をとらせる．
- 重症（経口摂取が不可能）の場合は，歯肉にブドウ糖を塗り付ける処置やグルカゴンの筋注（在宅で家族指導可）を行う．インスリン依存性で頻回発作例には在宅で家族指導が有効である．
- 医療機関に搬入された場合は，50% ブドウ糖 20 mL を静注，回復が十分でないときは 5% ブドウ糖を点滴する．
- SU 薬による低血糖や重症低血糖は低血糖が再発，遷延することがあるため，原則的に入院させて経過観察する．

❹再発予防

- 低血糖の原因を究明し治療法を見直す．
- 患者や家族の教育を徹底し，自己血糖測定を活用する．
- 糖尿病であることを示す ID の携帯が有効．
- 食事内容，摂取時間，補食について確認する．

■参考文献

❶日本糖尿病学会，編著．糖尿病専門医研修ガイドブック（改訂第 6 版）．東京：診断と治療社；2014. p.265-7.

〈富樫　優〉

8 ▶ シックデイ時のインスリン治療

まとめ
- 食事摂取量に応じてインスリンを増減する.
- 食事が摂れなくてもインスリンを中断しない.

■シックデイとは

　糖尿病患者に急性疾患や外傷が併発した状態をシックデイという.

　急性感染症, 急性消化器疾患, 外傷, 急性ストレスなどが含まれ, 各種ストレスホルモンや炎症性サイトカイン分泌, 発熱や下痢に伴う脱水でインスリン抵抗性が増強され, 高血糖になる.

　適切な管理がなされない場合, 糖尿病ケトアシドーシスまたは高血糖高浸透圧症候群へ進展する可能性が高まるため, 十分なシックデイ時の管理と患者指導を行う必要がある.

■シックデイの治療

　可能な限り経口的に水分, 炭水化物, 塩分を摂取する.

　自己血糖測定を頻回に行い, できれば尿ケトン測定も行う.

　食事がとれない場合もインスリン量を極端に減量または中止してはいけない.

　追加インスリンは, 食事摂取不安定な場合は食直後に注射する. 食事摂取量や血糖値に応じた投与量のアルゴリズムに基づき, 投与量の調節を指示する.

　発熱, 消化器症状が強いとき, 24時間にわたって経口摂取ができない/著しく少ないとき, 尿ケトン体強陽性, あるいは血糖値が350 mg/dL以上の時, 意識状態の変容がみられるときは速やかに医療機関を受診させる.

❶1型糖尿病の シックデイ・ ルール	・中間型または持効型インスリンは原則として食事量に関係なく継続する. ・追加インスリン量は食事量が通常の何割かに応じて基本量を決定し, SMBGにより血糖値が200 mg/dL以上なら増量, 80 mg/dL以下なら減量するなどして調節する.
❷2型糖尿病の シックデイ・ ルール	・インスリン分泌促進薬（SU薬・グリニド系薬）は食事量が1/2程度のときには半量, それ以下のときには中止する❶❷. ・α-グルコシダーゼ阻害薬は消化器症状の強いとき

には中止する[1,2].
- ビグアナイド薬はシックデイの間は中止する[1,2].
- インスリン抵抗性改善薬はシックデイの間は中止が可能である.
- インクレチン関連薬は食事がとれないとき，消化器症状が強いときは中止する[1,2].
- インスリン注射：インスリン分泌能が著しく低下している患者には，1型糖尿病のシックデイに準じて対処する．インスリン分泌能が保たれていれば食事量に応じて追加インスリンを調節するが，1型よりも少なめに設定する[1,2].

■参考文献
[1] 日本糖尿病学会，編著．科学的根拠に基づく糖尿病診療ガイドライン 2013. 東京：南江堂；2013. p.279-83.
[2] 日本糖尿病学会，編著．糖尿病専門医研修ガイドブック（改訂第6版）．東京：診断と治療社；2014. p.374.

〈富樫　優〉

8. GLP-1 受容体作動薬

1 ▶ 短時間作用型 GLP-1 受容体作動薬と 長時間作用型 GLP-1 受容体作動薬

まとめ

- GLP-1 受容体作動薬（GLP-1-RA）はその作用時間の長さから，短時間型 GLP-1-RA と長時間作用型 GLP-1-RA に大別される．
- 短時間作用型 GLP-1-RA の半減期は 2～3 時間で，主に胃内容排泄遅延作用により食後血糖降下作用を発揮する．
- 長時間作用型 GLP-1-RA の半減期は 11～95 時間と長く，主に血糖依存性のインスリン分泌促進作用により空腹時血糖～食後血糖を平均的に低下させる．

❶分類
- 短時間作用型 GLP-1-RA には，エキセナチド BID（バイエッタ®），リキシセナチド（リキスミア®），長時間作用型 GLP-1-RA には，リラグルチド（ビクトーザ®），エキセナチド QW（ビデュリオン®），デュラグルチド（トルリシティ®）が分類される（表1）．
- 短時間作用型 GLP-1-RA は 1 日投与回数 1～2 回で食前投与を要する．
- 長時間作用型 GLP-1-RA は 1 日 1 回投与～週 1 回投与で投与時間に制限はない．

表1 GLP-1 受容体作動薬の分類

作用型	一般名	商品名	1 日投与量	投与回数	半減期（時間）	Naïve GLP-1 相同性
短時間	エキセナチド BID	バイエッタ®	10～20μg/日	2 回/日	2～3	53%
	リキシセナチド	リキスミア®	10～20μg/日	1 回/日	2～3	50%
長時間	リラグルチド	ビクトーザ®	0.3～0.9 mg/日	1 回/日	11～15	97%
	エキセナチド QW	ビデュリオン®	2 mg/週	1 回/週	95	53%
	デュラグルチド	トルリシティ®	0.75 mg/週	1 回/週	90	90%

BID=1 日 2 回投与，QW= 週 1 回投与
(Lund A, et al. Eur J Intern Med. 2014; 25: 407-14 [1] Kondo Y, et al.
J Diabetes Investing. 2013; 4; 571-75 [2] より)

表2　GLP-1 受容体作動薬の効果の比較

作用型	HbA1c	空腹時血糖	食後血糖	体重	胃内容排泄遅延	消化器症状
長時間	↓↓	↓↓	↓	↓↓	+/-	+
短時間	↓	↓	↓↓	↓↓	+	++

❷効果と副作用
（表2）

[短時間作用型 GLP-1-RA]
- 主に胃内容排泄遅延効果により食後血糖を低下させる.
- 消化器症状が出やすく，悪心，嘔吐への配慮が必要. また食後に低血糖をきたすことがある.
- 空腹時血糖のコントロールには，基礎インスリン, 経口血糖降下薬の併用が必要なことがある.
- エキセナチド BID は朝・夕食前投与のために昼間の血糖が，リキシセナチドは朝食前投与のため，夕食後血糖が上昇しやすい.

[長時間作用型 GLP-1-RA]
- 空腹時～食後血糖を平均的に低下する.
- 導入時に用量を漸増させることにより消化器症状を抑えることが可能である.
- 効果発現は血糖依存性のインスリン分泌促進作用に依存する.
- インスリン分泌能が十分維持されている症例では, 単剤での空腹時～食後血糖コントロールも可能である.

❸ GLP-1-RA の使い分け

[短時間作用型 GLP-1-RA]
- 食後高血糖が主要な初期糖尿病患者に有効である.
- 頻回インスリン注射療法（MDI）からの切り替えでは，追加インスリン（超速効型 or 速効型インスリン）の代替としても利用可能である.

[長時間作用型 GLP-1-RA]
- 空腹時高血糖，食後高血糖の双方を呈する 2 型糖尿病患者に有効である.
- 残存 β 細胞機能が十分な症例では，単剤での使用, もしくは MDI からの切り替えも可能となっている.
- 効果発現は残存 β 細胞機能に依存するため，特にインスリン療法からの切り替えでは高血糖に注意を要する❷.
- 短時間作用型 GLP-1-RA で消化器症状が強い場合

は，長時間作用型への切り替えも選択肢となる．

■参考文献

1. Lund A, Knop FK, Vilsbøll T. Glucagon-like peptide-1 receptor agonists for the treatment of type 2 diabetes: differences and similarities. Eur J Intern Med. 2014; 25: 407-14.
2. Kondo Y, Satoh S, Nagakura J, et al. Defining criteria for the introduction of liraglutide using the glucagon stimulation test in patients with type 2 diabetes. J Diabetes Investig. 2013; 4: 571-5.

〈近藤義宣〉

2 ▶ 週1回製剤の適応

まとめ

- GLP-1 受容体作動薬週1回製剤にはエキセナチド QW, デュラグルチドがある（表 1）.
- エキセナチド QW は短時間作用型のエキセナチドをマイクロスフィア内に包埋することで持効化を実現.
- デュラグルチドは GLP-1 アナログ領域のアミノ酸配列の改変, IgG4 の Fc 領域を結合することにより分子量を増大, 腎クリアランスを低下させて持効化している.
- 血糖依存性のインスリン分泌促進効果により血糖降下作用を発現するため, 十分な残存 β 細胞機能を要する.
- 自己注射手技が容易かつ週1回投与で済むため, 高齢者での導入も可能.

❶ GLP-1 受容体作動薬週1回製剤の特色（表1）	• エキセナチド QW は短時間作用型のエキセナチドをマイクロスフィア内に包埋して持効化しているため注射液の懸濁手技を要する. • デュラグルチドは懸濁不要, 自動注入器の採用で注射手技が容易. • エキセナチド QW は SU 薬, ビグアナイド, チアゾリジンと併用できるがインスリンとの併用は認可されていない. • デュラグルチドはあらゆる経口血糖降下薬, インスリンとの併用が認可され, 応用範囲が広い.
❷ GLP-1 受容体作動薬週1回製剤の適応	• 経口血糖降下薬で加療中だが効果不十分な2型糖尿病患者に対して追加投与. • インスリンで加療中だが頻回注射療法の継続が困難な場合, インスリン療法の一部代替とされる. • インスリン療法からの切り替えにおいては, β 細胞機能の維持の確認を推奨する. • エキセナチド QW は腎代謝であるため末期腎不全患者では使用できないが, デュラグルチドは一般的なタンパク異化経路により分解されるため末期腎不全患者でも使用可能である. • インスリンの追加投与と比べ体重増加をきたしにくいため, 肥満合併2型糖尿病患者において有用である. • 注入器の工夫により, 認知機能に不安がありインスリン療法ではコンプライアンス維持が困難, 低血糖

表1 GLP-1 受容体作動薬週 1 回製剤の特色

一般名	エキセナチド QW	デュラグルチド
商品名	ビデュリオン	トルリシティ
投与量	2 mg/週	0.75 mg/週
半減期	95 時間	90 時間
HbA1c	−1.3〜−1.9%	−0.8〜1.3%
空腹時血糖	−32〜−42 mg/dL	−30〜−37 mg/dL
食後血糖	〜−96 mg/dL	〜−46 mg/dL
体重	−2.3〜−3.7 kg	−2.6〜+4.9 kg
消化器症状	4〜26%	6〜17%
代謝・排泄	腎代謝・腎排泄	一般的な蛋白異化経路により分解
末期腎不全での使用	不可	可
併用認可薬	SU, BG, TZD	すべての経口血糖降下薬, インスリン
特色・注意点	血中濃度の安定には約 7 週間を要する. 注射部位に硬結を生じやすい.	血中濃度は約 2 週間で安定 自動注入器の採用で導入が容易.

QW= 週 1 回投与, SU= スルホニル尿素薬, BG= ビグアナイド薬, TZD=チアゾリジン薬
(Goud A, et al. Diabetes Metab Syndr Obes. 2015; 8: 505-12[1], Gurung T, et al. Diabetes Metab Syndr Obes. 2015; 8: 363-86[2]より)

対応の不安がある場合でも導入が可能.

■参考文献

[1] Goud A, Zhong J, Rajagopalan S. Emerging utility of once-weekly exenatide in patients with type 2 diabetes. Diabetes Metab Syndr Obes. 2015; 8: 505-12.

[2] Gurung T, Shyangdan DS, O'Hare JP, et al. A novel, long-acting glucagon-like peptide receptor-agonist: dulaglutide. Diabetes Metab Syndr Obes. 2015; 8: 363-86.

〈近藤義宜〉

3 ▶ どの段階で GLP-1 受容体作動薬を使うか

▓▓▓ まとめ

- GLP-1 受容体作動薬の導入は病歴早期での導入が血糖降下作用，β 細胞改善作用の面からも効果的である．
- GLP-1 受容体作動薬の血糖降下作用発現にはβ 細胞機能の維持が必要[1]となる．
- 糖毒性が認められている場合（持続的高血糖，高インスリン抵抗性，一過性のβ 細胞機能低下）は，一度インスリン療法などで糖毒性解除を行わないとインクレチン効果減弱により効果が得られにくい[2]．

❶食事運動療法経口血糖降下薬で加療中患者へのGLP-1 受容体作動薬導入

- 食事運動療法もしくは経口血糖降下薬で血糖コントロール不良な患者に対して GLP-1 受容体作動薬を導入すると，HbA1c は 0.6～2.1％ 低下，体重は 0.2～7.2 kg 減少することが期待される．
- 経口血糖降下薬で血糖コントロール不良な患者への GLP-1 受容体作動薬の追加は，体重増加，低血糖頻度の増加を伴わず血糖改善効果が得られる．
- しかし，高血糖が続く患者ではインクレチン作用が減弱していることから，インスリン療法などで一度血糖コントロールを改善してからでないと効果が得られにくい．

❷インスリン療法中の患者へのGLP-1 受容体作動薬導入

- インスリン療法で血糖コントロール不良な患者へ GLP-1 受容体作動薬を導入すると，HbA1c は 0.1～0.9％低下，体重は 1.5～11.0 kg 減少することが期待される．
- β 細胞機能を維持している症例では，頻回インスリン療法からの切り替えも可能で，リラグルチドにおいて有効な血糖降下作用を得るには，C-ペプチドインデックス（空腹時 C ペプチド×100÷空腹時血糖）≧0.72，負荷後 C ペプチドインデックス（グルカゴン負荷後 6 分 C ペプチド×100÷負荷後 6 分血糖）≧1.92 程度の残存β 細胞機能が必要である（表 1）．
- インスリン療法中の患者においても高血糖が続く患者ではインクレチン効果が得られにくいため，基礎インスリン増量などで空腹時血糖を 150 mg/dL 程度以下まで改善してからの導入を推奨する．

表1 リラグルチド有効性予測に関する β 細胞機能指標のカットオフ値

	C-ペプチドインデックス	負荷後 C ペプチドインデックス
カットオフ値	0.72	1.92
AUC（95％信頼区間）	0.75（0.62～0.84）	0.76（0.63～0.85）
感度	81%	53%
特異度	61%	88%

(Kondo Y, et al. J Diabetes Investing. 2013; 4: 571-5[1] より)

C ペプチドインデックス＝空腹時 C ペプチド×100
÷空腹時血糖，
負荷後 C ペプチドインデックス＝グルカゴン負荷後 6 分 C ペプ
チド×100÷負荷後 6 分血糖．

❸β細胞機能改善効果を得るために

- GLP-1 受容体作動薬は，基礎研究より β 細胞のアポトーシスを抑制，β 細胞増殖促進することにより β 細胞機能改善を有することが期待されてきた．
- 筆者らのグルカゴン負荷試験を用いた検討では，リラグルチドは糖尿病罹病期間 10 年以内の患者で β 細胞機能は改善し得たが，罹病期間がそれより長い場合には改善効果は認められなかった．
- GLP-1 受容体作動薬による β 細胞機能改善効果を期待する際も早期導入が推奨される[3]．

■参考文献

[1] Kondo Y, Satoh S, Nagakura J, et al. Defining criteria for the introduction of liraglutide using the glucagon stimulation test in patients with type 2 diabetes. J Diabetes Investing. 2013; 4: 571-5.

[2] Fan X, Huang R, Wang J, et al. Risk factors for the first episode of peritonitis in Southern Chinese continuous ambulatory peritoneal dialysis patients. PLoS One. 2014; 9: e107485.

[3] Kondo Y, Satoh S, Osada UN, et al. Early liraglutide treatment improves β-cell function in patients with type 2 diabetes: a retrospective cohort study. Endocr J. 2015; 62: 971-80.

〈近藤義宣〉

4 ▶ GLP-1 受容体作動薬と インスリン製剤の併用

まとめ

- わが国では現在のところリラグルチド，リキシセナチド，デュラグルチドでインスリンとの併用が認可されている．
- リラグルチド，デュラグルチドは追加・基礎インスリンの双方と併用可能，リキシセナチドは基礎インスリンとのみ併用可能．
- インスリン療法と併用することで，低血糖，体重増加リスクを抑えつつ血糖改善効果が得られる．
- 今後，GLP-1 受容体作動薬/基礎インスリン混合製剤の登場も予定され，1 日 1 回注射で空腹時血糖，食後血糖の双方を管理可能となることが期待される．

❶ GLP-1 受容体作動薬とインスリン製剤の併用方法と効果（表1，表2）

- 長時間作用型 GLP-1 受容体作動薬のリラグルチド，デュラグルチドは追加・基礎インスリンの双方と併用可能．
- リキシセナチドは基礎インスリンとのみ併用可能．
- GLP-1 受容体作動薬とインスリン製剤の併用により，体重増加，低血糖をほとんど伴わず，HbA1c 0.9～1.6％低下が期待される．
- GLP-1 受容体作動薬の追加により，追加インスリンは 30～40％，基礎インスリンは 10％程度減量．
- リキシセナチドでは特に朝食後の低血糖に注意が必要．食前血糖のみならず，食後血糖も確認したうえでインスリン投与量調整を推奨．
- 十分に β 細胞機能を維持している症例では，インスリン注射回数を減らすことも可能（例: 頻回インスリン注射療法→ GLP-1 受容体作動薬＋基礎インスリン or 追加インスリン＋GLP-1 受容体作動薬）．

表1 わが国における GLP-1 受容体作動薬と併用可能なインスリンの組み合わせ

一般名	リラグルチド	リキシセナチド	デュラグルチド
商品名	ビクトーザ®	リキスミア®	トルリシティ®
追加インスリン	○	×	○
基礎インスリン	○	○	○
経口血糖降下薬	すべて	SU, BG	すべて

SU＝スルホニル尿素薬，BG＝ビグアナイド薬

表2 日本人用量での GLP-1 受容体作動薬とインスリンの併用効果

一般名	リラグルチド[1]	リキシセナチド[2]	デュラグルチド[3]
商品名	ビクトーザ®	リキスミア®	トルリシティ®
試験名	NCT01572740	GetGoal-L-Asia	AWARD-4
HbA1c 変化量 (%)	−1.3±0.1	−0.9±0.1	−1.6±0.1
空腹時血糖 (mg/dL)	−14.9±4.3	−7.6±5.6	+4.0±3.7
食後血糖 (mg/dL)	−13.1±4.3	−140.9±9.7	−74.2±2.5
体重変化量 (kg)	−0.1±0.2	−0.4±0.3	+0.2±0.3
重症低血糖 (%)	0	0	3

データは平均値±標準誤差で表記

❷ GLP-1 受容体作動薬とインスリン製剤の併用の適応

- インスリン療法のみでは食後高血糖の管理が難しい場合.
- 経口血糖降下薬＋基礎インスリン併用療法では血糖管理が不十分な場合.
- インスリン療法で血糖管理不十分だが，インスリン投与量調整による低血糖，体重増加が懸念される場合.
- インスリン投与量の自己調整が困難な場合，自己調整分の代替として.
- 食事摂取量，摂取時間が不安定で，インスリン投与量調整が困難な場合.
- インスリン投与回数を減らしたい場合.

■参考文献

[1] Clinical Trials. gov website. https://clinicaltrials.gov/ct2/show/NCT01572740

[2] Seino Y, Min KW, Niemoeller E, et al. Randomized, double-blind, placebo-controlled trial of the once-daily GLP-1 receptor agonist lixisenatide in Asian patients with type 2 diabetes insufficiently controlled on basal insulin with or without a sulfonylurea (GetGoal-L-Asia). Diabetes Obes Metab. 2012; 14: 910-7.

[3] Blonde L, Jendle J, Gross J,et al. Once-weekly dulaglutide versus bedtime insulin glargine, both in combination with prandial insulin lispro, in patients with type 2 diabetes (AWARD-4): a randomised, open-label, phase 3, non-inferiority study. Lancet. 2015; 385: 2057-66.

〈近藤義宣〉

5 ▶ 副作用軽減のための方策

▨▨ まとめ ▨▨

- GLP-1受容体作動薬による最大の副作用は悪心・嘔吐であるが、症状は一過性で時間をかけて投与量を漸増することで対処可能である.
- インスリン療法からの切り替えではGLP-1受容体作動薬が無効な場合、著しい高血糖、糖尿病ケトアシドーシスに至る場合があるので、切り替え前にβ細胞機能の評価を行う.
- 当初懸念された膵炎、膵腫瘍のリスク増加は、近年の解析では否定的である.
- 高齢者では食欲抑制効果によるサルコペニアに注意する.

---

❶消化器症状
（表1）

- GLP-1受容体作動薬による最大の副作用は悪心・嘔吐であるが、使用中止に至るのは5〜10％程度.
- 消化器症状は急速な増量、高用量、短時間作用型GLP-1受容体作動薬（エキセナチド、リキシセナチド）で生じやすい.
- 悪心・嘔吐のピークは導入後2〜3週、もしくは増量のタイミングで生じやすい.
- 時間をかけて（数週間〜数カ月）用量を漸増することで消化器症状は軽減しやすい.
- 消化器症状は一過性で時間をかけて投与量を漸増することで対処可能.
- 短時間作用型GLP-1受容体作動薬で消化器症状が強い場合は、長時間作用型GLP-1受容体作動薬に変更するのも選択肢.

表1 GLP-1受容体作動薬による副作用のまとめ

	短時間作用型		長時間作用型		
	エキセナチド BID	リキシセナチド	リラグルチド	エキセナチド QW	デュラグルチド
悪心（%）	26	24	6	13	6
嘔吐（%）	9	9	1	8	2
下痢（%）	6	5	4	11	6
低血糖（%）	51	11	0〜27	0〜22	26
重症低血糖（%）	0.0〜0.4	0.0〜0.2	0〜2.2	0	0
注射部反応（%）	0〜2	5	0〜1	6〜35	1
抗体産生（%）	51	7	8〜9	61	1

BID=1日2回投与，QW=週1回投与
（バイエッタ®，リキスミア®，ビクトーザ®，ビデュリオン®，トルリシティ®添付文書，インタビューフォーム❶より）

❷低血糖	・GLP-1 受容体作動薬単剤での低血糖頻度は非常に少ない.
	・インスリン分泌促進薬(SU薬, グリニド薬), インスリンとの併用では低血糖に注意が必要.
	・短時間作用型 GLP-1 受容体作動薬では朝食後の低血糖に注意が必要. 食前血糖のみならず, 食後血糖も確認しての投与量調整を推奨.
	・低血糖を呈する症例では, インスリン, インスリン分泌促進薬の減量, 中止を指導.
❸膵炎・膵腫瘍	・当初懸念された膵炎, 膵腫瘍のリスクは, 近年の解析では否定的となっている[2][3].
	・ただし, 糖尿病自体が膵炎, 膵腫瘍のリスクであるため注意は必要.
❹抗体産生	・GLP-1 受容体作動薬に対する抗体産生が報告されている.
	・抗体陽性患者では注射部位の反応が増加するが, HbA1c 変化量に有意な差は認められていない.
❺サルコペニア	・高齢者では GLP-1 受容体作動薬による食欲抑制効果により, 体重減少とともに骨格筋量が減少し, サルコペニアに陥るリスクを有するため, 過度の体重減少に注意する必要がある.
	・食欲抑制効果は GLP-1 受容体作動薬投与量に依存するため, 高齢者で過度の体重減少を認める際は投与量の減量・中止を検討する.
❻過量投与	・過失, 自殺企図による GLP-1 受容体作動薬の過量投与が報告されているが, その多くは悪心, 嘔吐, 下痢, 腹痛を呈するのみで低血糖は報告されていない[3].
	・エキセナチドを過失により 1 回 $100\,\mu\mathrm{g}$ (10 倍最大使用量) 投与した 1 例において, 重症低血糖が報告されている[1].

■参考文献

❶バイエッタ®, リキスミア®, ビクトーザ®, ビデュリオン®, トルリシティ®添付文書, インタビューフォーム

❷Monami M, Dicembrini I, Nardini C, et al. Glucagon-like peptide-1 receptor agonists and pancreatitis: a meta-analysis of randomized clinical trials. Diabetes Res Clin Pract. 2014; 103: 269-75.

❸Filippatos TD, Panagiotopoulou TV, Elisaf MS. Adverse effects of GLP-1 receptor agonists. Rev Diabet Stud. 2014; 11: 202-30.

〈近藤義宣〉

IV

血糖コントロール以外に
心がけること

1. 体重管理

1 ▶ 管理目標

まとめ

- 肥満，特に内臓脂肪型肥満は，糖尿病発症と病態の進展を助長する重要な危険因子である．肥満を伴う糖尿病ではまず減量を図る．
- 身体状況としての肥満は BMI（body mass index）25（kg/m²）以上で，糖尿病を含め医学的に減量を要する病態を合併した肥満を肥満症として区別している．
- 健康障害の少ない BMI は 22（kg/m²）とされているが，肥満糖尿病治療における目標 BMI は病態生活習慣を考慮し症例に応じて定めることが望ましい．

❶肥満症の定義

- 肥満とは体脂肪が過剰に蓄積した身体状況である．わが国では欧米人に比べ皮下脂肪組織の蓄積能が弱く，内臓脂肪組織や肝臓，骨格筋，膵臓，血管などの異所性脂肪蓄積が起こり，軽度肥満でも糖尿病や高血圧症などの健康障害を合併しやすいため，BMI 25（kg/m²）以上を肥満としている．
- 肥満と判定されたもので健康障害をすでに合併している場合，もしくは健康障害を合併しやすい内臓脂肪型肥満である場合に，肥満症として区別して考える．
- BMI 35（kg/m²）以上の高度肥満の場合には，遺伝性肥満などの 2 次性肥満の鑑別を行う．原発性肥満の原因には食生活，運動習慣，精神的要因，生活環境などが関与している[❶]．

❷肥満と糖尿病発症

- 過食，運動不足，精神的・社会的ストレスなどは肥満症の発症進展の基盤として重要であり，肥満 2 型糖尿病発症における主要な危険因子となる．
- 糖尿病の発症リスクは規則的な運動，食物線維摂取の励行，青身の魚などに多く含まれる多価不飽和脂肪酸摂取の励行などにより，約 20～40%軽減できる（図 1）が，BMI が 25～30（kg/m²）の I 度肥満（欧米では preobesity）の状態でも，糖尿病の発症リスクは 7 倍程度と報告されている[❷]．
- 肥満，特に内臓脂肪型肥満は，糖尿病発症と病態の進展を助長する重要な危険因子である．肥満を伴う糖尿病ではまず減量を図る．
- 肥満 2 型糖尿病に脂質異常や高血圧が加わるとさらに動脈硬化性疾患のリスクが増加するので，ABI

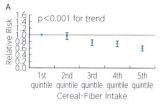
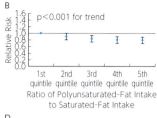
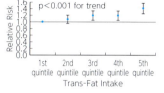
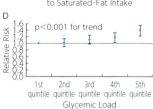

A: 食物線維摂取量が多いほど2型糖尿病発症リスクは減少する．
B: 不飽和脂肪酸/飽和脂肪酸摂取比が大きいほど2型糖尿病発症リスクは減少する．
C: トランス脂肪酸摂取量が多いほど2型糖尿病発症リスクは上昇する．
D: 糖負荷が多いほど2型糖尿病発症リスクは上昇する．

図1 2型糖尿病発症に関する相対危険度の多変量解析結果（BMI，年齢などで調整後，n=3,300）
（Hu FB, et al. N Engl J Med. 2001; 345: 790-7❷より）

(ankle-brachial pressure index)，頸動脈エコー検査や運動負荷心電図により潜在的な動脈硬化性疾患の病態を探索する．これらの結果を示すことも食事療法や運動療法の動機づけになる．

■参考文献
❶岩本安彦，羽田勝計，門脇 孝，他．科学的根拠に基づく糖尿病診療ガイドライン2013．東京：南江堂；2013．p.173-82．
❷Hu FB, Manson JE, Stampfer MF, et al. Diet, lifestyle, and the risk of type 2 diabetes mellitus in women. N Engl J Med. 2001; 345: 790-7.

〈柴田恵理子〉

2 ▶ 日本人でのエビデンス（疫学）

まとめ

- 日本人成人に占めるBMI 25（kg/m²）以上の割合は男性29.1％，女性19.4％と，成人人口の約1/4が該当する．
- わが国の糖尿病患者では平均HbA1c 7.0％と漸減しているが，平均BMI 24.92（kg/m²）と肥満傾向は増悪している．
- 日本人は軽度の肥満でもインスリン抵抗性の出現によって耐糖能異常をきたす．

❶日本人のBMI	・平成24年度国民健康・栄養調査によると，成人人口に占めるBMI 25（kg/m²）（肥満1度）以上の割合は男性29.1％，女性19.4％と，成人人口の約4分の1が該当する． ・BMI 30（kg/m²）以上（肥満2度）は3.4％（OECD Health Data 2009），BMI 35（kg/m²）以上（肥満3度）の高度肥満者も0.5％程度存在する．
❷耐糖能異常・2型糖尿病の成因	・耐糖能異常や2型糖尿病は遺伝素因に肥満や過食，ストレスなどの環境因子が加わって発症すると考えられている． ・Japan Diabetes Clinical Data Management（JDDM）Study Groupの報告によれば，本邦糖尿病患者において，2013年時点で平均HbA1c

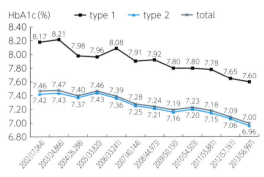

2014 Japan Diabetes Clinical Data Management (JDDM) Study Group.

図1 各年度の平均HbA1c（NGSP）の推移

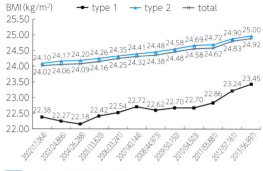

図2 各年度の登録患者の平均BMI

7.0％（1型糖尿病7.60％，2型糖尿病6.96％）と年次推移は漸減しているが，平均BMI 24.92（kg/m²）〔1型糖尿病23.45（kg/m²），2型糖尿病25.00（kg/m²）〕と，肥満傾向が続いている（図1，2）．

- これらの値は欧米の2型糖尿病の疫学研究でのBMI〔英国のUKPDSで27.5（kg/m²），米国のNHANESで30.2（kg/m²）〕に比較すれば低値である[1,2]．
- 欧米人に比して日本人はインスリン分泌能が低く，軽度の肥満によるインスリン抵抗性悪化で耐糖能異常をきたしやすいという特徴を反映したものである．

■参考文献

[1] UK Prospective Diabetes Study Group. Intensive blood-glucose control with sulphonylureas or insulin compared with conventional treatment and risk of complications in patients with type 2 diabetes (UKPDS 33). Lancet. 1998; 352: 837-53.

[2] Kiefer MM, Silverman JB, Young BA, et al. National patterns in diabetes screening: data from the National Health and Nutrition Examination Survey (NHANES) 2005-2012. J Gen Intern Med. 2015; 30: 612-8.

〈柴田恵理子〉

3 ▶ 内科的治療

まとめ

- 肥満2型糖尿病治療の基本は，食事・運動療法による体重減量であるが，あわせて行動療法や薬物療法を適切に導入することでより効果が得られやすい．
- 現体重を5%減量するだけでも耐糖能や脂質，血圧の異常が改善することが多い．
- 近年，GLP-1受容体作動薬やSGLT2阻害薬など体重減少効果が期待できる糖尿病治療薬が登場している．

❶食事療法

- 肥満2型糖尿病の食事療法の基本は，栄養バランスを考慮し，適切なエネルギー摂取量を理解することにある．
- 肥満だけでなく，痩せに伴う健康障害も考慮すると，BMI 22（kg/m^2）において最も健康障害が少ないとされるが，BMI 22（kg/m^2）まで減量せずとも，現体重を3~5%程度減らすことで耐糖能や脂質，血圧の異常が改善することが多い．
- エネルギー摂取量として，一般には標準体重〔BMI 22（kg/m^2）に相当〕×25~30 kcal/dayを用いることが多いが，急激な体重減少後のリバウンドを防ぎ，長期的な食事療法を継続するために個々の症例に応じた適切なエネルギー摂取量，目標体重を定める必要がある❶．

❷運動療法

- 適切な食事療法のもとに医学的に管理された運動療法を行う場合，体重減少が期待できるだけでなく，インスリン感受性が改善し，脂質や血圧，血糖コントロールが改善する．
- 日常生活における身体活動を高めることも重要である．
- 肥満2型糖尿病は心血管疾患のリスクが高いので運動に関しては潜在的な心血管合併症の有無を事前に十分把握する必要がある（詳細はⅢ-3「運動習慣への介入」参照）．

❸行動療法

- 減量とその長期維持には行動療法の併用が有効である．
- 肥満者は特に短時間に多くのエネルギーを摂取する早食いや衝動食いなどの食行動異常がみられ，また

昼食後から夜間にかけての間食が問題となる例も多い.

- 望ましい食行動の確立のために治療目標を設定し, 過食行動の解析と評価を食事日記の記録や体重測定の記録を通じて行う.
- 食行動の変容を維持させるには動機づけを定期的に行うなどの行動強化が有効である[2].

❹薬物療法

- 肥満 2 型糖尿病では, まずインスリン抵抗性改善作用をもつ薬物を検討する.
- メトホルミンは体重増加があまり起こらず, 大血管症の予防に有効であるという報告もあり, 禁忌がない肥満 2 型糖尿病ではまず試みる.
- チアゾリジン薬はインスリン抵抗性改善作用があり, 2 型糖尿病患者の心血管イベント再発を抑制することが示唆されているが, 食事療法が遵守できない例では体重増加が起こりやすいので注意を要する.
- GLP-1 受容体作動薬では日本人において開始前より体重減少傾向を示し, 体重増加傾向を示した SU 薬投与群との間に有意差を認めた[1].
- SGLT2 阻害薬は, 血中の余分なグルコースを尿に排泄させる新しい作用機序の薬剤であり, 糖排泄により治験時で約 3％の体重減少効果が認められた. 血糖低下のみならず, 血圧低下や脂質改善作用もあるが, 薬剤効果による糖排泄量は 70～100 g/day (280～400 kcal/day) 程度とされているため, 食事療法の見直しもあわせて行う必要がある.
- 中枢性抗肥満薬のうち, わが国で保険診療可能なマジンドールは, 食欲中枢への直接作用と脳内でのアドレナリン, ドパミン, セロトニンの神経細胞による再取り込みを抑制し, 消費エネルギー促進とともに食欲を抑制する. アンフェタミン類似構造をもち依存性が認められることから, 適応は「肥満度が＋70％以上または BMI が 35 (kg/m²) 以上の高度肥満症例」に限られ, 処方期間も最大 3 カ月とされている.
- セチリスタットはリパーゼの阻害が作用機序で, 消化管からの脂肪の吸収を抑制することで摂取エネルギーを減少させて体重減少をきたす薬剤であるが, 2013 年 9 月にわが国で製造承認を得た後, 2015

年11月現在，薬価未収載である．

■参考文献

1. 岩本安彦，羽田勝計，門脇　孝，他. 科学的根拠に基づく糖尿病診療ガイドライン2013. 東京: 南江堂; 2013. p.173-82.
2. 松澤佑次，坂田利家，池田義雄，他. 肥満症治療ガイドライン2006. 肥満研究. 2006; 12: 90-1.

〈柴田恵理子〉

4 ▶ 外科的治療

まとめ

- BMI 35（kg/m²）以上，または，BMI 32（kg/m²）以上で内科治療抵抗性の肥満随伴疾患を有する場合は手術適応となる．
- 外科治療により，長期的な減量効果，血糖コントロール改善や死亡率低下が認められる．

❶外科治療の必要性

- これまで生活習慣改善を目的とした介入試験が多く行われたが，長期的な有効性や改善を認めた報告は少ない．
- 高度肥満症例は内科治療に抵抗性を示し，肥満随伴疾患を高率に合併し，生命予後が不良であるため，欧米では外科治療による減量が行われてきた．
- 1990 年代以降，腹腔鏡下手術が行われるようになると急速に普及してきた．

❷外科治療の種類

- 減量手術の原理は，胃を小さく形成し摂食量を抑制することと，小腸をバイパスし消化吸収能を抑制することのいずれか，もしくは両者の組み合わせによる．
- 摂食量を抑制する術式には，調節性胃バンディング術やスリーブ胃切除術が含まれ，消化吸収能を抑制する術式には胆膵バイパス/十二指腸スイッチ術が含まれる．
- Roux-en-Y 胃バイパス術は摂食量抑制と消化吸収能抑制をあわせた術式で，世界で最も実施されている．
- わが国ではスリーブ胃切除術が最も多く行われ，2013 年 4 月より保険収載された（施設限定あり）．

❸外科治療の適応

- アジア人は欧米人と比較して内臓脂肪型肥満が多く，軽度の肥満でも合併疾患を併発することから，2013 年に日本肥満症治療学会はガイドラインでBMI 35（kg/m²）以上，もしくは BMI 32（kg/m²）以上で内科治療抵抗性の肥満随伴疾患を有する場合は手術適応とした．

❹外科治療の効果

- 外科治療は内科治療よりも長期の減量効果が期待できる．SOS（Swedish Obese Subjects）study では，3 種類の外科治療を施行した 2,010 名と，性別・年齢・体重など 18 項目をマッチさせた 2,037 名の内科治療群とを，前向き観察した長期成績（平均 10.9 年）を示したものである．いずれの術式でも長期的な体重減量効果があり，また死亡率を有意に低下させた（図 1）．

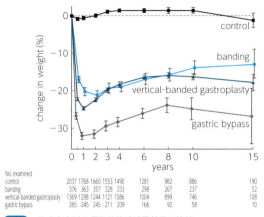

図1 治療内容別の長期的体重減量効果の比較
(Sjöström L, et al. N Engl J Med. 2007; 357: 741-52 [1] より)

- 侵襲度の異なる外科治療と内科治療をランダム化試験で比較することは困難ではあるがそうした試験が存在する.
- 罹病期間2年以内の肥満合併糖尿病〔BMI 30〜40 (kg/m²)〕60名を内科的な糖尿病治療に加えて,生活習慣介入群と外科治療群(腹腔鏡下調節性胃バンディング術)を行う群にランダム化割付けし,2年間観察した.
- 主要評価項目は2年後の糖尿病寛解率(定義:空腹時血糖値126 mg/dL 未満かつ HbA1c 6.2%未満かつ糖尿病に対する薬物治療不要な状態).
- 寛解率は外科治療群では73%,生活習慣介入群では13%.体重減少率は,外科治療群で平均20.7%,生活習慣介入群で平均1.7%[2].
- 内科治療抵抗性の肥満合併糖尿病では外科治療を考慮するとよい.

■参考文献

[1] Sjöström L, Narbro K, Sjöström CD, et al. Effects of bariatric surgery on mortality in Swedish obese subjects. N Engl J Med. 2007; 357: 741-52.
[2] Dixon JB, O'Brien PE, Playfair J, et al. Adjustable gastric banding and conventional therapy for type 2 diabetes: a randomized controlled trial. JAMA. 2008; 299: 316-23.

〈柴田恵理子〉

1 ▶ 管理目標

まとめ

- 糖尿病,高血圧ともに細小血管障害,大血管障害の重要な危険因子である.
- 糖尿病合併高血圧患者の血圧管理は 130/80 mmHg 未満である.

◆

糖尿病と高血圧の関係について,また,血圧管理目標とその根拠について以下に述べる.

❶糖尿病と高血圧

- 糖尿病,高血圧はともに細小血管障害,大血管障害の危険因子であり,両者の成因の関連(糖尿病では高血圧になりやすく,高血圧では糖尿病になりやすい)も指摘されている.
- 糖尿病,高血圧を合併すると脳血管障害や冠動脈疾患発症頻度が大きく増加し,これら大血管障害と細小血管障害(神経障害,網膜症,腎症)の予防・改善のためにも非糖尿病患者よりもより厳格な血圧管理が必要とされている.

❷エビデンス

- 大規模臨床研究 ACCORD-BP❷では,2型糖尿病患者の収縮期血圧を 120 mmHg 未満に厳格にコントロールしても大血管障害を有意に抑制できなかった.ただし,脳血管障害に関しては 140 mmHg 程度のコントロールをする群よりも厳格コントロール群で発症率を抑制できた.これを受けて心筋梗塞が脳血管障害よりも多い欧米では 140/80 mmHg 程度のコントロールを管理目標としている.
- 日本人は欧米と異なり,大血管障害のなかでも脳血管障害が心筋梗塞よりも多い傾向にあり❸,より厳格な血圧コントロールによる脳血管障害の抑制を期待し欧米よりも厳格な 130/80 mmHg を管理目標としている.

❸注意

- 高齢者では高齢者における降圧目標(65~74歳:140/90 mmHg 未満,75歳以上:150/90 mmHg 未満)を目指し,忍容性があれば慎重に 130/80 mmHg 未満を目指す.
- 動脈硬化性冠動脈疾患,末梢動脈疾患合併症例では降圧に伴う臓器灌流低下に対する十分な配慮が必要である.

- 単に降圧目標に到達するのではなく，高血圧の成因とその成因に対する治療アプローチを考え実行することが重要である．治療方法の具体的な方法については次項以降を参照されたい．

■参考文献

1. 日本高血圧学会高血圧治療ガイドライン作成委員会. 高血圧治療ガイドライン 2014. 東京: ライフサイエンス出版; 2014. p.75-8.
2. Cushman WC, Evans GW, Byington RP, et al. Effects of intensive blood-pressure control in type 2 diabetes mellitus. N Engl J Med. 2010; 362: 1575-85.
3. Sone H, Tanaka S, Tanaka S, et al. Serum level of triglycerides is a potent risk factor compatable to LDL cholesterol for coronary heart disease in Japanese patients with type 2 diabetes: subanalysis of the Japan Diabetes Complications Study (JDCS). J Clin Endocrinol Metab. 2011; 96: 3448-56.

〈近藤真衣　小野正人〉

2 ▶ 代表的な降圧薬とその特性

▨▨ まとめ ▨▨▨▨▨

- 糖尿病においてはその病態や合併症の程度が人により異なり，個人に合わせた降圧薬を使用する必要がある．以下に糖尿病治療に使用されることの多い降圧薬について述べた．

■糖尿病合併高血圧によく使用される代表的な降圧薬とその特性

❶ ACE 阻害薬/アンジオテンシンⅡ受容体拮抗薬（ARB）

- ともに糖尿病合併高血圧の第 1 選択薬である．
- ACE 阻害薬はアンジオテンシンⅠからアンジオテンシンⅡに変換するアンジオテンシン変換酵素（ACE）を阻害する．その結果，アンジオテンシンⅡが減少して血管が拡張し，副腎からのアルドステロン分泌も減少し，血圧が低下する．
- ARB はアンジオテンシンⅡタイプ 1（AT1）受容体に特異的に結合し，ATⅡによる強力な血管収縮，体液貯留，交感神経活性を抑制することによって降圧作用を発揮する．
- 糖・脂質代謝に悪影響を与えず，インスリン抵抗性を改善するとともに糖尿病の新規発症を抑制することが示されており，慢性心不全合併例や糖尿病性腎症への積極的使用がなされる．
- 尿蛋白の減少効果など腎保護効果，心不全・心筋梗塞の予後改善効果と心血管イベント抑制効果にもエビデンスがある．しかし，CKD 患者においては特に高カリウム血症に注意が必要である．
- ACE 阻害薬に特徴的な副作用としてブラジキニンの作用増強による空咳で，20〜30%に投与後 1 週間から数カ月以内に発現するが，中止により速やかに改善する．咳の誘発が高齢者には誤嚥予防となるとの報告もある．また DPP-4 阻害薬との併用で，血管神経性浮腫が増加するとの報告もある．その場合は呼吸困難により重篤化することもあるので直ちに投与を中止し適切な処置をとる必要がある．

❷ Ca 拮抗薬

- 血管平滑筋に存在する L 型 Ca チャネルを阻害して，細胞内 Ca 濃度を低下させ，血管を弛緩させる．
- 糖・脂質・電解質代謝に影響はない．2 次性高血圧の精査のために副腎皮質ホルモンを測定する前には，利尿薬と抗アルドステロン薬は 6 週間以上，

β遮断薬は2週間以上前に降圧薬をCa拮抗薬や後述のα遮断薬に切り替える[3].
- 動脈拡張作用による末梢性浮腫が発現することがある.

❸利尿薬

- サイアザイド系利尿薬は,主として遠位尿細管のNa⁺Cl⁻共輸送を阻害し,ナトリウム利尿を惹起する.
- 糖尿病患者では血圧の食塩感受性が亢進していることが多いため,よい適応になる.
- 最近ではARBやACE阻害薬との合剤も発売されている.利尿薬の使用によりNa排泄が促進され代償的にレニン-アンジオテンシン系が亢進する.そのためARBやACE阻害薬を使用することにより効果的な降圧を期待できる.
- 低カリウム血症に注意する,

❹β遮断薬

- 心拍出量を低下させて降圧させる.
- 心保護作用があるため労作性狭心症や陳旧性心筋梗塞合併性では特に有用である.
- β遮断薬は低血糖発作の際に,低血糖症状をマスクしたり遅延させる.そのため経口血糖降下薬やインスリン使用患者では,低血糖の症状が現れにくくなる可能性があるので注意する.
- 気管支喘息などの閉塞性肺疾患,徐脈,Ⅱ度以上の房室ブロック,Raynaud症状,褐色細胞腫では禁忌か慎重投与になっているため注意が必要である.

❺α遮断薬

- 交感神経末端の平滑筋側α受容体を選択的に遮断する.
- 交感神経系の亢進した肥満の2型糖尿病患者にはよい適応となるが,神経障害のある患者では起立性低血圧に注意が必要である.

■参考文献

[1] 日本高血圧学会高血圧治療ガイドライン作成委員会. 高血圧治療ガイドライン2014. 東京: ライフサイエンス出版; 2014. p75-8.
[2] 日本糖尿病学会, 編著. 糖尿病専門医研修ガイドブック(改訂第6版). 東京: 診断と治療社; 2014. p.325-8.
[3] 日本内分泌学会原発性アルドステロン症検討委員会. 原発性アルドステロン症の診断治療ガイドライン2009. 医中誌 2010; 86: 1-19.

〈近藤真衣　小野正人〉

3 ▶ 糖尿病合併高血圧の特徴と 降圧薬での治療の実際

まとめ

- 糖尿病合併高血圧の特性を理解し，病態に合わせた投薬を行う必要がある.
- 糖尿病と同様，高血圧もその治療の目標と意味を患者に説明することでより治療効果を反映させることができる.

❶糖尿病合併高血圧の特徴	・血圧の正常な日内変動リズムが障害された non-dipper ら riser，そして仮面高血圧が高頻度で認められ，脳心血管イベントの危険因子であるとされている. ・食塩感受性高血圧が多い. ・動脈硬化の進展や交感神経活性の亢進も高頻度で認める. ・さらに糖尿病罹病期間の長期化に伴い糖尿病性神経障害を合併すると，起立性低血圧や起立性高血圧をきたす頻度が高くなる.
❷高血圧治療の目的	・糖尿病ではしばしば高血圧が合併し，両者は独立した心血管疾患のリスク因子である. ・高血圧の治療目的は，単に血圧を下げるのみではなく，腎症や網膜症などの細小血管障害を予防するとともに，脳血管障害や心疾患などの大血管症を予防することにある.
❸治療を開始する血圧とは	・130/80 mmHg 以上で治療を開始する. ・血圧が 130〜139/80〜89 mmHg で生活習慣の修正によって降圧達成目標が見込める場合には 3 カ月を超えない範囲で生活習慣の修正による降圧を試みてもよい. 3 カ月を経過しても 130/80 mmHg 未満を達成できなければ，臨床的には高血圧と判断して降圧薬の投与を開始する. また，生活習慣の修正が困難と判断された際も降圧薬の投与を開始する. ・血圧 140/90 mmHg 以上であれば速やかに降圧薬での治療を開始する.
❹生活習慣修正	・糖尿病合併高血圧では食塩制限，果物・野菜の摂取，コレステロール・飽和脂肪酸の摂取制限，適正

体重維持，アルコール摂取制限，運動促進，禁煙などの生活習慣の修正を強力に行い，同時に降圧薬の投与を開始することが原則になる．
- 4〜5 kg の減量で血圧は有意に低下することが知られており，肥満患者では特に生活習慣による降圧に期待できる．

❺降圧薬の使用方法

- JDS2013 および JSH2014 において，臓器保護作用やインスリン抵抗性改善作用を考慮して，糖尿病における第1選択薬は ACE 阻害薬または ARB を用いることが推奨されている．
- ACE 阻害薬あるいは ARB の単剤で降圧目標を達成できない場合には最高用量まで増量するか，第2選択薬として Ca 拮抗薬や少量のサイアザイド系利尿薬を併用する．労作性狭心症や陳旧性心筋梗塞合併性では，β遮断薬も心保護作用を有し，血圧管理に使用可能である．
- それでも降圧不十分な場合には RA 系阻害薬，Ca 拮抗薬，利尿薬の3剤を併用する．
- 利尿薬を含む3剤以上の降圧薬を用いても降圧困難な治療抵抗性高血圧もまれではないが，その場合は服薬アドヒアランスを確認するとともに，原発性アルドステロン症などの2次性高血圧の可能性を考慮する（図1, 2）．

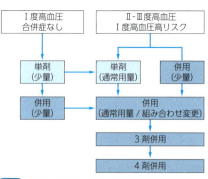

図1 降圧目標を達成するための降圧薬の使い方

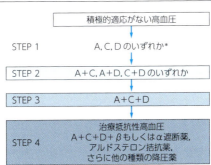

図2 積極的適応がない場合の高血圧治療の進め方

❻降圧薬の実際の使用方法

- 腎保護，心保護目的で ARB もしくは ACE 阻害薬をまず導入する．一方で Ca 拮抗薬は効果の速さに特徴があるため，入院中に使用しやすい．後述する2次性高血圧の結果にもほとんど影響を与えないので，2次性高血圧の可能性が否定できない段階では Ca 拮抗薬を使用するのも得策である．また病歴にて塩分摂取量が多い，肥満満の方には利尿薬も効果的であり検討する．

■参考文献

1. 日本高血圧学会高血圧治療ガイドライン作成委員会．高血圧治療ガイドライン 2014．東京: ライフサイエンス出版; 2014. p.75-8.
2. 日本糖尿病学会，編著．糖尿病専門医研修ガイドブック（改訂第6版）．東京: 診断と治療社; 2014. p.325-8.

〈近藤真衣　小野正人〉

4 ▶ 血圧管理に難渋したときは

■■■ まとめ ■■■■■■■■■■■■■■■■■■■■■■■■■■■■

- 血圧測定条件, 服薬アドヒアランスや生活習慣の見直し, 修正を行う.
- 2次性高血圧の合併を疑い所見の有無を聴取し, スクリーニング検査・治療を行う.
- 治療抵抗性高血圧は臓器障害のリスクも高く, 適切な時期に高血圧専門医の意見を求める.

◆

RAS系阻害薬, Ca拮抗薬, 利尿薬などによる降圧薬治療でも血圧が管理目標まで到達しない治療抵抗性高血圧は少なくない.

❶生活習慣・服薬状況の再評価	・服薬アドヒアランスとともに, 塩分摂取過剰や肥満, 過度の飲酒など生活習慣を聴取し見直し, 修正に努める. ・薬剤の作用・副作用ゆえにアドヒアランスが悪い場合 (ふらつくから薬を内服しない, トイレが近くなるから利尿薬を内服しない, など) は, 内服薬の減量やより副作用の少ない別系統の薬剤への変更で改善することもある. ・部尿Na (mEq/L), 部尿Cre (mg/dL) から塩分摂取量を推定することが可能 (推定塩分摂取量=部尿Na/部尿Cre×6 g/day) で, 生活習慣の把握の一助となる (ただし, あくまでも推定値である).
❷2次性高血圧の併存	・2次性高血圧が隠れている可能性があり, 特徴的な症状・所見に注意して所見をとり, 疑い例ではスクリーニング検査を施行する (表1). 特に表のものは糖尿病を合併しやすいとされており, 糖尿病患者では以下の特徴がないか注意して診察・スクリーニング検査することが重要である. ・日本内分泌学会のガイドラインでは, レニン, アルドステロン値に影響が少ないカルシウム拮抗薬やα遮断薬に2週間以上変更してから検査すべきとしている. ・2次性高血圧が判明し, 2次性高血圧の原疾患の治療によって, 高血圧のみならず糖尿病の病態が改善することもしばしばある.

表1 2次性高血圧とその特徴

2次性高血圧	徴候	検査
腎血管性高血圧	腎サイズ左右差，腹部血管雑音	腎動脈エコー，腹部CT，レノグラム
腎実質性高血圧	血尿，蛋白尿	CT，エコー，腎生検
原発性アルドステロン症	低K血症，副腎腫瘤，夜間尿	腹部CT，安静時PRA・PAC測定 副腎静脈サンプリング
睡眠時無呼吸症候群	いびき，肥満，日中の眠気	睡眠ポリグラフィー
褐色細胞腫	突発性頭痛，副腎腫瘤	腹部CT，血液・尿カテコラミン測定
Cushing症候群	満月様顔貌，中心性肥満	腹部CT，1mgデキサメサゾン抑制試験
甲状腺機能亢進/低下症	頻脈/徐脈，甲状腺腫大	TSH，fT4，甲状腺エコー

**❸専門医への
コンサルト**

- 複合的な要素から高血圧を呈することもあり，クリアカットに病態を把握できないこともある．また，2次性高血圧のスクリーニング検査では，検査結果に影響を与える薬剤，体位，食物摂取があり，定められた測定方法に則り検査を施行する必要がある．
- さらに年余にわたる高血圧は臓器障害を伴うことが多いため，適切な時期に高血圧専門医に紹介し，精査することも重要となる．

■参考文献

❶日本高血圧学会高血圧治療ガイドライン作成委員会．高血圧治療ガイドライン2014．東京：ライフサイエンス出版；2014. p.54-7, p.79, p.83-84, p.115-29.

〈近藤真衣　小野正人〉

3. 脂質管理

1 ▶ 管理目標

まとめ

- 日本人糖尿病患者の死因の 20%は心血管疾患によるもので，高血糖，脂質異常，血圧高値など複数の危険因子が合併しやすいことが要因とされる．

- 糖尿病は冠動脈疾患の既往（2 次予防），非心原性脳梗塞，末梢動脈疾患，慢性腎臓病と同様，高リスク病態として厳格な脂質管理目標値を設定すべきとされる．

- 糖尿病患者に合併する脂質異常症は高トリグリセリド（TG）血症，低 HDL コレステロール（HDL-C）血症が主体で，高 LDL コレステロール（LDL-C）血症も認めることが多い．また，動脈硬化を促進する小型高密度 LDL（small dense LDL）も増加しやすい．

❶脂質異常症の 診断基準 （表1）	・空腹時の総コレステロール（TC），TG，HDL-C を測定し，Friedewald の式（TC-HDL-C-TG/5）より LDL-C を算出する． ・ただし，食後採血や TG 400 mg/dL 以上の時は non HDL-C（TC-HDL-C）を用い，その基準は LDL-C＋30 mg/dL とする．
❷糖尿病における 脂質異常症の 管理目標値 （表2）	・TG，HDL-C については TG 150 mg/dL 未満，HDL-C 40 mg/dL 以上とする． ・高 TG 血症が存在する場合は non HDL-C を指標とする．non HDL-C の増加は糖尿病患者の心血管疾患死亡リスクと有意に関連することが示されている．

表1 脂質異常症の診断基準（空腹時採血）

LDL コレステロール	≧140 mg/dL	高 LDL コレステロール血症
	120〜139 mg/dL	境界域高 LDL コレステロール血症
HDL コレステロール	<40 mg/dL	低 HDL コレステロール血症
トリグリセリド	≧150 mg/dL	高トリグリセリド血症

*LDL コレステロールは Friedewald（TC － HDL-C － TG/5）の式で計算する（TG が 400 mg/dL 未満の場合）．

*TG が 400 mg/dL 以上や食後採血の場合には non HDL-C（TC － HDL-C）を使用し，その基準は LDL-C＋30 mg/dL とする．

*10〜12 時間以上の絶食を［空腹時］とする．ただし，水やお茶などカロリーのない水分の摂取は可とする．

*スクリーニングで境界域高 LDL コレステロール血症を示した場合は，高リスク病歴がないか検討し，治療の必要性を考慮する．

〔日本動脈硬化学会（編）：動脈硬化性疾患予防ガイドライン 2012 年版．日本動脈硬化学会：2012 ❶より抜粋〕

表2 脂質管理目標値

冠動脈疾患	脂質管理目標値（mg/dL）			
	LDL-C	HDL-C	TG	non-HDL-C
なし	<120	≧40	<150	<150
あり	<100			<130

（日本糖尿病学会．編著．科学的根拠に基づく糖尿病診療ガイドライン 2013．東京：南江堂；2013[2]より）

表3 より冠動脈疾患発症リスクの高い糖尿病患者

細小血管障害合併（網膜症・腎症など）

血糖コントロール不良状態の持続（HbA1c≧8.4%）

喫煙

非心原性脳梗塞・末梢動脈疾患

メタボリックシンドローム

主要危険因子の重複

*HbA1c（NGSP）≧8.4%　HbA1c（JDS）≧8.0%
〔日本動脈硬化学会（編）：動脈硬化性疾患ガイドライン 2012年版．日本動脈硬化学会，2012[1]より抜粋〕

- LDL-Cについては1次予防の糖尿病患者では 120 mg/dL 未満，2次予防の糖尿病患者では 100 mg/dL 未満とする．
- 表3で示す冠動脈疾患発症リスクの高い糖尿病患者は2次予防と同等の厳格な管理目標を考慮する．

■**参考文献**

[1] 日本動脈硬化学会（編）：動脈硬化性疾患予防ガイドライン 2012年版．日本動脈硬化学会，2012.

[2] 日本糖尿病学会，編著．科学的根拠に基づく糖尿病診療ガイドライン 2013．東京：南江堂；2013.

〈天貝麻里　土屋博久〉

2 ▶ 日本人でのエビデンス（疫学，臨床試験）

まとめ

- 日本は脳卒中の発症率は世界でも高いほうに位置し，心筋梗塞発症率はきわめて低い国である．しかし，死因統計にて第2，3位を脳心血管障害が占めるに至っている．
- 特に糖尿病は非糖尿病に比較して，冠動脈疾患の発症リスクが2.6倍，脳梗塞の発症リスクが3.2倍と報告されている．
- これを受け日本でもシンバスタチン，プラバスタチンやエイコサペンタエン酸（EPA）などによる大規模臨床研究が施行され，脳心血管障害における1次・2次予防に有効であることが示されている．

❶疫学

[1次予防試験]
- MEGA Study は，冠動脈疾患・脳卒中の既往のない脂質異常症の患者7,832例に，食事療法単独群と食事療法＋プラバスタチン10～20 mg/日併用群に無作為に割り付け，平均5.3年追跡した日本初の大規模臨床試験である．
- 耐糖能異常者においてスタチン投与群は食事療法単独群と比較して33%の心血管イベントの減少を認めた．
- KLIS は，心筋梗塞と脳梗塞の既往のない45～74歳の男性の脂質異常症の患者において，プラバスタチン以外の従来治療法群とプラバスタチン10～20 mg/日投与群とに分けた3,853人を5年間追跡した非無作為化試験である．
- 有意差は得られなかったものの，日本人でもスタチンが心血管イベントだけでなく，脳梗塞の予防にも有効である可能性が示された．

[1次・2次予防試験]
- J-LIT において，約5万人の脂質異常症患者を対象にシンバスタチンを5～10 mg/日投与し，1992年から6年間の観察を行った前向き調査であり，わが国における脂質異常症治療の意義と安全性に関する貴重なデータベースとなっている．
- コントロール群がないため，無治療群との発症頻度の比較ができない点はあるが，心血管イベントの発症率からTc 240 mg/dL以上，LDL-C 160 mg/dL以上，HDL-C 40 mg/dL未満の群で発症リスクが有意に高いことが報告された．
- JELIS は，脂質異常症の患者18,645例に，EPAの

冠動脈疾患予防効果を検討した大規模臨床介入試験である．全例にスタチン（プラバスタチン 10 mg/日またはシンバスタチン 5 mg/日）による治療に加えて，プラセボ群と EPA 追加投与群に無作為に割り付けた．

- LDL-C の低下とは関係なく EPA による動脈硬化抑制作用，特に非致死性冠動脈イベントの予防に有効であることが報告された．

**❷日本における
代表的な
大規模臨床試験**

表 1 を参照．

表1 日本における代表的な大規模臨床試験

	J-LIT	PATE Study	KLIS	MEGA	JELIS
薬剤名	シンバスタチン 5 mg/10 mg	プラバスタチン 5 mg/10〜20 mg	プラバスタチン 10〜20 mg	プラバスタチン 10〜20 mg	プラバスタチン 10 mg またはシンバスタチン 5 mg＋EPA 1800 mg
試験の種類	1 次＋2 次予防	1 次＋2 次予防	1 次予防	1 次予防	1 次＋2 次予防
期間（年）	6 年	平均 3.9 年	5 年	平均 5.3 年	平均 4.6 年
対象症例数	52,421 人	665 人	3,853 人	7,832 人	18,645 人
対象年齢 男性 女性	35〜70 歳 70 歳以下， 閉経後	60 歳以上	45〜74 歳	40〜70 歳 70 歳以下， 閉経後	40〜75 歳 75 歳以下， 閉経後
低下率（%） TC/LDL-C	-18.3/ 　　-26.0	(5 mg)-11〜13/ 　　-15〜17 (10〜20 mg) -17〜20/-23 〜26	-15/-20	-11.5/-18.0	-19/-25
1 次エンドポイント	冠動脈イベント	脳血管イベント 冠動脈イベント	冠動脈イベント	冠動脈イベント	冠動脈イベント
発表年	2002 年	2001 年	2000 年	2007 年	2007 年

■参考文献

❶日本動脈硬化学会（編）：動脈硬化性疾患予防ガイドライン 2012 年版．日本動脈硬化学会，2012.
❷日本動脈硬化学会（編）：動脈硬化性疾患予防のための脂質異常症治療ガイド 2013．日本動脈硬化学会，2013.

〈飯島貴宏〉

3 ▶ 海外のエビデンス（疫学，臨床試験）

▨▨ まとめ ▨▨▨

- Framingham Heart Study を代表とする欧米の研究において LDL-C が高いほど冠動脈疾患の発生頻度が高いことが明らかとなっており，さらに LDL-C 低下により確実に心血管イベントを抑制することが，数多くの大規模臨床試験のほか，メタ解析でも示されている.
- 特にスタチンは LDL-C を有意に低下させ，1 次予防・2 次予防にかかわらず主要心血管疾患を減少させることが明らかとなっている.

❶疫学

[1 次予防試験]

- アトルバスタチンを用いた 2 型糖尿病患者に対象を絞った初めての大規模 1 次予防試験である CARDS 試験において，有意に心血管イベントの発症を抑制した.
- 他の臨床試験でも冠動脈イベントや冠動脈疾患死に対する脂質低下療法の有用性は確立されたが，統計的に有意な総死亡率減少を示した試験結果はまだない.

[2 次予防試験]

- スタチンによる積極的脂質低下療法は総死亡や心血管イベントの再発抑制が可能であり，LDL-C 値をより早期からより低く管理することが重要であるとされている.
- 4S 試験ではシンバスタチンを投与し，総死亡の有意な減少を初めて報告し，CARE 試験では心筋梗塞の既往がある患者にプラバスタチンを投与し再発予防効果があることが示された.
- 数多くの試験の結果より心筋梗塞後の LDL-C 目標値 100 mg/dL 未満が確立された.
- スタチン以外の薬剤においても 2 次予防効果が示されており，近年 IMPROVE-IT が発表され，スタチンとエゼチミブの併用投与がスタチン単独投与と比較して，有意に心血管イベントリスクを低下させることが示された.

[1 次・2 次予防試験]

- 糖尿病症例を対象とした ACCORD Lipid Study では，スタチンとフィブラートの併用効果をみたところ，高中性脂肪血症を合併した低 HDL-C 血症例のサブ解析で併用によるイベント抑制効果を認めた.

- フェノフィブラートを用いた FIELD 試験においても同様の効果を認めており，低 HDL-C 血症や高中性脂肪血症を伴う症例には併用も考慮すべきと示された.

表 1 を参照.

❷代表的な臨床試験

表1 代表的な臨床試験

試験名	CARDS (2004)	JUPITER (2008)	4S (1994)	CARE (1996)	LIPID (1998)	ACCORD Lipid (2010)	FIELD (2005)
薬剤名	アトルバスタチン	ロスバスタチン	シンバスタチン	プラバスタチン	プラバスタチン	シンバスタチン+フェノフィブラート	フェノフィブラート
試験タイプ	一次予防	一次予防	二次予防	二次予防	二次予防	一次，二次予防	一次，二次予防
1次エンドポイント	主要血管イベント	主要心血管イベント	あらゆる原因による死亡	冠動脈疾患死，非致死性心筋梗塞再発	冠動脈疾患死	非致死性心筋梗塞，非致死的脳卒中，心血管死	冠動脈イベントの発生
1次エンドポイント低下率 (RR/AR)	-37/ -0.92 p=0.001	-44/* p<0.00001	-30/ -3.3 p=0.0003	-24/ -3.0 p=0.003	-24/ -3.6 p<0.001	RR:-8 p=0.32	-11/ -0.7 p=0.16
冠動脈疾患死 (RR)	0.76:*	*	0.58: p<0.0001	0.8: p=0.1	0.76: p<0.001	*	1.19: p=0.01
脳卒中発症(RR)	0.52: p<0.01	-48: p=0.002	0.7: p=0.024	0.69: p=0.03	0.81: p=0.048	5: p=0.80	0.9: p=0.36
全死亡 (RR)	0.73: p=0.059	-20: p=0.02	0.7: p=0.0003	0.91:ns	0.78: p<0.001	-9: p=0.33	1.11: p=0.18

RR: relative risk（相対リスク），AR: absolute risk（絶対リスク），*: 記載なし　ns: 有意差なし

取り上げた臨床試験は対象例数が実薬群，対象群とともに，それぞれ 1,000 例を超えるものとした．ただし，わが国で施行された臨床比較試験はこの限りでない.

〔日本動脈硬化学会（編）：動脈硬化性疾患予防のための脂質異常症治療ガイド 2013 年版. 日本動脈硬化学会，2013[1]より抜粋〕

■参考文献

❶日本動脈硬化学会(編)：動脈硬化性疾患予防のための脂質異常症治療ガイド 2013 年版. 日本動脈硬化学会，2013.
❷日本動脈硬化学会（編）：動脈硬化性疾患予防ガイドライン 2012 年版. 日本動脈硬化学会，2012.

〈土屋博久〉

4 ▶ 脂質異常症治療薬の特性と使い分け

▨▨ まとめ

- 生活習慣・血糖コントロールが改善しても脂質管理が不十分な場合に薬物療法を考慮する.
- 高 LDL-C 血症に対する第 1 選択薬はスタチン（HMG-CoA 還元酵素阻害薬）である.
- 薬物療法の副作用として，肝障害や横紋筋融解症に注意が必要である.

■脂質異常症治療薬の特性（表1, 2）

表1 脂質異常症治療薬の特性

分類	主な効果	強さ	主な作用機序	特性
HMG-CoA 還元酵素阻害薬（スタチン）	LDL-C 低下	◎	HMG-CoA 還元酵素を阻害し，コレステロール合成を抑制する	高 LDL-C 血症の第 1 選択 横紋筋融解の副作用あり
陰イオン交換樹脂（レジン）	LDL-C 低下	○	腸管内で胆汁酸を吸着し，胆汁酸の吸収を抑制する	体内に吸収されないため，妊娠中でも使用可能 便秘・腸閉塞の副作用あり
小腸コレステロールトランスポーター阻害薬（エゼチミブ）	LDL-C 低下	○	小腸壁細胞のコレステロールトランスポーターを阻害し，コレステロールの吸収を阻害する	スタチンとの併用でいることが多い
フィブラート系薬	TG 低下	◎	核内受容体 PPARα を活性化し，TG・VLDL の合成を低下させる	腎機能低下例には禁忌
ニコチン酸誘導体	TG 低下	○	末梢脂肪組織における脂肪分解を抑制し，遊離脂肪酸を低下させる	リポ蛋白リパーゼを低下させる効果をもつ インスリン抵抗性を悪化させる
プロブコール	LDL-C 低下	○	胆汁酸へのコレステロール排泄を促進する	HDL-C を低下させてしまう 抗酸化作用あり
多価不飽和脂肪酸	TG 低下	△	TG・VLDL の合成を抑制し，代謝を促進する	血小板凝集抑制作用があり，動脈硬化性疾患のリスクを低下させる

284

■脂質異常症治療薬の使い分け

❶ LDL-C が 高い場合

1) スタチン
2) レジン
3) エゼチミブ
- スタチンは動脈硬化性疾患予防のエビデンスが最も豊富であり，高 LDL-C 血症の第 1 選択である．
- 副作用でスタチンが使用できない例や妊娠中・妊娠の可能性がある女性にはレジンを第 1 選択とする．
- 単剤投与で効果不十分の場合，1) と 2) あるいは 1) と 3) の併用療法を考慮する．

❷ TG が高い場合

1) フィブラート系薬
2) ニコチン酸誘導体
3) 多価不飽和脂肪酸
- 高 TG 血症の第 1 選択薬は，最も強い TG 低下作用をもつフィブラート系薬である．

❸ LDL-C と TG が高い場合

1) スタチン
2) スタチンとフィブラート系薬の併用
3) スタチンとニコチン酸誘導体・多価不飽和脂肪酸・エゼチミブの併用
- LDL-C の管理目標達成を優先し，スタチンを第 1 選択とする．
- スタチン投与で効果不十分の場合，2) や 3) などの併用療法を考慮する．
- 2) では特に横紋筋融解症に注意する．慎重投与であり，腎機能障害例では禁忌である．

❹ HDL-C が 低い場合

- 多くは高 TG 血症を伴い，高 TG 血症の治療（フィブラート系薬，ニコチン酸誘導体の投与）により HDL-C が上昇する．
- スタチン・レジン・エゼチミブにも，軽微な HDL-C 上昇効果がある．

3

脂質管理

表2 主な脂質異常症治療薬一覧

分類	一般名	商品名	用法・用量
ストロング スタチン	アトルバスタ チン	リピトール®	1日1回10 mg　1日最大20 mg まで 家族性高コレステロール血症の場合 1日40 mgまで
	ピタバスタチン	リバロ®	1日1回1～2 mg　1日4 mgまで
	ロスバスタチン	クレストール®	1日1回2.5～10 mg　1日 20 mgまで
マイルド スタチン	プラバスタチン	メバロチン®	1日1～2回10 mg　1日20 mg まで
	シンバスタチン	リポバス®	1日1回5 mg　1日20 mgまで
	フルバスタチン	ローコール®	1日1回20～30 mg 夕食後 1日60 mgまで
陰イオン 交換樹脂	コレスチラミン	クエストラン®	1回9 gを水100 mLに懸濁し， 1日2～3回
	コレスチミド	コレバイン®	1回1.5 g 1日2回朝・夕食前 （食後可） 1日4 gまで
エゼチミブ	エゼチミブ	ゼチーア®	1日1回10 mg
プロブコー ル	プロブコール	シンレスター ル® ロレルコ®	1回250 mg，1日2回（食後） 家族性高コレステロール血症の場合 1日1,000 mgまで増量可
フィブラー ト系薬	ベザフィブラー ト	ベザトール® SR ベザリップ®	1回200 mg，1日2回 腎障害者・高齢者は適宜減量
	フェノフィブ ラート	リピディル® トライコア®	1日1回106.6～160 mg
ニコチン酸 系薬	トコフェロール ニコチン酸エス テル	ユベラN®	1回100～200 mg，1日3回
多価不飽和 脂肪酸	イコサペント酸 エチル（EPA）	エパデール®	1回900 mgを1日2回または1 回600 mgを1日3回（食直後） 1回900 mg，1日3回まで増量可
	オメガ-3脂肪 酸エチル (EPA-DHA)	ロトリガ®	1日1回2 g 食直後 1回2 g，1日2回まで増量可

■参考文献

❶日本動脈硬化学会（編）. 脂質異常症治療ガイド 2013年版. 日本動脈硬化学会; 2013.
❷日本動脈硬化学会（編）. 動脈硬化性疾患予防ガイドライン 2012年版. 日本動脈硬化学会; 2012.
❸日本糖尿病学会, 編著. 科学的根拠に基づく糖尿病診療ガイ ドライン 2013. 日本動脈硬化学会; 2013.
〈千葉ゆかり　土屋博久〉

V

合併症マネージメント

1. 糖尿病合併症の管理と治療

1 ▶ 急性合併症（意識障害）

まとめ

・高血糖および低血糖に由来する急性合併症では，生命を脅かす病態であり，迅速かつ的確な対応が重要である．

❶高血糖緊急症の治療

・治療の基本は，生理食塩水を中心とした十分な補液とインスリンの持続静脈内投与である．

・原則として，血糖は1時間ごと，電解質は2時間ごとにモニターする．

・心不全がなければ，最初の1時間に生理食塩水を500～1,000 mL/時で開始する．輸液量は脱水の重症度に依存し，血圧・脈拍・尿量・精神状態に基づいて決められるが，最初の3～4時間は200～500 mL/時で輸液する❶．

・血糖値が250～300 mg/dL になった時点で，5～10％ブドウ糖を含むナトリウム含有維持輸液に変更する．

・インスリンは少量持続静注法が原則であり，速効型インスリン50単位を生理食塩水49.5 mL に混注して0.1 U/kg/時で開始する❶．75～100 mg/dL/時で血糖の低下が予想されるが，適宜点滴の速度の調整が必要である．

・血糖改善に伴い血清Kの低下が認められるので，血清K<3.3 mEq/L であれば，輸液内に40 mEq の KCl を添加するべきである．血清Kが3.3～5 mEq/L で腎機能障害がない場合には，輸液中のK濃度を20～30 mEq/L に調節して，血清Kを4～5 mEq/L に維持する．

❷乳酸アシドーシスの治療

・重症の循環虚脱の徴候を示すことから，心拍出量・血圧・酸素飽和度・腎血流量を維持するために，酸素投与や人工呼吸器管理，昇圧薬投与などを行う．

・HCO_3 の投与については，肺水腫・高浸透圧・低K血症・低Ca血症などを悪化させる可能性があり，死亡率や血行動態の改善を示す研究は証明されていない．透析の有効性も不明である．

❸低血糖症の治療

・軽度の低血糖（50～60 mg/dL）では，ブドウ糖（5～10 g）を中心とした糖質の経口摂取で処置可能である．これは，ダイエット用ではない清涼飲料水

（約100 mL）で摂取できる.

- 重症な低血糖では，25〜30 g のブドウ糖を摂取した後，血糖上昇を持続させるために，クラッカーやパンなど 15〜30 g の糖質を摂取することで処置するべきである.
- 意識のない場合には，誤嚥の危険があるため，液体を口には入れず，蜂蜜などの粘り気のある糖分を，頬の内側もしくは歯肉に慎重に塗る．または，ブドウ糖の静脈内投与やグルカゴン筋注（1 mg）を行う.
- 無自覚性低血糖の場合，低血糖を回避するように慎重な血糖コントロールが重要である.
- α-グルコシダーゼ阻害薬内服中の場合には，必ずブドウ糖を摂取させる.

❹低血糖の予防

- 発熱や下痢，嘔吐をきたし，食欲低下した場合をシックデイとよぶ．シックデイの際には適切なインスリン・経口薬の減量を行うことが，低血糖の予防となるため，指導が重要である.
- 1 型糖尿病では，食事量に関係なく，原則として中間型もしくは持効型インスリンは継続する．追加インスリンは食事摂取量に応じて，減量する．たとえば，通常の半分量しか摂取できない場合には，半分量のインスリンを食直後に投与する.
- インスリン分泌促進薬である SU 薬やグリニド系薬は，食事量が 1/2 程度で半量，1/3 以下では内服を中止する.
- α-グルコシダーゼ阻害薬は，食事が摂れないときや消化器症状が強い場合には中止する.
- ビグアナイド薬，インスリン抵抗性改善薬，SGLT2 阻害薬は，シックデイの間，中止する.
- DPP-4 阻害薬は単剤では低血糖をきたしにくいが，食事がまったくとれない場合や下痢・嘔吐が続けば中止するとの考えが多い.

■参考文献

❶Kitabchi AE, Umpierrez GE, Miles JM, et al. Management of hyperglycemic crises in patients with diabetes. Diabetes Care. 2009; 32: 1335-43.

〈奈良枝里子　篠田みのり〉

2 ▶ 糖尿病神経障害

まとめ

- 糖尿病神経障害の治療は，できる限り厳格な血糖コントロールを最優先する．
- フットケアは潰瘍や感染，足趾切断を防ぐために重要である．
- 有痛性神経障害の場合，日常生活に支障をきたすことが多いため，薬物治療が必要であり，プレガバリン，デュロキセチンが最も推奨される．

❶基本治療

- 糖尿病神経障害の管理は，有痛性・無痛性にかかわらず，血糖コントロールが最優先である．
- 米国における1型糖尿病を対象とした Diabetes Control and Complication Trial（DCCT）においても，インスリン強化療法により神経障害の発症を遅延もしくは抑制する結果が示唆されている[1]．
- 喫煙や飲酒も神経障害のリスク因子としてあげられるため，生活習慣の改善も重要である．
- 神経障害の進行により，足底の感覚低下から潰瘍を形成しやすく，感染症や足趾切断につながることもあるため，神経障害の診断後は定期的なフットケアが大切である．
- 長期間にわたる高血糖がインスリン治療などにより急速に改善すると，一時的に神経障害が出現または増悪することがある(post-treatment painful neuropathy)が，通常は治療の継続と血糖コントロールの維持により徐々に改善する．

❷薬物治療

- 神経障害の発症に関わるポリオール代謝活性を抑制するアルドース還元酵素阻害薬(aldose reductase inhibitors: ARI）がある．
- わが国で使用されている ARI のエパルレスタットは，神経障害が中等度以下で，罹病期間が3年以内の症例に有効であると報告されている[2]．
- 比較的高頻度に使用されているメチルコバラミンに関しては，臨床研究では明らかな有効性は証明されていない．

❸有痛性 神経障害の治療

- 有痛性神経障害は，対称性多発神経障害および限局性単神経障害のいずれにも生じる．
- 疼痛は夜間に増悪する傾向があるため，夕方早い時間と就寝前に鎮痛薬の内服することで，睡眠の改善

が望める．

- 軽度の場合，アセトアミノフェンや非ステロイド性消炎鎮痛薬で対処可能である．
- 中等度以上では，最近登場したプレガバリン，セロトニン・ノルアドレナリン再取込み阻害薬であるデュロキセチンが推奨される[3]．ほかに三環系抗うつ薬，抗痙攣薬（ガバペンチン，カルバマゼピン），抗不整脈薬（メキシレチン）があげられる．

❹中等度以上の有痛性神経障害の治療と副作用

- プレガバリンは，腎代謝の薬剤であるため，腎機能障害の場合には減量が必要となる．副作用として，眩暈と浮腫（原因不明）がある．
- デュロキセチンの副作用には，傾眠と嘔気の頻度が高いが，高度ではない．
- 三環系抗うつ薬であるアミトリプチリンは有効性が示されているが，副作用には傾眠・便秘・口渇・体重増加・起立性低血圧などがある．
- 1b群の抗不整脈薬であるメキシレチンは有意な効果が認められているものの，副作用の頻度が高く，胃腸障害・頭痛・眩暈などがあげられている．また，Ⅱ度・Ⅲ度房室ブロックを有する場合には禁忌である．

❺自律神経障害の治療

- 起立性低血圧の場合，まずは利尿薬や降圧薬・狭心症薬，抗うつ薬など原因となり得る薬剤を中止または減量する．
- 合成ミネラルコルチコイドの1つである酢酸フルドロコルチゾンは，起立性低血圧治療の第1選択薬である．ただし，浮腫や心不全をきたしやすく注意が必要である．
- 糖尿病性胃麻痺の治療は，少量の食事を頻回にとることである．薬物治療については，ドパミン作動薬であるメトクロプラミドが第1選択薬であり，食前30分と就寝時に5～20 mgを内服することで，胃内容排出を促す．
- 勃起不全に関しては，向精神薬や降圧薬などの薬剤は中止すべきである．選択的ホスホジエステラーゼ阻害薬が有効ではあるが，ニトログリセリン・亜硝酸薬を使用している狭心症やうっ血性心不全には禁忌である．

■参考文献

❶The Diabetes Control and Complications Trial (DCCT) Research Group. The effect of intensive diabetes therapy on the development and progression of neuropathy. Ann Intern Med. 1995; 122: 561-8.

❷Goto Y, Hotta N, Shigeta Y, et al. A placebo-controlled double-blind study of epalrestat in patients with diabetic neuropathy. Diabet Med. 1993; 10: 39-43.

❸Bril V, England J, Franklin GM, et al. Evidence-based guideline: Treatment of painful diabetic neuropathy. Neurology. 2011; 76: 1758.

〈篠田みのり〉

3 ▶ 糖尿病網膜症

まとめ

- 糖尿病網膜症の病期分類には Davis 分類または福田分類を用いて行う.
- 糖尿病網膜症の患者は厳格な血糖管理に加え血圧, 脂質といった代謝疾患を総合的に管理する必要がある.
- 進行した網膜症に対しては光凝固術や硝子体手術が必要になる.

❶糖尿病網膜症の分類	・わが国では Davis 分類❶と福田分類❷の主に2つが糖尿病網膜症の病期分類として用いられている.

[Davis 分類と治療]
- Davis 分類は血管病変の病期ごとに3段階に分類され国際的にも通用する.
- 病期は単純糖尿病網膜症(simple diabetic retinopathy: SDR), 前増殖糖尿病網膜症 (preproliferative diabetic retinopathy: PPDR), 増殖糖尿病網膜症 (proliferative diabetic retinopathy: PDR) の3期に分類される (表1).

[福田分類]
- 福田分類はわが国独自の分類法である. 特徴は良性 (A群), 悪性 (B群) の大きく2群に分けたうえで治療の状態によってさらに各々を5段階に分類する (表2).
- 細かい分類により治療による網膜症の停止状態の把握や光凝固の適応である PPDR, PDR を悪性に分類することで治療方針の決定に有用である.

表1 Davis 分類

病期	眼底所見	治療
SDR	毛細血管瘤, 点状・斑状出血, 火焔状出血, 少数の軟性白斑	厳格な血糖管理 (HbA1c<7%, 空腹時血糖<110 mg/dL, 食後血糖<180 mg/dL) 厳格な血圧管理 (<130/80 mmHg) 厳格な脂質管理 (<LDL120 mg/dL)
PPDR	軟性白斑, 網膜内細小血管異常, 静脈異常, 無灌流域	厳格な血糖, 血圧, 脂質管理 明らかな血管閉塞領域が認められる症例では光凝固療法
PDR	新生血管, 硝子体出血, 繊維血管性増殖組織, 牽引性網膜剥離	光凝固療法 硝子体出血, 牽引性網膜剥離に対しては硝子体手術

(Davis MD, et al. Arch Ophthalmol. 1965; 74: 741-51❶より)

表2 福田分類

	病期		眼底所見
良性網膜症 (A)	A I	軽症単純網膜症	毛細血管瘤, 点状出血
	A II	重症単純網膜症	斑状出血, 少数の軟性白斑
	A III	軽症増殖停止網膜症	陳旧性の新生血管
	A IV	重症増殖停止網膜症	陳旧性の硝子体出血
	A V	重症増殖停止網膜症	陳旧性の繊維血管性増殖組織
悪性網膜症 (B)	B I	増殖前網膜症	軟性白斑, 線状・火焔状出血 静脈数珠状変化, 網膜浮腫
	B II	早期増殖網膜症	網膜上新生血管
	B III	中期増殖網膜症	乳頭上新生血管
	B IV	末期増殖網膜症	網膜前出血, 硝子体出血
	B V	末期増殖網膜症	硝子体の増殖組織を伴う新生血管
合併症	M: 黄斑病変, IVまたは D: 牽引性網膜剥離, G: 血管新生緑内障 N: 虚血性神経症, P: 光凝固, V: 硝子体手術		

(福田雅俊. 眼科 MOOK 46. 東京: 金原出版: 1991. p.117-25[3]より)

❷網膜症の経過

- 糖尿病網膜症は日本人の後天的失明原因の第2位であり, 失明に至る患者は増殖網膜症の患者がほとんどである. 増殖網膜症によって続発性網膜剥離, 血管新生緑内障, 硝子体出血などが引き起こされ失明に至る. 増殖網膜症以外が失明の原因となる場合は糖尿病黄斑症が原因となることが多い. 網膜症は糖尿病発症から5~10年の経過で起こるといわれており, 腎症より先行して発症することが多い.

- 1995年に発表された Kumamoto study[3]などにより厳格な血糖管理は網膜症の新規発症や進展を遅らせることが明らかになった. しかし, もともと血糖コントロールが不良の患者に対し急激に血糖を改善するような治療を行った場合, 時に網膜症の悪化や一過性の調節障害をきたすことが知られている. このため, 血糖コントロール不良の網膜症は緩徐に血糖を下げる必要がある. また, 血糖と同様に血圧, 脂質の管理も網膜症の進展予防に重要とされている.

- 糖尿病患者を診療するにあたって網膜症の定期的な評価は必ず行わなければならない. 網膜症は悪化するまで自覚症状が乏しいため, 医師から眼科受診を促すことが重要である. 眼科医師と円滑な連携をとり, 網膜症が発症していない患者であっても最低1

年に1回は眼底所見を評価する必要がある．網膜症が既に存在している患者に対してはより頻回に眼底所見をみて，悪化していないか確認する必要がある．

■参考文献

❶Davis MD. Vitreous contraction in proliferative diabetic retinopathy. Arch Ophthalmol. 1965; 74: 741-51.

❷福田雅俊. 糖尿病と眼科診療. 眼科MOOK 46. 東京: 金原出版; 1991. p.117-25.

❸Ohkubo Y, Kishikawa H, Araki E, et al. Intensive insulin therapy prevents the progression of diabetic microvascular complications in Japanese patients with non-insulin-dependent diabetes mellitus: a randomized prospective 6-year study. Diabetes Res Clin Pract. 1995; 28: 103-17.

〈永倉 穣〉

4 ▶ 糖尿病腎症

■■ まとめ ■■
- 糖尿病腎症は5段階に分類されており病期に応じて治療や管理目標が異なる.

❶糖尿病腎症の病期分類と治療

- 糖尿病腎症は病期によって治療や管理目標が異なる.
- 糖尿病腎症は1~5期に分類[❶]される.
- また, 2009年に改訂された慢性腎臓病 (chronic kidney disease: CKD) 診療ガイドラインの病期分類では糸球体濾過量 (GFR) に加えて尿アルブミンとあわせて評価することとなった (表1) が, ここでは主に糖尿病腎症の分類と治療について説明する.

[腎症1期 (腎症前期)]
- 尿中アルブミン排泄量が正常であり, GFRは正常ないし上昇している.
- 治療は生活習慣改善, 血糖および血圧コントロールである. HbA1c 7%未満, 血圧130/80 mmHg未満, LDLコレステロー120 mg/dL未満 (冠動脈疾患既往がある場合は100 mg/dL未満), 中性脂肪150 mg/dL未満, HDLコレステロール40 mg/dL以上がコントロール目標である.
- 運動制限など日常生活の制限などは必要とせず, 健常人と同様の生活が可能である. 病理学的には基底膜肥厚やメサンギウム領域の拡大がみられることも

表1 CKDの重症度分類

		尿蛋白区分	A1	A2	A3
		尿アルブミン定量 (mg/日) 尿アルブミン/Cr比 (mg/gCr)	30未満	30~299	300以上
GFR区分 (mL/分/ 1.73 m²)	G1	≧90	第1期 (腎症前期)	第2期 (早期腎症)	第3期 (顕性腎症)
	G2	60~89			
	G3a	45~59			
	G3b	30~44			
	G4	15~29	第4期 (腎不全期)		
	G5	<15	第5期 (透析療法期)		

(日本腎臓学会, 編. CKD診療ガイド2012. 東京: 東京医学社: 2012. p.3[❷]より)

ある.

[腎症 2 期（早期腎症期）]

- 微量アルブミン尿を呈する時期である．試験紙法では蛋白尿は−〜1＋である.
- 治療は血糖・血圧・脂質コントロールに加え，過剰な蛋白摂取は控える（1.0〜1.2 g/kg/日）.
- 病理学的には糸球体に軽度から中等度のびまん性病変が認められ，時に結節性病変が認められる．糖尿病腎症は早期に診断し治療することが進行予防において重要である.

[腎症 3 期（顕性腎症期）]

- 尿中アルブミン値 300 mg/gCr 以上あるいは尿蛋白値 0.5 g/gCr 以上であり，試験紙法で尿蛋白は 2＋以上となることが多く，持続性蛋白尿が認められる時期である.
- 血糖，血圧コントロールに加え，蛋白制限（0.8〜1.0 g/kg/日），塩分制限（6 g 未満）や運動制限をする必要があり，3 期以降では妊娠は推奨しない.

[腎症 4 期（腎不全期）]

- 腎機能が低下し血清クレアチニン値の上昇を認める時期である.
- 尿中アルブミン値や尿蛋白値にかかわらず GFR または eGFR＜30 mL/分/1.73 m^2 で腎不全期に分類される.
- 治療はインスリンを使った血糖管理や血圧管理，より厳しい蛋白制限食（0.6〜0.8 g/kg/日），塩分制限に加えカリウム制限（1.5 g/日）が必要となる．摂取カロリーは 25〜35 kcal/kg/日程度へ増加させる.

[腎症 5 期（透析療法期）]

- 慢性腎不全の進行により透析療法が導入される時期である.

❷糖尿病患者への降圧薬の選択

- JSH2014 で推奨されている糖尿病腎症における降圧剤の第 1 選択は ARB もしくは ACE 阻害薬となっている．これらの薬剤はさまざまな大規模試験が実施されており，腎症の進展および発症予防など同薬剤には降圧作用に加え腎保護効果を有することが証明されている．糖尿病の血圧管理は別項で詳細に説明するためここでは割愛する.
- 糖尿病患者はしばしば高血圧を合併しており，腎機

能低下を認めた場合，腎硬化症などのほかの原因で腎機能が悪化している可能性を除外する必要がある．糖尿病腎症と腎硬化症の鑑別としては蛋白尿の有無と画像による腎の形態評価，高血圧の罹病期間などが重要となる．糖尿病腎症の場合，腎機能が低下している症例では蛋白尿は陽性となる．また，腎硬化症で著明な腎皮質の菲薄化を認めるが，糖尿病腎症は一般的に腎の萎縮は明らかでないことが多い．これらの鑑別点に加え高血圧の罹病期間が長い患者や血圧コントロール不良の患者は腎硬化症による腎機能低下を疑う必要がある．

■参考文献

❶糖尿病性腎症に関する合同委員会. 日腎会誌. 2002; 44（改訂）.

❷日本腎臓学会, 編. CKD 診療ガイド 2012. 東京: 東京医学社; 2012. p.3.

〈永倉　穣〉

5 ▶ 足病変のマネージメント

まとめ

- 足病変には足趾変形，多彩な皮膚病変などがあり，早期の発見が重要である．
- 患者に対するフットケアの実施と教育が重要である．
- 局所の治療と並行し，全身状態の改善と血糖コントロールを図る．

---

❶糖尿病足病変の診察とフットケア

- 足病変により下肢切断に至ると大きく QOL を損ねることになり，防ぐ手立てとして早期に発見し治療することが重要となる．
- しかし糖尿病患者においては神経障害による疼痛の減弱や足部の変形，血行障害による潰瘍の易成形性や，易感染を背景に病状の進行が速い．
- さらに患者本人の視力障害や肥満のため足の観察が不十分となったり，小さな病変の見落としが増えることが考えられる．
- 早期発見のためには，足の視診が重要であり，医療者だけではなく，患者や家族にも実行するよう指導する．
- 足変形では足趾変形（claw toe, hammer toe），内外反母趾，凹足変形，シャルコー足変形などの有無をよく観察する．
- 皮膚病変では発赤，乾燥，胼胝や角化，ひび割れ，潰瘍，爪の異常（形や色調），白癬症，さらに足背動脈の拍動，血流不全や神経障害の有無などをみる．潰瘍が存在する場合には大きさと深さを確認し，感染の有無や血流障害の程度を把握し，X 線写真などで筋や腱，骨に至っているか確認する．
- 足の関節可動域制限が生ずると足底圧が上昇し潰瘍発症のリスクが高まるため，確認する．
- これらは病態に応じて適切に皮膚科，形成外科，整形外科，血管外科などと連携することも大切である．
- すべての糖尿病患者に対して一般的なフットケア教育を行うことが望ましい．
- ハイリスク患者には有するリスク因子に基づき，必要なセルフケアの方法と重要性を説明し，緻密な個別指導を行う必要がある．
- リスク分類として，わが国において国際ワーキンググループ（表 1）によるものが有効だとされている．

1

糖尿病合併症の管理と治療

表1	国際ワーキンググループ		
グループ	リスク	3年後の潰瘍発生率	適正な診療間隔
グループ0	神経障害なし	5.1%	1年に1回
グループ1	神経障害あり	14.3%	半年に1回
グループ2	神経障害/血流障害/足の変形	18.8%	3カ月に1回
グループ3	足潰瘍の既往あり	55.8%	1～2カ月に1回

(Moulik K, et al. Diabetes Care. 2003; 26: 491-4 [9] より)

- 2008年から糖尿病患者のフットケアが保険診療の適応となっており，またフットケア指導士認定看護師の育成も進み，フットケア外来での活躍が広がっている．

❷糖尿病足病変の治療

[局所の治療]
- 治療の前提には，厳格な血糖コントロールを行うこと，足病変に関する教育を患者に行うことがある．
- 局所の足潰瘍の治療はデブリードマンを行い，感染をコントロールしながら創部の治癒を促す．感染症は治癒が遅れると重症化し，入院治療や下肢切断が必要となるため早期の発見が大切である．
- 足感染症の起因菌として多いのはグラム陽性球菌であるが[2]，慢性の深い潰瘍ではグラム陰性桿菌や嫌気性菌，またその複数菌感染が生じる．またMRSAの割合も増加している．
- 感染の範囲や膿瘍形成，ガス像や骨髄炎の有無を必要に応じて画像検査で把握する．重症感染症が存在する場合，入院として広域スペクトルの抗菌薬投与で治療を開始し，細菌培養の結果に応じて適切な抗菌薬に変更する．
- 足潰瘍部に荷重がかかると治癒が阻害されるため，適切に免荷を行うために車椅子や松葉杖，免荷用サンダル，中敷きなどを用いる．
- 末梢血行障害がある場合には，血管拡張薬，抗血小板薬を用いることで，疼痛や潰瘍などの症状の改善が期待される．
- 重度の下肢血管狭窄がある場合には，血管内治療や外科治療による血行再建が考慮される．

[全身の治療]
- 全身の管理として，積極的にインスリン療法を用いて血糖コントロールを行う．

- 創部からの浸出液や疼痛，発熱による消耗から低蛋白血症をきたすと，創傷治癒遅延や全身状態の改善に影響を及ぼすため，積極的に栄養状態の改善を図る．

■参考文献

1. Moulik K, Mtonga R, Gill GV. Amputation and mortality in new-onset diabetic foot ulcers stratified by etiology. Diabetes Care. 2003; 26: 491-4.
2. Abbas HA. Diabetic foot infection. Research journal of pharmacy and technology. 2015; 8: 575-9.

〈王城人志　山川　正〉

6 ▶ 虚血性心疾患

まとめ

- 動脈硬化性疾患である冠動脈疾患の 1 次予防, 2 次予防ともに冠動脈リスクファクター（高血圧, 脂質代謝異常, 喫煙, 肥満など）の包括的管理が必要である.
- 既に冠動脈疾患を有する症例では循環器内科や心臓血管外科に依頼して血行再建（PCI や CABG）を行う.

❶包括的リスクファクターの管理

[血糖]
- 耐糖能異常の初期の段階から粥状動脈硬化は始まっている.
- 糖尿病例では非糖尿病例に比べ, ステント内再狭窄や遠隔期の血行再建率, 主要血管イベントが有意に多い.
- 冠動脈疾患発症前（1 次予防）はもちろん, 2 次予防も厳格な血糖管理が優先され, 管理目標を HbA1c 7.0% 未満を目標に設定する. ただし, 低血糖の頻発には注意する（2 次予防を対象とした ACCORD 試験では, HbA1c 6% を目指した強化治療群では従来療法群に比較して死亡率の上昇がみられた. 強化治療群では低血糖や体重増加が目立った）.

[血圧]
- 診察室血圧で 130/80 mmHg 未満（家庭血圧では 125/75 mmHg 未満）を目標とする（ARB, ACE, Ca 拮抗薬, 利尿薬など）.

[脂質（表 1）]
- 1 次予防では糖尿病合併例（表 1 の管理区分のカテゴリー Ⅲ）の 場合, LDL-C 120 mg/dL 未満, HDL-C 40 mg/dL 以上, 中性脂肪 150 mg/dL 未満, non HDL-C（総コレステロール−HDL-C）150 mg/dL 未満が管理目標となる[❶].
- 2 次予防ではさらに LDL-C 100 mg/dL 未満, non HDL-C（総コレステロール−HDL-C）130 mg/dL 未満まで厳格な管理目標となる[❶].
- 生活習慣改善の指導やスタチンを中心とした薬物療法による介入を行う.

[肥満, メタボリックシンドローム]
- 肥満者（BMI 25 kg/m² 以上, 特に内臓脂肪蓄積者）ではまずは 5% の減量を目指す[❷].

表1 リスク区分別脂質管理目標値

治療方針の原則	管理区分	脂質管理目標値 (mg/dL)			
		LDL-C	HDL-C	TG	non HDL-C
1次予防 まず生活習慣の改善を 行った後，薬物療法の 適用を考慮する	カテゴリーⅠ	<160			<190
	カテゴリーⅡ	<140	≧40	<150	<170
	カテゴリーⅢ	<120			<150
2次予防 生活習慣の是正ととも に薬物治療を考慮する	冠動脈疾患の 既往	<100			<130

・家族性高コレステロール血症については 9 章を参照のこと.
・高齢者（75 歳以上）については 15 章を参照のこと.
・若年者などで絶対リスクが低い場合は相対リスクチャート（参考資料 1: P113）
　を活用し，生活習慣の改善の動機づけを行うと同時に絶対リスクの推移を注意深く
　観察する.
・これらの値はあくまでも到達努力目標値である.
・LDL-C は 20〜30%の低下を目標とすることも考慮する.
・non HDL-C の管理目標は，高 TG 血症の場合に LDL-C の管理目標を達成したの
　ちの二次目標である. TG が 400 mg/dL 以上および食後採血の場合は，non
　HDL-C を用いる.
・いずれのカテゴリーにおいても管理目標達成の基本はあくまでも生活習慣の改善で
　ある.
・カテゴリーⅠにおける薬物療法の適用を考慮する LDL-C の基準は 180 mg/dL 以
　上とする.

〔日本動脈硬化学会（編）: 動脈硬化性疾患予防ガイドライン 2012 年版. 日本動脈硬
化学会, 2012. p17[❶]より抜粋〕

[慢性腎臓病（CKD）]
• 減塩指導と微量アルブミン尿以上のアルブミン尿は
　GFR の低下とは独立した CVD の危険因子であり，
　RAS 阻害薬（ARB, ACE 阻害薬）の使用も検討す
　る[❷].

[禁煙指導][❷]

[抗血小板療法]
• 冠動脈疾患の 2 次予防として，抗血小板薬（低用
　量アスピリン，クロピドグレルなど）を投与する[❷].

❷血行再建

• 心筋虚血をきたしている冠動脈病変に対しては，冠
　動脈インターベンション（percutaneous corona-
　ry intervention: PCI）によるステント留置や，冠
　動脈バイパス術（coronary artery bypass gafting:
　CABG）が必要となる.

[PCI]
• 薬剤溶出ステント（drug eluting stent: DES）の
　進歩に伴い良好な成績が報告されている.

- 第2，第3世代の DES の開発により再狭窄率は低下したが，ステント内血栓，血管運動（vasomotion）の消失，遠隔期の新たな動脈硬化性病変（neoatherosclerosis）の出現などの課題が残っている．

[CABG]

- 糖尿病でみられるびまん性狭窄（特に3枝病変）や LMT（left main trunk: 左主幹部病変）では，心臓血管外科で行われる CABG（冠動脈バイパス術）を検討する．

- 糖尿病症例の冠動脈病変において，PCI とマルチプルリスクファクター管理の比較で5年間イベント発症率に差がなかったとの報告もある[3]．血行再建に過度に期待をせず，リスクファクターの包括的管理が重要である．

■参考文献

[1] 日本動脈硬化学会（編）: 動脈硬化性疾患予防ガイドライン2012年版．日本動脈硬化学会，2012．p.17.

[2] 日本循環器学会，編．虚血性心疾患一次予防ガイドライン（2012年改訂版）. http://www.j-circ.or.jp/guideline/pdf/JCS2012_shimamoto_h.pdf

[3] The BARI 2D Study Group. A randomized trial of therapies for type 2 diabetes and coronary artery disease. N Engl J Med. 2009; 360: 2503-15.

〈岡本芳久〉

7 ▶ 脳血管障害マネージメント

まとめ

- 脳梗塞の場合には病期に応じた適切な血圧管理を行う.
- 血栓溶解療法の適応とならない場合（低血糖，高血糖，増殖性網膜症，腎不全など）があることに注意が必要.
- 心原性脳梗塞ではワーファリンが推奨されている
- 2次予防では血圧（目標：130/80 mg）は脂質（LDL-C＜120 mg/dL）とともに血糖コントロールが重要

◆

脳卒中では高血圧を合併していることが多く，急性期の血圧管理が重要であり，特に超急性期特に血栓溶解療法時の降圧療法が課題となっている.

また，再発の最も重要な危険因子は高血圧であり，臨床病期，発症後の時間，重症度，年齢，抗血栓薬の使用状況，網膜症や腎症の程度などを考慮して降圧目標を設定する必要がある[1].

❶急性期治療	・発症から4.5時間以内には血栓溶解療法の適応となる場合があるが，低血糖（＜50 mg/dL）や高血糖（＞400 mg/dL）の場合，増殖性網膜症や重篤な腎機能障害などの合併の場合には適応とならない. ・脳梗塞の超急性期で血栓溶解療法を行った患者では治療後24時間以内は180/105 mmHg に未満にコントロールする.その他の場合には収縮期血圧 220 mmHg，拡張期血圧 120 mmHg を超える場合，降圧前値の85～90%を目安とする[1] ・脳卒中の急性期には，インスリン抵抗性やグリコーゲン分解・糖新生のためしばしば高血糖が観察され，急性期の高血糖は予後に影響することが指摘されている.しかし，急性期の厳格な血糖コントロールが必ずしも予後を改善せず[2]，厳格な血糖コントロールは低血糖を起し死亡率の上昇を招くとの報告もあり，脳卒中急性期の血糖コントロール目標の明確な指針はない[3].
❷1次予防	[血圧管理] ・糖尿病患者での血圧の目標値は議論の余地があり，欧米のガイドラインと日本のガイドラインでは異なっている. ・日本糖尿病学会，日本高血圧学会のガイドラインでは糖尿病や腎障害を伴う高血圧では 130/80

糖尿病合併症の管理と治療

1

mmHg 未満を目標値としている．ただし，高齢者では 65〜74 歳は 140/90 mmHg，75 歳以上は 150/90 mmHg 未満が目標値である．糖尿病と年齢のどちらを優先するかは患者の病態，忍容性に応じて個々に判断する必要がある．

[抗血小板療法]
- 糖尿病患者を対象としてアスピリンによる 1 次予防試験では，明確な心血管イベント抑制効果は認められておらず[4]，日本人 2 型糖尿病患者を対象とした少量アスピリンによる一次予防試験 JPAD でも，アスピリンは心血管イベントを有意に減らすことはなかった[5]．一方で，重篤な出血イベントはアスピリン群で多い傾向にあり，現時点では大血管症の既往のない 2 型糖尿病患者全例にアスピリンを投与することは推奨されない[4][5]．

[血糖コントロール]
- ラクナ梗塞では糖尿病は強いリスクとなる．
- UKPDS，ACCORD，ADVANCE などの 2 型糖尿病を対象とした大規模臨床試験では厳格な血糖コントロールにもかかわらず脳卒中の予防効果は明らかではなかった．
- しかし，長期の試験では予防効果が明らかとなってきており，血糖コントロールは重要である．

[脂質治療]
- 糖尿病患者におけるスタチンを用いた前向き臨床試験 CARDS においてアトルバスタチンは脳卒中の発症を有意に抑制しており，ストロングスタチンの投与が推奨されている．

❸再発予防
- 発症 1 カ月以降の血圧の目標値は脳梗塞，脳出血ともに 140/90 mmHg 未満である．脳出血，ラクナ梗塞，抗血栓薬服用患者では可能であればさらに低いレベル 130/80 mmHg 未満を目指す．
- 高用量のスタチン系薬剤はまたは低用量スタチンとエイコサペンタエン酸（EPA）製剤の併用が勧められる

❹抗血小板療法
- 非心原性脳梗塞の再発予防には，抗凝固薬よりも抗血小板薬の投与が勧められる．
- わが国で使用可能なものはシロスタゾール 200 mg，クロピドグレル 75 mg，アスピリン 75

～150 mg, チクロピジン 200 mg である.

- 1 年以上の抗血小板薬の併用は出血性合併症を増加させるため, 行うべきでない[6].
- 非弁膜症性心房細動 (NVAF) をもつ脳梗塞または TIA 患者の再発予防には非ビタミン K 阻害経口抗凝固薬 (NOAC) またはワーファリンによる抗凝固療法を行う. 重篤な出血合併症は NOAC のほうがワーファリンに比べ少ない.
- 心原性脳塞栓症の再発予防は, 抗凝固療法が第 1 選択薬である[6].

■参考文献

[1] 日本高血圧学会, 編. 高血圧治療ガイドライン 2014. 東京: ライフサイエンス出版; 2014. p.58-63.

[2] Gray CS, Hildreth AJ, Sandercock PA, et al. Glucose potassium-insulin infusions in the management of post-stroke hyperglycemia: the UK glucose insulin in stroke trial (GIST-UK). Lancet Neurol. 2007; 6: 397-406.

[3] 日本糖尿病学会, 編著. 大血管症. 糖尿病専門医研修ガイドブック(改訂第6版). 東京: 診断と治療社; 2014. p.309-13.

[4] De Beradis G, Sacco M, Strippoli GF, et al. Asprin for primary prevention of cardiovascular events in people with diabetes: meta-analysis of randomized controlled trials. BMJ. 2009; 339: b4531.

[5] Ogawa H, Nakayama M, Morimoto T, et al. Low-dose aspirin for primary prevention of atherosclerotic events in patients with type 2 diabetes: a randomized controlled trial. JAMA. 2008; 300: 2134-41.

[6] 日本脳卒中学会, 編. 脳卒中治療ガイドライン 2015. 東京: 協和企画; 2015.

〈山川　正〉

8 ▶ NAFLD, NASH

まとめ

- NAFLD のうち単純性脂肪肝は予後良好だが，NASH の一部は肝硬変・肝癌発症へ進展する．食事療法・運動療法など生活習慣改善による減量を第一とし，必要に応じて薬物療法を併用する．
- NASH の基本病態にはインスリン抵抗性と酸化ストレスがあり，これらを改善させることが重要である．

❶臨床・検査所見

- 肥満や糖尿病を基盤にした NAFLD では，食事療法・運動療法，または血糖コントロール改善により脂肪肝が著明に改善する．
- NASH は自覚症状に乏しいが，全身倦怠感，易疲労感，上腹部不快感などを訴えることがある．軽度肝腫大を認め，肝硬変への進行例では脾腫や食道静脈瘤を認める．
- NASH や単純性脂肪肝では血清 AST＜ALT となり，多くは ALT 200 IU/L 以下であるが，NASH は炎症を伴うため時に ALT 300 IU/L 以上を示し，γ-GTP，ALP も脂肪肝に比しやや高値をとる．

❷治療

[食事療法]

- 摂取するエネルギーと脂肪の減量を主軸に進め，エネルギーは標準体重あたり 1 日 25～30 kcal/kg，脂肪は全エネルギー比 20％以下（特に動物性脂肪を制限する），タンパク質は 1.0～1.2 g/kg とする❶．
- 急激な体重減少に起因する急激な脂肪分解は NASH の病理を増悪させることがあるため，減量療法は可能であれば運動療法と併用して緩徐に進める❶．
- 鉄分の過剰摂取を避ける❶．

[運動療法]

- ジョギングや速歩など最大心拍数の 60～70％程度の有酸素運動を無理なく計画し（1 日 20 分以上，週 3 回），継続する．レジスタンストレーニング（無酸素運動）も BMI 低下と独立して肝脂肪化を改善する❶．

[薬物療法]

- 肝臓への脂肪蓄積に加えて，インスリン抵抗性と酸化ストレスの作用が病態の進展に関与するため，インスリン抵抗性改善薬（チアゾリジン誘導体）や抗

表1	NASH の治療

A: 食事療法

1) 総カロリー　25〜30 kcal/kg/日
2) 脂肪　総カロリーの 20%以下
3) タンパク質　1.0〜1.5/kg/日

B: 運動療法

1) ジョギングや速歩など最大心拍数の 60〜70%程度の有酸素運動
2) レジスタンストレーニング（無酸素運動）も有効

C: 薬物療法

1) 抗酸化薬: ビタミン E，C
2) 糖尿病治療薬: チアゾリジン誘導体，ビグアナイド，DPP-4 阻害薬
3) 脂質異常症治療薬: スタチン，フィブラート，エゼチミブ，EPL など
4) 肝庇護薬: ウルソ，グリチルリチン

D: 除鉄療法

1) 瀉血療法: 1 回に 200〜400 mL の血液を 2 週間ごとに瀉血
2) 鉄制限食: 1 日の食事中の鉄を 6〜7 mg 以下に減らす

E: 外科的治療

1) 減量手術: スリーブ状胃切除術などの metabolic surgery
2) 肝移植

（Kita Y, et al. PLos One. 2012; 7: e43056[3]より）

酸化薬（ビタミン E）が有用である[2].
- 糖尿病・脂質異常症を合併する例では，DPP-4 阻害薬・GLP-1 受容体作動薬・メトホルミン（糖尿病），HMG-CoA 還元酵素阻害薬（スタチン）・フィブラート・エゼチミブ（脂質異常症）もそれぞれ有用である（表 1）.

■参考文献

[1] 日本肝臓学会，編．NASH・NAFLD の診療ガイド．東京: 文光堂; 2010.
[2] Sanyal AJ, Chalasani N, Kowdley KV, et al. Pioglitazone, vitamin E, or placebo for nonalcoholic steatohepatitis. N Engl J Med. 2010; 362: 1675-85.
[3] Kita Y, Takamura T, Misu H, et al. Metformin prevents and reverses inflammation in a non-diabetic mouse model of nonalcoholic steatohepatitis. PLoS One. 2012; 7: e43056.

〈岡本芳久〉

9 ▶ 皮膚病変

■■ まとめ ■■■■■■■■■■■■■■

- 慢性の高血糖状態と関連する病態が多いので，血糖コントロールが重要である．
- 病態に応じた適切な治療を選択する．
- 皮膚科医との連携を深める必要がある．

❶前脛骨部萎縮色素斑	・この色素斑は糖尿病歴が長く，コントロールの不良の状態を続けている患者が多い． ・前脛骨部は外傷や物理的刺激を受けやすいにもかかわらず，その緩衝作用を有する皮下組織が少なく，血管分布が少なく，血管収縮傾向にあることが関与して発症する． ・糖尿病に対する治療を行い，コントロールの良好な状態を長く継続することが重要である．皮膚病変そのものに対する治療は特にない[❶]．
❷糖尿病性浮腫性硬化症	・インスリンに最良のコントロールによって，皮膚の壁厚が正常な皮膚の厚さに戻るあるいは血糖値のコントロールや運動療法が効果的という報告があり，糖尿病の治療が最も重要である． ・しかし，一度硬化してしまった皮膚の著明な改善は期待できないと思われる．
❸糖尿病性水疱	・水疱に対する特別な治療法はなく，やはり血糖コントロールが重要である．水疱は無理につぶさず，自然に消失するのを待つ． ・つぶれてしまった場合には感染の危険性があり，洗浄，消毒が有効と思われる．
❹リポイド類壊死症	・リポイド類壊死症（necrobiosis lipoidica）は，糖尿病の治療，下肢静脈瘤があれば血流改善などの他の治療を行う．肉芽腫性炎症反応に対しトラニラスト内服，ミノサイクリン内服は試みてよい．強力以上の外用ステロイドも部分的な効果を期待できる[❶]．
❺糖尿病性壊疽および潰瘍	（別項参照）

310

❻糖尿病性紅潮

- 糖尿病性紅潮（rubeosis diabetic）の原因は不明であるが，肥厚した皮膚の血管収縮の低下によると考えられている．
- 太陽から保護し，局所の刺激やアルコールや皮膚温上昇による顔面紅潮を引き起こすようなコーヒーや紅茶などの血管拡張性の食品を避ける[❷].

❼皮膚掻痒症

- 糖尿病では，高血糖による脱水傾向と発汗異常のため皮膚は乾燥しやすく，かゆみがひどくなりやすい．
- 入浴後に補湿剤の入ったローションをつけることや乾燥を防ぐクリームなどが有効とされる．

❽皮膚感染症

- 糖尿病による自律神経障害や末梢の血流障害，免疫力の低下により感染症にかかりやすく，治癒しにくい．
- 皮膚感染症の治療は，局所治療の他に他部位の感染症と同様に厳格な血糖コントロールが最も重要である．
- 上記のいずれの疾患にしろ，改善傾向が認めららなければ早期に皮膚科専門医にコンサルトする必要がある．

■参考文献

❶伊崎誠一. 皮膚で見つける全身疾患. 大阪: メディカルレビュー社; 2011.

❷Kahn CR, King GL, Moses AC, et al. In: 金澤康徳, 他監訳. ジョスリン糖尿病学第2版. 東京: メディカルサイエンスインターナショナル; 2007. p.1165.

〈山川 正〉

10 ▶ 歯周病

■■■ まとめ ■■■■■■■■■■■■■■■■■■■■■■

- 血糖コントロールが不良であると歯周病は進行し，重症の歯周病は血糖コントロールを悪化させ，糖尿病と歯周病の関連性は双方向性である．
- 定期歯科受診や口腔ケアは糖尿病患者の自己効力感を高め，血糖コントロールの改善につながるため，内科医は歯科医との連携を強化し，病状を共有する必要がある．

❶歯周病治療と血糖コントロール

- 歯周病の進行は，慢性炎症が IL-1 や IL-6，TNF-α などを産生し，歯槽骨の吸収により生じる．これらの炎症性サイトカインは一方でインスリン抵抗性を惹起し，糖尿病の悪化にもつながるため，相互に負の影響を与える❶．
- 歯周病の治療は，歯磨き（ブラッシング）による歯垢コントロールと，歯石除去，抗生物質などの薬物療法，咬合調整が基本である．これらの治療を行っても改善がみられない場合には，歯科口腔外科による抜歯術が必要となる．糖尿病患者では，HbA1c 6.5〜7％あたりから歯周病を悪化させるリスクが高くなり，9％を超えるとハイリスクとなるため，抜歯術を行う際には，HbA1c7％未満❷が望ましい．
- 近年のインプラント治療については，血糖コントロール良好な糖尿病患者に対しては，成功率，生存率ともに高く，非糖尿病患者と同等の治療結果が得られるとの報告があるが，それらに否定的な報告も存在している．多くの場合，血糖コントロールの基準があいまいであるため，積極的に推奨できないとされている．

❷歯科医やメディカルスタッフとの連携

- 糖尿病患者が歯周病を合併すると，唾液分泌の低下や経口血糖降下薬服用により，ドライマウスや味覚障害を自覚し，QOL が低下してしまうことがある．
- 糖尿病患者の自己効力感を高めるには歯周病の管理が重要であり，内科医が歯科受診を勧めてもなかなか受診につながらないことも多い．そこで内科医のみならずメディカルスタッフの療養指導で歯周病に関する問診を行い，歯周病が疑われる場合には，日本糖尿病協会が発行している『糖尿病連携手帳』などを用いて，歯科受診の結果を把握することが肝要である❸．

- 患者自身には単なる歯の病気と捉えられるのではな
く，歯周病の治療次第で心血管病変や腎症，認知症
の進行予防になることを十分に教育する必要があ
る．

■参考文献

❶日本糖尿病学会，編著．科学的根拠に基づく糖尿病診療ガイ
ドライン 2013．東京：南江堂；2014．
❷日本歯周病学会，編．糖尿病患者に対する歯周治療ガイドラ
イン（改訂第 2 版）．2014．東京：医歯薬出版；2015
❸坂口一彦，春日雅人，石田俊彦，他．In: 寺内康夫，編．現
場の疑問に答える糖尿病診療 Q & A．東京：中外医学社；
2007．p.307-10．

〈髙橋まゆみ　山川　正〉

11 ▶ 感染症マネージメント

まとめ

- 糖尿病患者は感染症を発症しやすく，感染症そのものが血糖上昇を引き起こす．
- シックデイの正しい対応を患者に指導しておく必要がある．
- 糖尿病に特徴的な感染症もあるが，いずれも重篤化しやすい．
- 糖尿病患者は易感染性であるが，感染時にはインスリン抵抗性の上昇などを背景に血糖値がより上昇し，感染に対する抵抗力が低下する．
- 具体的には感染のストレスにより，コルチゾール，カテコラミンなどの抗ストレスホルモン，免疫応答により TNF-α，IL-1，IL-6 などの炎症性サイトカインの産生が亢進することで強いインスリン抵抗性が惹起される[1]．

❶感染症と シックデイ	

- 感染症による発熱，疼痛，腹部症状などを呈し，食思不振に陥った状態をシックデイとよぶ．
- シックデイ時には前述の通り血糖値がより上昇しやすくなるため，自己判断で経口薬やインスリンを中断しないよう，また高血糖持続時は適切に受診するよう，患者に前もって教育を施しておく必要がある．
- 水分摂取を励行するが，スポーツドリンクなどの糖入り飲料を多飲しないよう注意する．

[シックデイ時のインスリン療法]
- 基礎インスリンは必ず継続する．
- 追加インスリンもしくは混合型インスリンについては，摂食が不安定なときは食直後の注射とし，摂食量に応じた減量を指示する．

[シックデイ時の薬物療法]
- インスリン分泌促進薬（SU 薬，グリニド系薬）は中止する．ただし普段の 1/2 以上の食事を続けてとれる場合は，分割可能な薬剤なら半量服用してもよい．
- α-グルコシダーゼ阻害薬は摂食不良時，もしくは消化器症状がある場合は中止する．
- ビグアナイド系薬は中止する．また脱水症状の予防のため，水分摂取を励行する．
- チアゾリジン系薬は中止する．ただし普段の 1/2 以上の食事を続けてとれる場合は，分割可能な薬剤なら半量服用してもよい．
- DPP-4 阻害薬の中止についてはコンセンサスが得

られていないが, 腹部症状がある場合は中止を考慮
する.
- GLP-1 受容体作動薬も DPP-4 阻害薬と同様である.
- SGLT-2 阻害薬は中止する. また脱水症状の予防のため, 水分摂取を励行する.

❷糖尿病患者が罹患しやすい感染症

[呼吸器感染症]
- 糖尿病患者では黄色ブドウ球菌やグラム陰性桿菌(インフルエンザ桿菌や肺炎桿菌など)の感染頻度が高くなるといわれている[❷].
- 糖尿病患者では敗血症などを伴い重症化しやすい.
- 糖尿病を合併する結核患者では, 空洞病変を有する率が高い.
- インフルエンザウイルス感染症も重症化, 死亡率が高まる.

[尿路感染症]
- 神経因性膀胱による排尿障害のため, 膀胱炎を生じやすい背景がある.
- 糖尿病患者に尿路感染症の合併は多いが, 特に女性では細菌尿を呈し, 腎盂腎炎などを併発しやすい.
- 起因菌は大腸菌がほとんどだが, ブドウ球菌や腸球菌などの球菌や, 肺炎桿菌など他のグラム陰性桿菌が原因となる場合がある. また複合菌感染の場合もある.
- 気腫性腎盂腎炎は糖尿病患者に特徴的に認められ, 報告により約 20～50％の死亡率を有する重篤な合併症である. 起因菌は大腸菌が多い.
- 各種培養検査とともに大量補液, 抗生剤投与を開始するが, 腎ドレナージ術や場合により片腎摘出術を要することもあり, 適切なタイミングで泌尿器科へコンサルトする.

[糖尿病性足感染症]
- 糖尿病足病変を素地に, 感染を呈した状態である.
- 末梢循環障害による創傷治癒遅延, 抗生剤の移行性低下などのため, 難治化する.
- 起因菌はブドウ球菌, レンサ球菌などグラム陽性球菌が多い.
- 大腸菌やクレブシエラのようなグラム陰性菌, バクテロイデスやクロストリジウムなどの嫌気性菌による複合菌感染を起こすと重篤化しやすい.

- さらに壊死性蜂窩織炎，壊死性筋膜炎を呈すると死亡率が高い．
- 創傷の管理やデブリードマンの処置のため，皮膚科，形成外科，整形外科などと適切な連携をとる必要がある．
- 栄養状態不良に陥りやすく，その場合感染防御に不利となるため，NST との連携が重要である．

[胆道感染症]

- 糖尿病患者では神経障害のため胆汁がうっ滞しやすく，脂質異常を呈することも多いため胆石が生じやすい．
- 胆道感染症を生じやすく，気腫性胆囊炎を発症する場合がある．胆囊の壊死・穿孔による腹膜炎，敗血症を経て死亡に至る場合もあり，速やかに外科へコンサルトする必要がある．
- 起因菌としては大腸菌が多いが，バクテロイデスやクロストリジウムなどの嫌気性菌もみられる．

■参考文献

❶ Casqueiro J, Casqueiro J, Alves C. Infections in patients with diabetes mellitus: A review of pathogenesis. Indian J Endocrinol Metab. 2012; 16: S27-36.

❷ 米田真康，藤川るみ，沖　健司，他．糖尿病患者における感染症の特徴およびその対策．糖尿病．2007; 50: 137-43.

〈王城人志　山川　正〉

12 ▶ 勃起障害のマネージメント

まとめ

- 薬物療法の第 1 選択薬は PDE（phosphodiesterase）-5 阻害薬である.
- PDE-5 阻害薬無効例では，神経性 ED に対するプロスタグランディン E_1 製剤，テストステロン低値例ではテストステロン補充療法が有効である. 薬物療法以外では陰圧式勃起補助具 external vacuume device（EVD）がある.

❶問診

- ED のリスクとなる生活習慣（喫煙，運動不足，肥満など）を是正することを推奨する. また ED を引き起こす薬剤（前述）がないかを確認する.
- 特に脂質異常症薬のスタチン製剤や，糖尿病薬のピオグリタゾンは低テストステロンから内分泌性 ED を惹起することがあるので，注意を要する[❶❷].

❷勃起障害の薬物療法

- PDE-5 阻害薬は cGMP を阻害することによりその作用を発現する.
- 糖尿病性 ED に対する PDE-5 阻害薬の有効率はほかの原因による ED に比較してあまり高くないとされているが，全体的な効果や満足度は高い[❸].
- PDE-5 阻害薬は，現在わが国では sildenafil（バイアグラ®），vardenafil（レビトラ®），tadalafil（シアリス®）の 3 剤が発売されている. いずれも糖尿病性 ED に対する有効性が認められており，わが国では ED の薬物療法の第 1 選択となっている. vardenafil については，ED 合併の日本人糖尿病患者を対象とした大規模調査が実施されており，より高用量での有効性の報告がある[❹]. 虚血性心疾患に対しニトログリセリンなどを使用している場合，重篤な低血圧をきたすことがあるため禁忌となっている.
- 糖尿病患者では無症候性の冠動脈疾患の合併も多く，PDE-5 阻害薬による治療に際しては負荷心電図などで虚血性心疾患の鑑別を行うことが推奨される.
- 糖尿病患者における神経性 ED の場合は一酸化窒素（NO）の産生が低下しており，PDE-5 阻害薬の効果が発揮されない場合も多く，そのような症例ではプロスタグランディン E_1 製剤が有効な場合も

1

糖尿病合併症の管理と治療

あるが，わが国では保険適応がない．

- PDE-5 阻害薬が無効の場合，加齢性性線機能低下（late-onset hypogonadism: LOH）症候群[5]を考慮し，テストステロン測定を行う．
- テストステロンの低下は筋肉量の減少，内臓脂肪の蓄積につながり，メタボリックシンドローム，インスリン抵抗性を惹起し，糖尿病発症そのものへの関与が明らかになってきている[6]．
- テストステロン低値例ではテストステロン補充療法（testosterone replacement therapy: TRT）が適応となるが，わが国ではエナント酸テストステロンの筋肉内注射のみが保険適応となっている．
- TRT により筋肉量，筋力，骨密度，血清脂質プロファイル，インスリン感受性，気分性欲，健康感の改善が認められる[7]．

❸糖尿病性 ED の薬物以外の治療法

- 重症糖尿病に伴った ED では，神経性 ED に加え陰茎海綿体の平滑筋の萎縮，線維化が進んでおり，静脈溢流性の ED が生じる．このような症例ではプロスタグランディン E_1 製剤も無効である場合が多い．
- 薬物以外の治療法として，陰圧式勃起補助具（external vacuume device: EVD），陰茎海綿体自己注射（intracavernous injection: ICI），陰茎プロステーシス移植手術といった方法がある．しかし ICI はわが国では認可されておらず，EVD も使用に熟練を要し，陰茎の冷感，疼痛などの問題からコンプライアンスの高い治療とはいいがたい．

■参考文献

[1] Schooling CM, Au Yeung SL, Freeman G, et al. The effect of statins on testosterone in men and women, a systematic review and meta-analysis of randomized controlled trials. BMC Med. 2013; 11: 57.

[2] Carruthers M, Trinick TR, Jankowska E, et al. Are the adverse effects of glitazones linked to induced testosterone deficiency? Cardiovasc Diabetol. 2008; 7: 30.

[3] Carson CC, Burnett AL, Levine LA, et al. The efficacy of sildenafil citrate (Viagra®) in clinical populations: an update. Urology. 2002; 60 (Suppl 2B): 12-27.

[4] Ishii N, Nagao K, Fujikawa KT, et al. Vardenafil 20-mg demonstrated superior efficacy to 10-mg in Japanese men with diabetes mellitus suffering from erectile

dysfunction. Int J Urol. 2006; 3: 1066-72.
5) Wu FC, Tajar A, Beynon JM, et al. Identification of late-onset hypogonadism in middle-aged and elderly men. N Engl J Med. 2010; 363: 123-35.
6) Jones TH, Arver S, Behre HM, et al. Testosterone replacement in hypogonadal men With Type 2 diabetes and/or metabolic syndrome (the TIMES2 Study). Diabetes Care. 2011; 34: 828-83.
7) Tenover JS. Effects of testosterone supplementation in the aging male. J Clin Endocrinol Metab. 1992; 75: 1092-8.

〈髙橋謙一郎　山川　正〉

13 ▶ 糖尿病と認知症

まとめ

・認知症を合併している場合にはゆるやかな血糖コントロールを図る.
・独居や家族のサポートだけでは不十分で，服薬や食事療法が乱れている場合，訪問看護・訪問介護・デイサービスなどを積極的に活用する.
・アルツハイマー病はコリンエステラーゼ阻害薬・NMDA 受容体拮抗薬により進行を遅らせることが期待できる.

❶認知機能低下患者の血糖コントロール

・高血糖だけではなく低血糖も認知機能低下の増悪に関連するとの報告がある.
・認知機能低下患者では低血糖が自他覚的にわかりにくく，重篤な低血糖発作を起こす危険性がある.
・日本糖尿病学会では合併症抑制の中心目標は HbA1c<7%とするものの，高齢者では認知機能など患者の状態に応じて HbA1c<8%とするより緩やかな血糖管理目標の設定を提唱してきたが，さらに高齢者糖尿病の診療ガイドライン作成に向け日本老年医学会と合同委員会を設置している．ガイドラインのモデルとなる 2012 年のアメリカ老年医学会 (AGS)-アメリカ糖尿病学会（ADA）の認知機能などに応じた高齢者糖尿病治療のコンセンサスレポートを表 1 に掲げる.

❷認知症患者に対するソーシャルサポート

・患者自身での服薬管理・食事管理が困難な場合には家族の手助けが必要となる.
・しかし独居や家族のサポートだけでは不十分な場合には，介護保険制度を利用し，訪問看護・訪問介護・デイサービスなどを活用する.
・内服薬の服薬介助はヘルパーでも可能である.
・注射製剤の投与は医師・看護師でなければならず，介護認定の状況にもよるが，毎日の訪問看護・デイサービスは現実的ではないため，内服薬だけでは血糖コントロールが困難な場合，連日投与が必要なインスリンだけでなく，週 1 回投与の GLP-1 受容体作動薬の使用も考慮される．食事については訪問介護で調理を依頼することが可能であり，またデイサービスではエネルギーコントロール食を依頼できることが多い.

表1 AGS-ADA 高齢糖尿病患者の治療目標

(Kiekman MS, et al. Diabetes Care. 2012; 35: 2650-64[9] より)

患者の特徴／健康状態	理論的根拠	妥当な HbA1c 目標（頻発するまたは重篤な低血糖，過度な治療負担がなく達成可能な場合にはより低い目標が個々に設定される）	空腹時または食前血糖値 (mg/dL)	就寝前血糖値 (mg/dL)	血圧 (mmHg)	脂質
健康（他の慢性疾患がほとんどない，認知機能障害・ADL障害がない）	余命が長い	<7.5%	90〜130	90〜150	<140/80	禁忌か不耐性でなければスタチン
中間（複数の慢性疾患が併存，手段的ADL障害，軽度から中等度の認知機能障害）	余命は中間，高治療負担，低血糖に弱い，転倒リスク	<8.0%	90〜150	100〜180	<140/80	禁忌か不耐性でなければスタチン
健康状態が悪い（長期・末期の慢性疾患，中等度から高度の認知機能障害，ADL依存状態）	余命が限定され，治療によるベネフィットが不確実	<8.5%	100〜180	110〜200	<150/90	スタチンのベネフィットの可能性を考慮（一次予防より二次予防でさらに）

❸アルツハイマー病に対する薬物治療

表2の通り.

表2 アルツハイマー病に対する薬物療法

	コリンエステラーゼ阻害薬			NMDA受容体拮抗薬
一般名（商品名）	ドネペジル（アリセプト®）	ガランタミン（レミニール®）	リバスチグミン（イクセロン®パッチ, リバスタッチ®パッチ）	メマンチン（メマリー®）
機序	アセチルコリンエステラーゼ阻害	アセチルコリンエステラーゼ阻害ニコチン性アセチルコリン受容体の作用増強	アセチルコリンエステラーゼ・ブチリルコリンエステラーゼ阻害	NMDA受容体に拮抗
適応	軽度〜高度	軽度〜中等度	軽度〜中等度	中等度〜高度
用法	1日1回内服. 3 mgから開始し1〜2週間後に5 mg（維持量）に増量. 4週間以上経過後10 mgまで増量可.	1日2回内服. 8 mgから開始し4週間後に16 mg（維持量）に増量. さらに4週間後に24 mgまで増量可.	1日1回貼付. 4.5 mgから開始, 4週間毎に4.5 mgずつ増量. 維持量（最大量）18 mg.	1日1回内服. 5 mgから開始, 1週間に5 mgずつ増量. 維持量（最大量）20 mg. コリンエステラーゼ阻害薬と併用可.
特徴	錠剤・口腔内崩壊錠・細粒・ゼリー・ドライシロップと剤型が豊富. 副作用は比較的少ないが, 攻撃性・不眠が出現することがある. 半減期が長く, アセチルコリン受容体のダウンレギュレーション, アセチルコリンエステラーゼ誘導の可能性があり, 休薬時に注意が必要. CYPによる代謝のため薬剤相互作用に注意を要する.	ニコチン作用があり, 不安・焦燥・異常運動亢進に有効. 半減期が短いので副作用発現時に対応しやすい一方, 1日2回投与のため介護負担が大きい. CYPによる代謝のため薬剤相互作用に注意を要する. 他のコリンエステラーゼ阻害薬同様, ムスカリン性アセチルコリン受容体作用による悪心・嘔吐が懸念される.	パッチ製剤のため, 内服薬の追加を拒否する患者・嚥下障害のある患者にも使いやすい. 皮膚症状の出現には注意が必要. CYPの影響は受けにくい.	周辺症状: 興奮・易刺激性・攻撃性・行動障害に対して有効性がある. 副作用としてはめまい・便秘・頭痛の他, 眠気がみられ, 自動車運転・危険作業をする者への投与は控える.

■参考文献

❶Kiekman MS, Briscoe VJ, Clark N, et al. Diabetes in older adults. Diabetes Care. 2012; 35: 2650-64.

〈増谷朋英　山川　正〉

14 ▶ 精神疾患

まとめ

- 糖尿病とうつ病は併発しているときは両者に対しての介入が必要である.
- うつ病を疑った場合, 精神科医と連携しての治療が必要であるが, 内科医としてできる初期治療もある.
- 薬物療法としては選択的セロトニン再取り込み阻害薬が原則である.

◆

　糖尿病患者にはうつ病の合併が多い. うつ病そのものがインスリン抵抗性の増大に関わっているだけでなく, 糖尿病患者の精神状態は, 糖尿病治療に最も大切な療養（自己管理）行動に大きな影響を与える. 精神疾患があると, 意欲低下, 身体活動の低下などから, 食事療法や運動療法を十分に行うことができなくなり, 肥満傾向がみられ, さらに療養行動の実行度が低くなる. そして良好な血糖管理が困難となり, 慢性合併症の発症リスクにつながるだけでなく, 患者 QOL も大きく低下させることになる[1]. 患者の表情や声の調子をよく観察し, また食欲や睡眠の状態を把握して, もし患者がうつ状態にある場合は, 糖尿病治療に加え, うつに対しても早期に介入することが必要である. 精神科通院中の患者を内科で新規に診察する場合, 高血糖, 糖尿病性ケトアシドーシスを起こし得るとして警告されている抗精神病薬もある〔Aripiprazole（エビリファイ®）, Olanzapine（ジプレキサ®）, Quetiapine（セロクエル®）〕ため, 常用薬の確認は必須である.

❶うつ病の症状	• うつ病の三大徴候は, 気分の落ち込み, 喜びと興味の喪失・減退, 活力の減退である. 高齢者の場合は, 抑うつ気分が前面に出ないこともまれではなく, 不安が強く, 意欲や活動性の低下が目立つことが多くなる[1]. • また, 頭痛, 肩こり, 痛みなどの身体的な訴えが増え, 食欲不振や睡眠障害が多い傾向にある. 知的機能の低下を訴えることもあり, 高齢者の抑うつ状態は身体疾患や認知症と混同されたり, 発見が遅れることもある[1]. • 患者自身は, 自分がうつ状態であることに気づかないことが多く, 医療者側が小さな変化を見逃さないようにすることが重要である.
❷内科医としての初期治療	• うつ病の診断は, 本人・家族に対する詳細な問診の結果, WHO の国際疾病分類である「ICD-10」や米国精神医学会の「DSM-Ⅳ」を主に用いて診断さ

れるが，うつ病の診断は難しく，うつ病を疑ったら専門科への紹介を検討するべきである．特に，不安や焦燥などの症状が強い場合，うつ病性妄想を認める場合，希死念慮がある場合，双極性障害やうつ病以外の精神障害が疑われる場合も，速やかに精神科へコンサルトし，連携して治療にあたる[2]．

- 内科でも行うとよいと考えられている初期治療としては，まずは休養を勧めることと，支持的精神療法（患者の苦痛を聞いて理解しようとすること）である．家族や周囲の人に対して，安易に励ましたり気晴らしを勧めたりしないなどの患者との接し方を伝え，医療者もそのように努める．

❸うつ病に対する薬物療法

- 薬物療法としては，抗うつ薬を十分な量，十分な期間，確実に内服させることが重要で，糖尿病患者に対しては選択的セロトニン再取り込み阻害薬（selective serotonin reuptake inhibitors: SSRI）が原則である[2]．

- 他の三環系抗うつ薬〔amitriptyline（トリプタノールなど）〕は炭水化物向性による体重増加などの副作用があるが，SSRI にはほとんどなく[2]，安全に使用しやすい．しかし，うつ病が軽症である場合は安易に抗うつ薬を処方するのではなく心理療法などを優先させるべきである．薬物療法の適応，薬物療法開始後の効果判定や適切な薬剤調整のため，やはり精神科へのコンサルトが望ましいと思われる．

■参考文献

[1] 梅垣 宏行. 高齢者糖尿病とうつ. 糖尿病. 2014; 57: 693-5.

[2] 堀川 直史. 糖尿病とうつ病の関係. Diabetes Frontier. 2015; 26: 42-7.

〈阪本理夏　山川　正〉

2. 糖尿病と妊娠

1 ▶ 糖尿病合併妊娠と妊娠糖尿病

まとめ

- 妊婦の糖代謝異常にはすでに糖尿病である患者が妊娠した「糖尿病合併妊娠」と，妊娠中に発見された耐糖能異常とがある．妊娠中に発見された耐糖能異常には「妊娠糖尿病 gestational diabetes mellitus (GDM)」と「妊娠中の明らかな糖尿病 overt diabetes in pregnancy」とがある（表1）．

❶ GDM の スクリーニング

妊娠初期スクリーニングには随時血糖値が 100 mg/dL 以上の場合を陽性とし 75 g 経口ブドウ糖負荷試験を行う．妊娠中期には随時血糖値が 100 mg/dL 以上または glucose challenge test（GCT）が 140 mg/dL 以上の場合を陽性とし 75 g 経口ブドウ糖負荷試験を施行する（表2）．

表1 妊娠中の糖代謝異常と診断基準

診断基準

1) 妊娠糖尿病 (gestational diabetes mellitus: GDM)
定義:「妊娠中にはじめて発見または発症した糖尿病に至っていない糖代謝異常である」と定義され，妊娠中の明らかな糖尿病，糖尿病合併妊娠は含めない．
　75 g 経口ブドウ糖負荷試験において次の基準の 1 点以上を満たした場合に診断する．
　　①空腹時血糖値≧92 mg/dL（5.1 mmol/L）
　　② 1 時間値≧180 mg/dL（10.0 mmol/L）
　　③ 2 時間値≧153 mg/dL（8.5 mmol/L）

2) 妊娠中の明らかな糖尿病 (overt diabetes in pregnancy)
以下のいずれかを満たした場合に診断する．
　　①空腹時血糖値≧126 mg/dL
　　② HbA1c 値≧6.5%
　　＊随時血糖値≧200 mg/dL あるいは 75 g 経口ブドウ糖負荷試験で 2 時間値≧200 mg/dL の場合は，妊娠中の明らかな糖尿病の存在を念頭に置き，①または②の基準を満たすかどうか確認する．

3) 糖尿病合併妊娠 (pregestational diabetes mellitus)
　　①妊娠前にすでに診断されている糖尿病
　　②確実な糖尿病網膜症があるもの

注1. 妊娠中の明らかな糖尿病には，妊娠前に見逃されていた糖尿病と，妊娠中の糖代謝の変化の影響を受けた糖代謝異常，および妊娠中に発症した 1 型糖尿病が含まれる．いずれも分娩後は診断の再確認が必要である．
注2. 妊娠中，特に妊娠後期は妊娠による生理的なインスリン抵抗性の増大を反映して糖負荷後血糖値は非妊時よりも高値を示す．そのため，随時血糖値や 75 g 経口ブドウ糖負荷後血糖値は非妊時の糖尿病診断基準をそのまま当てはめることはできない．
　これらは妊娠中の基準であり，出産後は改めて非妊娠時の「糖尿病の診断基準」に基づき再評価することが必要である．

（平松祐司，他．糖尿病．2015; 58: 801-3 ❶より）

表2 GDM スクリーニング法

	妊娠初期	妊娠中期（24〜28週）
対象	全妊婦	初期スクリーニング陰性者
方法	随時血糖 100 mg/dL 以上 ↓ 75 g 経口ブドウ糖負荷試験施行し陽性（表1の1）を満たす	随時血糖 100 mg/dL 以上　または 50 g GCT 140 mg/dL 以上 ↓ 75 g 経口ブドウ糖負荷試験施行し陽性（表1の1）を満たす

（日本糖尿病学会，編著．科学的根拠に基づく糖尿病診療ガイドライン2013．東京：南江堂；2013．p.217-32[2]より改変）

❷ GDM の診断基準

- 尿糖陽性，糖尿病家族歴，肥満，過度の体重増加，巨大児出産の既往，加齢などの危険因子だけでは見逃される症例が多いので，GDM の有無のスクリーニングは初診時から全例に行うことが望ましい．

- 近年，周産期合併症に基づく診断基準作成のための研究が行われ[3]，この結果を受けて新しい診断基準の勧告が出された．わが国もこの基準値を取り入れ，75 g 経口ブドウ糖負荷試験で，空腹時血糖値 92 mg/dL 以上，1時間値 180 mg/dL 以上，2時間値 153 mg/dL 以上の1点以上を満たすものを妊娠糖尿病と診断し，「妊娠中の明らかな糖尿病」は妊娠糖尿病から除外される（表1）．

- この GDM の診断基準値は児過体重など周産期合併症のオッズ比が平均血糖値の 1.75 倍となる血糖値から算出された．

- 新基準の適用で，わが国の GDM の頻度は全妊婦の 12.08％に増加した．妊娠初期に耐糖能異常が存在する場合には，妊娠前から糖尿病や IGT などの耐糖能異常が存在し，見逃されていたと推測されるため，妊娠可能年齢の女性で肥満や第1度近親者に糖尿病がある場合には妊娠前の検査が望ましい．

■参考文献

[1] 平松祐司，羽田勝計，安日一郎，他．日本糖尿病・妊娠学会と日本糖尿病学会との合同委員会妊娠中の糖代謝異常と診断基準の統一化について．糖尿病．2015; 58; 801-3.

[2] 日本糖尿病学会，編著．科学的根拠に基づく糖尿病診療ガイドライン2013．東京：南江堂；2013．p.217-32.

[3] HAPO Study Cooperative Research Group, Metzger BE, Lowe LP, Dyer AR, et al. Hyperglycemia and adverse pregnancy outcomes. N Engl J Med. 2008; 358: 1991-2002.

〈伊藤　譲〉

2 ▶ 妊娠が糖尿病に及ぼす影響

まとめ

- 糖尿病患者が妊娠すると，妊娠経過に伴う胎盤産生ホルモン増加などによりインスリン抵抗性が増大し，妊娠中期以降血糖が悪化する．
- 注意深く頻回に血糖の観察を行い血糖上昇がみられた際は，インスリン治療を開始する．
- また，糖尿病性網膜症，腎症などの細小血管症もしばしば妊娠中に悪化する．
- 妊娠前に，合併症を評価し進行した合併症があれば，適切な治療，指導を行う．

❶血糖値の変動	・妊娠母体の血糖値の特徴は，空腹時血糖低値かつ食後高血糖である．特に妊娠 28 週以降に顕著になる．
	・空腹時血糖低値は，胎児の栄養摂取により起こり，胎児の成長に応じて空腹時血糖は低値になる．
	・食後高血糖はインスリン抵抗性のために起こる．妊娠の進行に伴いヒト胎盤性ラクトゲン，胎盤成長ホルモンなどの胎盤産生ホルモンがインスリン拮抗的に働くことで，インスリン抵抗性が増すため，耐糖能が悪化する．
	・インスリン必要量は 1 型糖尿病妊婦で非妊娠時の 1.5〜2 倍，肥満 2 型糖尿病ではそれ以上に増加し，妊娠糖尿病例でもインスリンが必要になることがある．
	・感染症併発時，子宮収縮抑制剤使用時は血糖が著しく上昇しやすく，ケトアシドーシスを起こすことがある．
❷糖尿病網膜症の悪化	・妊娠中から出産後 1〜2 カ月までは，糖尿病性網膜症が進展しやすい時期であり，定期的な眼底検査が必要である．
	・網膜症の発症および進展に影響を与える因子として，糖尿病罹病期間，血糖管理状況，急激な血糖コントロール，高血圧の合併，糖尿病妊娠性腎症の合併のほか，母体の内分泌学的変化，心拍出量変化，網膜における血流の増加，血液凝固系の亢進などが関与しているとの報告がある[1]．
	・妊娠による糖尿病網膜症の悪化は一過性とされており，糖尿病網膜症を合併していても，血糖コントロールが良好であり，単純網膜症に安定している場合，増殖（前）網膜症が光凝固療法施行後に安定し

ている場合，増殖（前）網膜症が硝子体手術後に安定している場合には妊娠は可能である[2].

- 妊娠前に糖尿病網膜症の評価を行うとともに，妊娠中には頻回に眼科的診察を行い注意深く管理することが望ましい.
- 妊娠中に増殖網膜症に進展した場合には，眼科的治療を行って妊娠を継続することも可能である.

❸糖尿病腎症の悪化

- 糖尿病腎症は妊娠時に悪化しやすく，尿蛋白量が増加し妊娠高血圧症候群の発症や早産の頻度が上昇し，母・児に重篤な影響を与え得る[3]. 腎症の進行した妊婦では，妊娠高血圧腎症，子宮内胎児発育遅延，早産，胎児先天異常などの周産期合併症が増加することが報告されており，注意深い管理が必要である. 微量アルブミン尿期までであれば，尿所見の悪化は改善することが多いとされているが，進行した腎症は妊娠により非可逆的に進行し，透析導入の時期を早める可能性もあるので，妊娠の是非および継続について本人，パートナー，家族に十分説明し，よく話し合ったうえで結論を出すのがよい.
- 糖尿病腎症を合併した妊婦に対しては，血糖管理，減塩，血圧管理を行う. 高血圧の治療については，アンギオテンシン変換酵素阻害薬（ACE 阻害薬），AT-1 受容体拮抗薬（ARB）は胎児に影響を与える可能性があり禁忌とされている. 塩酸ヒドララジンおよびアルファメチルドーパを中心にして降圧治療を行うが，高血圧妊婦では胎盤の血流が不十分であるため，血圧を下げることは胎児の血流障害を引き起こす可能性もあり，注意深い母・児の観察が必要である.

■参考文献

[1] Chew EY, Mills JL, Metzger BE, et al. Metabolic control and progression of retinopathy. Diabetes Care. 1995; 18: 631-7.

[2] Diabetes Control and Complications Trial Research Group. Effect of pregnancy on microvascular complications in the diabetes control and complications trial. Diabetes Care. 2000; 23: 1084-91.

[3] Ekbom P, Damm P, Feldt-Rasmussen B,et al. Pregnancy outcome in type 1 diabetic women with microalbuminuria. Diabetes Care. 2001; 24: 1739-44.

〈伊藤　譲〉

3 ▶ 糖尿病が妊娠（母・児）に及ぼす影響

▨▨ まとめ ▨▨

- 糖代謝異常妊娠では，血糖コントロールが不良であると表1に示したように，母・児にさまざまな合併症が生じ得る．
- 妊娠中毒症などの産科的母体合併症の発症，網膜症，腎症などの糖尿病合併症の増悪，先天奇形，巨大児，新生児低血糖症などの周産期合併症を引き起こす．

❶母体のリスク	- 妊娠経過に伴うインスリン抵抗性の増大により妊娠中期以降血糖が著しく上昇し，時に糖尿病ケトアシドーシス diabetic ketoacidosis（DKA）を起こすことがある． - 妊娠中毒症，流産，早産などの産科合併症が起こりやすい．
❷先天奇形と血糖コントロール	- 児の先天奇形は，妊娠9週までの器官形成期の高血糖と密接な関係がある．妊娠が判明するのは妊娠4～8週頃であるため，妊娠判明後に血糖管理を開始しても間に合わず，妊娠前からコントロールをよくして予防しなければならない． - 妊娠初期の血糖レベルと先天奇形のリスクは血糖が高いほどリスクも高くなる．わが国ではHbA1c 7.4%を超えると頻度が有意に高くなることが示されている（図1）．

表1 糖代謝異常妊娠の母児合併症

母体合併症	児合併症
1) 糖尿病合併症 　　糖尿病ケトアシドーシス 　　糖尿病網膜症の悪化 　　糖尿病腎症の悪化 　　低血糖（インスリン使用時） 2) 産科合併症 　　流産 　　早産症 　　妊娠中毒症 　　羊水過多（症） 　　巨大児に基づく難産	1) 周産期合併症 　　胎児仮死・胎児死亡 　　先天奇形 　　巨大児 　　肩甲難産による分娩障害 　　新生児低血糖症 　　新生児高ビリルビン血症 　　新生児低カルシウム血症 　　新生児多血症 　　新生児呼吸窮迫症候群 　　肥大型心筋症 　　胎児発育遅延 2) 成長期合併症 　　肥満・IGT・糖尿病

（日本糖尿病学会，編著．科学的根拠に基づくガイドライン2013．東京：南江堂：2013. p217-32❶より）

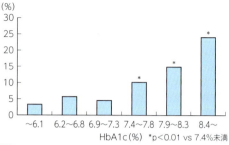

図1 妊娠初期の HbA1c と先天異常の頻度
(末原節代, 他. 糖尿病と妊娠. 2010; 10: 104-8 [2] より改変)

- 妊娠初期の HbA1c が7%, あるいは, 初診時空腹時血糖値が 120 mg/dL を超える場合は, 先天異常のリスクが高くなる可能性がある. したがって血糖コントロール不良患者においては, 血糖を十分管理したうえでの計画妊娠が重要となる.

❸胎児・新生児合併症の起きる原因

- 妊娠中の高血糖は, 胎児, 新生児の合併症と関係している.
- 母体に高血糖があると, ブドウ糖は胎盤を介し胎児側に輸送され, 胎児の膵臓を刺激して高インスリン血症を引き起こす. このため脂肪組織や内臓の肥大と臓器の未熟が起こり, 巨大児, 新生児低血糖, 呼吸障害, 高ビリルビン血症, 低カルシウム血症, 多血症などが発生しやすくなる.
- 母体に進行した糖尿病性細小血管合併症や高血圧があると, 胎盤の循環不全から子宮内胎児発育遅延をきたす.

■参考文献

[1] 日本糖尿病学会, 編著. 科学的根拠に基づく糖尿病診療ガイドライン2013. 東京: 南江堂; 2013. p.217-32.
[2] 末原節代, 和栗雅子. 当センターにおける糖代謝異常妊婦の頻度と先天異常に関する検討. 糖尿病と妊娠. 2010; 10: 104-8.

〈伊藤 譲〉

4 ▶ 糖尿病患者の妊娠管理

▨ まとめ ▨

- 妊娠前からの厳格な血糖管理と計画的な妊娠によって，児の奇形を予防し，妊娠による母体細小血管合併症の悪化を最小限にする.
- GDM に対する治療介入により，周産期合併症（死亡，肩甲難産，骨折，神経麻痺），巨大児の発症率が低下することが報告されている[1].

❶妊娠前管理と計画妊娠	・妊娠の準備として，食事療法，血糖自己測定の指導などの糖尿病再教育を行って血糖コントロールを良好にし，糖尿病合併症のチェックおよび悪化防止策を講じる．表1に妊娠許容条件を示す．許容条件から逸脱した妊婦に対して医療者は本人および配偶者に母・児のリスクについて正確な情報を提供し，患者側の決定を尊重する.
❷血糖管理目標	・妊娠時の血糖管理目標は，低血糖を起こさずに正常範囲に保つことである．HbA1c 5.8% 未満，空腹時血糖値 70〜100 mg/dL，食後 2 時間値 120 mg/dL 未満を目標とする（表1）. [食事療法] ・1 日食事摂取量は標準体重×30 kcal/kg に負荷量を加える．負荷量は健常妊婦のエネルギーをまとめた「日本人の食事摂取基準」[2]に基づき，妊娠初期

表1 妊娠管理

妊娠許容条件
- 良好な血糖管理の達成と維持
  - HbA1c: <7.0%
- 糖尿病網膜症: 単純網膜症まで
- 糖尿性腎症: 2 期まで

妊娠中の血糖管理目標
- 空腹時血糖値 70〜100 mg/dL
- 食後 2 時間血糖値 <120 mg/dL
- HbA1c <5.8%
- グリコアルブミン（GA） <15.8%

食事療法
- 非肥満妊婦 標準体重〔身長(m)^2×22〕×30 kcal/kg+ 負荷量
  - 負荷量 妊娠初期 50 kcal
  - 　　　 中期 250 kcal
  - 　　　 末期 450 kcal
  - 　　　 授乳期 350 kcal
- 肥満妊婦 標準体重〔身長(m)^2×22〕×30 kcal/kg，負荷量はなし

出産後フォローアップ
- 産後 6〜12 週の間に 75 g 経口ブドウ糖負荷試験を施行

50 kcal，中期 250 kcal，末期 450 kcal，授乳期 350 kcal を加える方法と妊娠中全期間一律に 200 kcal を負荷する方法が行われている．肥満妊婦に対しては，原則として妊娠全期間中，標準体重 ×30 kcal/kg とし，負荷量は加えない（表1）．

- 妊婦に起こりやすい空腹時ケトン体産生と食後高血糖を是正するために必要に応じて 1 日 4～6 回の分食を指導する．

[インスリン療法，経口血糖降下薬]

- 食事療法で目標血糖値が達成できない場合は原則としてインスリン療法を開始する．

- 血糖を厳格にコントロールするために，インスリン頻回注射（または持続皮下注入療法）による強化インスリン療法と頻回の血糖自己測定が必要である．妊娠後半期にはインスリン投与量を約 2 倍に増量しなければならない場合が多く，分娩後は速やかにインスリン投与量を減量，調節を行う．

- 以前用いられていた米国食品医薬品局（FDA）胎児危険度分類ではレギュラーインスリン，リスプロ，アスパルトは class B に属していたが，グラルギンは class C であったので使用には慎重を要する．

❹分娩後のフォローアップ

- GDM と診断された妊婦が将来糖尿病を発症するリスクは血糖正常妊婦の 7.43 倍と高率であることが報告されている[3]．そのため，産後 6～12 週の間に 75 g 経口ブドウ糖負荷試験を施行し，耐糖能の再評価をする必要がある．分娩後に耐糖能が正常型を示した女性にも，肥満などを防止するための生活指導を行い，糖尿病発症のハイリスク群として長期にわたる追跡管理が必要である．

■参考文献

[1] Crowther CA, Hiller JE, Moss JR, et al; Australian Carbohydrate Intolerance Study in Pregnant Women (ACHOIS) Trial Group. Effect of treatment of gestational diabetes mellitus on pregnancy outcomes. N Engl J Med. 2005; 352: 2477-86.

[2] 厚生労働省. 日本人の食事摂取基準策定検討会: 2010 年版. 東京: 第一出版; 2010. p.43-61.

[3] Bellamy L, Casas JP, Hingorani AD, et al. Type 2 diabetes mellitus after gestational diabetes: a systematic review and meta-analysis. Lancet. 2009; 373: 1773-9.

〈伊藤 譲〉

5 ▶ 糖尿病の母親から生まれた児の管理

まとめ

- 図1に示したように糖尿病の母親から生まれた児は，さまざまな合併症が起こりやすくなるため，出生直後からの慎重な管理が必要となる．
- 最近のフォローアップ研究により胎内高血糖の環境による長期的な影響も判明してきた．

❶周産期合併症

[巨大児・過体重]

- 糖代謝異常妊娠では，高血糖，高インスリン血症により児の発育が大きくなる．新生児仮死や分娩損傷の頻度が高くなる．分娩損傷として，上腕神経叢麻痺，鎖骨骨折，顔面神経麻痺，横隔神経麻痺，頭蓋内出血などがあげられ，これらの障害の多くは自然に回復することが多いが，注意深く経過観察とする．

[呼吸障害]

- サーファクタント合成障害による新生児呼吸窮迫症候群（RDS）を引き起こす．喘鳴，多呼吸，過呼吸などの呼吸障害が認められた際は，RDSと同様の呼吸管理が必要である．

[低血糖]

- 血糖コントロール不良の母体に起こりやすく，出産後1～2時間に起きやすい．多くの児は無症状であるが，重症な低血糖の場合には痙攣などが起きるこ

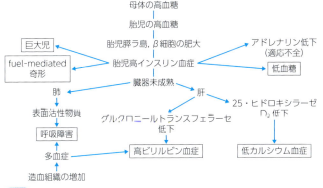

図1 糖尿病における母子相関
（大森安恵. 日本臨牀. 2012; 70: 112-6[9]より）

とがある．血漿血糖値で成熟児 35 mg/dL 未満，未熟児 25 mg/dL 未満であれば，低血糖症として治療する．

[多血症，過粘度症候群]

• ヘマトクリット値が 60% 以上であれば多血症と診断される．喘鳴，多呼吸，痙攣，嘔吐，血栓症，出血斑など非特異的な症状を呈する．治療は，血漿交換を行う．

[低カルシウム血症]

• 出産 2~3 日後に起きやすい．重症の場合は，カルシウムを経静脈投与する．

[高ビリルビン血症]

• 糖尿病母体から生まれた児は，高ビリルビン血症の頻度が高いことが報告されている．基準値以上の高ビリルビン血症を示した場合は，光線療法，交換輸血を行う．

❷長期合併症

[耐糖能障害，肥満]

• 2 型糖尿病の発症率が高いピマインディアンを対象にした研究から，胎内高血糖が将来の児の糖尿病や肥満を引き起こすことが報告されている．

• ピマインディアン以外の糖尿病発症頻度が少ない集団では，胎内高血糖と児肥満，過体重との関連性については，まだ確立されていない．メタアナリシスの報告では，母体高血糖は将来の児肥満，過体重のリスクになるが，妊娠前母体 BMI で調整するとそのリスクは消失している[2]．一方，スウェーデンで行われた大規模臨床試験では，平均 18 歳男児において，妊娠糖尿病になった母体から生まれた児の BMI は，妊娠糖尿病になる前に生まれた同胞の BMI と比較して高値であり，妊娠前の母体 BMI で調整後も高値であった[3]．

• デンマークにおける GDM，1 型糖尿病の母体から生まれた児は，非糖尿病の母体から生まれた児にくらべ有意に耐糖能障害の発症リスクが高いことが報告されている．

■参考文献

❶大森安恵．母子を糖尿病から守る予防策．2012 年増刊号最新臨床糖尿病学（下）―糖尿病学の最新動向―．2012; 70: 112-6.

[2] Philipps LH, Santhakumaran S, Gale C, et al. The diabetic pregnancy and offspring BMI in childhood: a systematic review and meta- analysis. Diabetologia. 2011; 54: 1957-66.

[3] Lawlor DA, Lichtenstein P, Långström N. Association of maternal diabetes mellitus in pregnancy with offspring adiposity into early adulthood: sibling study in a prospective cohort of 280,866 men from 248,293 families. Circulation. 2011; 123: 258-65.

〈伊藤　譲〉

VI

質の高い患者ケアを
目指して

1. 糖尿病医療環境の構築

1 ▶ チーム医療

まとめ

- 糖尿病の治療目標を達成するためには，患者，家族を含めた多職種によるチーム医療が求められる．
- 糖尿病療養指導士と協力して療養を支援することは，患者の自己管理能力の向上につながる．

❶糖尿病の療養指導の重要性

- 糖尿病は慢性疾患であり，長期にわたる自己管理が求められるため，心理的側面も含めた継続的な療養指導・支援が重要である．
- 糖尿病に対する基本的な知識が欠如している場合，患者の治療への動機づけは難しい．
- 患者の自己管理能力を向上させるためには，患者一人一人の生活背景を理解し，具体的な目標を定めて，生活の場で実行できる知識と技術として提供すべきである．

❷糖尿病の療養指導におけるチーム医療の役割

- 患者の心理的ケアを含めた療養指導には，多職種の参加によるチーム医療が必要である．
- 医療チームには，糖尿病療養指導士を含め，看護師，栄養士，薬剤師，臨床検査技師，理学療法士の参加が期待される．また必要に応じて，眼科医など，他分野の専門家や，ソーシャルワーカー，地域包括支援センター，介護支援専門員など，他職種にある方々の協力が求められる（図1）．
- より良い治療成果を得るためには，患者の家族の協

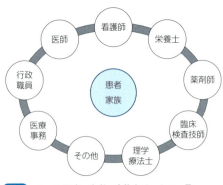

図1 チーム医療：患者，家族もチームの一員

表1 糖尿病療養指導チームメンバーの役割分担（例）

療養指導項目	医師	看護師	管理栄養士	薬剤師	臨床検査技師	理学療法士
自己管理の意識づけ	○	○	○	○	○	○
食事療法	○		○			
運動療法	○	○				○
服薬指導	○			○		
インスリン自己注射	○	○				
血糖自己測定	○	○			○	
生活指導	○	○	○			○
療養指導の計画	○	○	○	○	○	○
療養指導の評価	○	○	○	○	○	○

(日本糖尿病療養指導士認定機構. 糖尿病療養指導ガイドブック 2015. 東京: メジカルレビュー社; 2015[2]より)

力が大切である.

- 糖尿病合併症の進展を予防するため，透析予防やフットケアなど目的別のチームも結成されている.

❸糖尿病療養指導士

- 糖尿病療養指導士（certified diabetes educator of Japan: CDEJ）とは，「糖尿病とその療養指導に関する幅広い専門知識をもち，患者の生活や社会的条件を理解し，適切な自己管理ができるように援助する役割をもつ医療従事者」を指す.
- 2000年に日本糖尿病療養指導士認定機構が発足し，看護師，管理栄養士，薬剤師，臨床検査技師，理学療法士の医療系国家資格を有する5職種で構成されている[1].
- 糖尿病療養指導チームは，患者の自己管理能力を引き出すために，各専門職に応じた適切な役割（表1）を果たすことが重要である[2].
- 地域で独自に認定している糖尿病療養指導士（Local CDE: LCDE）は，各地域の実情にあわせて，糖尿病の1次予防から関わるなど，療養指導には欠かせない存在である.

■参考文献

[1] 日本糖尿病療養指導士認定機構ホームページ. http://www.cdej.gr.jp/
[2] 日本糖尿病療養指導士認定機構. 糖尿病療養指導ガイドブック 2015. 東京: メジカルレビュー社; 2015.

〈田島一樹〉

2 ▶ 病診連携

まとめ

- 糖尿病治療には,糖尿病専門医と非専門医の協働が不可欠であり,病診連携が推進されている.
- 医療連携に関わる患者,かかりつけ医,専門医の3者がそれぞれ利点を享受できるような連携こそが,糖尿病の長期管理に重要である.

❶糖尿病治療における病診連携の重要性

- 糖尿病患者が急増するなか,日本糖尿病学会が認定する糖尿病専門医のみでの対応は,不可能であり,病診連携(糖尿病専門医のいる病院と診療所の間の連携)が全国的に展開されている.
- 病診連携システムの流れとして,主治医であるかかりつけ医から,中核病院へ紹介があれば,治療方針の決定,糖尿病教育や合併症評価が行われた後,かかりつけ医に逆紹介されることが多い(図1).
- 専門医から非専門医へ連携される際には,診療情報を共有し,同レベルの診療が継続されることが不可欠であり,そのためのツールとして,循環型の糖尿病地域連携パスが有用とされている.

❷糖尿病の病診連携の課題

- 病診連携を進めていくうえで,患者は,「診療レベルが下がるのでは?」などといった不安を抱え,かかりつけ医は,「逆紹介されてもどのように診療を継続すればいいかわからない」などの不満,専門医は,「逆紹介しても,また血糖コントロールが悪化して,病院に戻ってきてしまう」などといった不満を抱えることが多い.

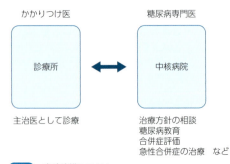

図1 病診連携システム

表1 患者，かかりつけ医，中核病院の立場における病診連携の利点

患者

・待ち時間が短い
・2人主治医体制の安心感
・緊急時には中核病院を紹介してもらえる など

かかりつけ医

・患者数が増える
・専門医の経験を共有して，治療ができる など

中核病院

・外来診療の負担が軽減される
・地域を巻き込んだ医療連携を推進できる など

(寺内康夫. EBM 糖尿病ガイドブック. 東京: 中外医学社: 2010. p.367-9[1]より)

・病診連携には，患者，かかりつけ医，中核病院の専門医それぞれにとって利点（表1）がある．専門医から非専門医に移行することへの患者の不安を解消し，各々の利点を享受できるような，バランスのとれた連携こそが，糖尿病の長期管理に重要である．

■**参考文献**

[1] 寺内康夫. EBM 糖尿病ガイドブック. 東京: 中外医学社; 2010. p.367-9.

〈田島一樹〉

3 ▶ チームリーダーとして心がけること

■■ まとめ ■■

・医師にはチームリーダーとして，スタッフと良好な関係を築き，心理的ケアを行うことが求められる．

❶チーム医療における医師の役割

・チーム医療では，各職種の役割分担が明確化され，共通のチーム目標を意識することが，患者中心の医療につながる．
・最終的な治療方針の決定やインフォームド・コンセントは医師に委ねられる．そのなかで，医師は，チームリーダーとして，チームスタッフと良好な関係を築くことはもちろん，心理面のサポートを行うことが重要である．

❷チームスタッフとの関係

・チーム医療の阻害要因となるのは，ヒエラルキー（上下関係），セクショナリズム（縄張り意識）であるとされている．
・チームスタッフ各々には専門性があり，医学的知識・経験だけでは成就しにくい領域があることを十分認識し，尊重しなければならない．
・糖尿病の療養指導は，患者個人の特性と指導者の特性にあわせて実施するが，指導の基本的なコンセプトは，チームスタッフと共有することが重要である．
・チームスタッフに学習する機会を紹介し，情報を提供するだけでなく，学習を心理的にバックアップすることが重要である．

❸チームスタッフへの心理的ケア

・糖尿病患者の指導は，精神的に疲労の大きい作業であるが，保険点数などから，指導に見合う評価がされないケースもある．
・チームリーダーである医師は，チームスタッフの苦痛や悩みを聞き，問題を共有するなど，気配りを忘れず，心理的なケアを行うことが重要である．
・チームスタッフから信頼される医師であってこそ，患者の指導も行える．

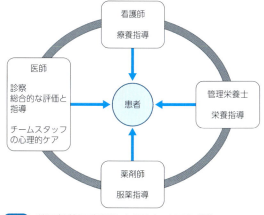

図1 糖尿病透析予防指導におけるチーム医療（例）

❹実際のチーム医療（透析予防指導の場合）

- 糖尿病透析予防指導管理料の算定により，「腎症の進展を予防すること」を共通の目標とし，チーム医療を基盤とした指導が行われている[1].
- 医師は，定期的な合同カンファレンスの開催などで，チームスタッフの意見や知識を引き出し，患者の状態や療養指導方針に関して，スタッフ間での情報共有を行う．問題点の共有など心理的ケアを行う役割も重要である（図1）．

■参考文献

[1] 利根淳仁, 四方賢一. チーム医療で糖尿病性腎症の進展を防ぐ. Diabetes frontier. 2014; 25: 699-703.

〈田島一樹〉

2. 糖尿病患者の治療意欲向上に向けて

1 ▶ 糖尿病患者のストレス

まとめ

- 糖尿病を発症した患者が病気を受け入れるまでの心理過程を理解する.
- セルフケア行動に影響する因子のなかで,どのような因子がストレスとなり,そのストレスが3要因のなかでどの範疇のなかに入るかを解析し,患者個人のストレスへの対処方法を分析し,対応法を患者と一緒に考えていく必要がある.

❶糖尿病を発症した患者の悲嘆過程

- Kubler-Ross は,癌患者が,癌と診断されてから観察される心理経過を悲嘆過程と呼び,「不安」,「否認」,「怒り」,「取引」,「抑うつ」などの心理状態を経て,受容に至ることを提唱した.
- 糖尿病を発症した患者が,病気を受け入れるまでの心理過程を理解するモデルの1つとして有用である(図1).

❷糖尿病のセルフケア行動に影響する因子に対するストレス

- 糖尿病は,セルフケアが疾患のコントロールに95%以上影響するといわれている.
- セルフケア行動に影響する因子は,「心理的要因」,「外的要因」,「結果的要因」であり[1],これら3要因に負の影響を及ぼす状態は,すべて糖尿病をもって生活するうえでストレスといえる(図2).

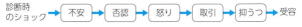

図1 糖尿病を発症した患者の悲嘆過程

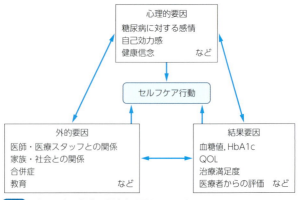

図2 セルフケア行動に関連する要因

表1 Razarus のストレスコーピング

情動中心型	問題解決型
環境や状況を変えずに状況に対する見方を変える	環境や自分自身を変える
回避 緊張の解消(過食, 飲酒) 距離をおく 孤立化 自責	外部の圧力の軽減 自我の関与を軽減 環境内で利用できる物や人を探す 対処手段を探す 満足できる代替手段

- たとえば, 糖尿病が, いやでいやで仕方がないという感情 (心理的要因), 医師から叱咤される (外的要因), 自分ではしっかり糖尿病治療を行っていると思っていても, 血糖コントロールが改善しなければ, 結果に表れない (結果的要因) などがあげられる.

❸ストレスへの対応法

- ストレスが加わったときに生じる身体的・精神的なゆがみを定常状態に戻す反応をストレスコーピングとよぶ.
- Lazarus は, 情動中心型と問題解決型のストレスコーピングに大別した (表1).
- 情動中心型は, 逃避や否認, 緊張の解消 (過食など), 孤立化など対処方法であり, 糖尿病では, 血糖コントロールを悪化させる場合が多く, 進行するとうつ状態に進展する場合もある.
- 問題解決型は, 外部や環境要因や自分自身に働きかけることにより, 外部と自分自身の関係を変えるやり方である.
- 療養指導では, 対応法を患者と一緒に考えることが重要であり, 情動中心のコーピングの場合には, 問題解決型のコーピングに誘導していく必要がある.

■参考文献

❶日本糖尿病学会, 編著. 糖尿病専門医研修ガイドブック (改訂第6版), 東京: 診断と治療社; 2014. p.442-5.

〈田島一樹〉

2

糖尿病患者の治療意欲向上に向けて

2 ▶ 患者分類

まとめ

- 糖尿病患者のセルフマネジメントの援助において,自己効力を高めることが重要である.
- 自己効力の向上を支援するには,患者の効力予期と結果予期の関係を把握する必要がある.

❶セルフマネジメントの援助	・糖尿病患者が,自分の生活と折り合いを付けながら,セルフマネジメントし続けるのは大変なことである. ・療養指導においては,患者のやれそうだという根拠のある自信,つまり「自己効力」を高めることが重要である.
❷自己効力理論	・Bandura は,人の行動を決定する先行要因としての予期機能を重視し,行動変容に影響を及ぼす2つの期待概念として,効力予期と結果予期を取り上げ概念化し,自己効力理論が提唱された(図1). ・ある行動がどのような結果をもたらすかという予期を「結果予期」という. ・自分がある結果を生み出すために必要な行動をどの程度うまく行うことができるかという予期を「効力予期」という. ・結果予期と効力予期をもつことで,自己効力感が高くなるといわれている.
❸効力予期と結果予期の関係	・自己効力を高めるためには,効力予期と結果予期の高低の違いにより分類されるパターンの行動と感情を把握する必要がある(図2). [パターンⅠ] ・ヘルスケアプロバイダーと良好な関係を保ち,良好な健康管理行動をとれていることが多い.

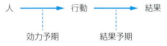

図1 結果予期と効力予期の関係

(藤田恵璽. 教育測定と実践研究. 東京: 金子書房; 1995. p.172[9]より)

結果予期

		結果予期 ⊕	結果予期 ⊖
効力予期	⊕	**パターンⅠ** 自信に満ちた適切な行動をする 積極的に行動する	**パターンⅢ** 抗議する 不平・不満を言う 社会的活動をする
	⊖	**パターンⅡ** 失望する、落胆する 劣等感に陥る	**パターンⅣ** 無気力、無関心になる あきらめる 抑うつ状態になる

図2 効力予期と結果予期の高低による4パターン
(Bandura A. The exercise of control. 1997. p.20[2]より)

［パターンⅡ］
- ある行動をしたらよい結果を得るだろうと期待感は あるが，自分にはできそうにもないと感じている．

［パターンⅢ］
- 自分としては自己管理行動をとる自信はあるが，ヘルスケアプロバイダーの推奨する行動に対して疑問を感じたり，納得していないことが多い．

［パターンⅣ］
- 過去の努力にもかかわらず，成功体験をもてずにいたり，合併症の出現により学習性無力感に陥っていたりすることなどが考えられる．

■参考文献
[1] 藤田恵璽. 教育測定と実践研究. 東京: 金子書房; 1995. p.172.
[2] Bandura, A. Self-efficacy: The exercise of control. Worth Pub: Duffield; 1997. p.20.

〈田島一樹〉

3 ▶ 患者ごとの適切なアプローチ

まとめ

- 自己効力は, 遂行行動の達成, 代理的経験, 言語的説得, 生理的・情動的状態の4つの情報源から生み出され, 促進される.
- 患者の特性に合わせて, 4つの情報源を組み合わせることが, 自己効力の向上につながる.

❶自己効力を高める4つの情報源

- 糖尿病患者の療養指導において, 自己効力を高めることは重要であるが, 自己効力は自然発生的に生じてくるのではなく, 4つの情報源 (遂行行動の達成, 代理的経験, 言語的説得, 生理的・情動的状態) を通じて, 個人が自ら作り出していくものであると考えられている (表1).
- 患者の特性に合わせて, 4つの情報源を組み合わせることで, 自己効力をより巧みに高めていくことができる.

❷遂行行動の達成

- 患者自身が, 課題とする行動を最後までやり遂げることにより, 「できた」という達成体験をもつことである.

表1 自己効力に影響する4つの情報源と方略

情報源	自己効力を高める情報	自己効力を下げる情報	方略
遂行行動の達成	自分で行動し達成できたという成功体験の累積	失敗体験の累積	行動形成ステップ・バイ・ステップ法
代理的経験	自分と同じ状況で, 同じ目標をもっている人の成功体験や問題解決法を学ぶ	条件の揃っている人ができているのを見聞きする	代理的経験の対象を選ぶ
言語的説得	専門性に優れた魅力的な人から励まされたり褒められたりする	・やっていることを認めてもらえない ・一方的に叱責される	患者自身がアプションプランをたてるのを援助する
生理的・情動的状態	課題を遂行したときに, 生理的・情動的に良好な反応が起こり, それを自覚する	・疲労, 不安, 痛み, 緊張, 空腹 ・マイナスの思い込み	気づきを高める思い込みを論破するポジティブシンキング

(安酸史子. 糖尿病合併症ナーシング. 東京: 医歯薬出版; 2005. p.34-41 より)

・散歩から始める，エレベーターを使わないで階段を使うようにするといった，身近で実現可能な小さなことから体験してもらい，成功体験を積み重ねていくことが重要である．

❸代理的経験

・他人の成功談やデモンストレーションを見聞きすることで，自分にもできそうだという自信をもつことである．
・自分と似た環境の人の話はモデルになりやすいが，条件がそろっている人（できすぎる人）の話はかえって自己効力感を下げるといわれている．

❹言語的説得

・自分なりに頑張って，できているところを認められて言葉で伝えてもらうことで達成感が高まっていくことである．
・自分で自分を褒める，自分で気持ちを高める，人前で目標を発表するなどの自己教示も含まれる．
・根拠のない気休めや励ましなどは自己効力感を下げる．

❺生理的・情動的状態

・課題をやり遂げたことによる生理的，情動的な反応を自覚することである．
・食事療法をしている場合，食日記をつけてもらい，どのような精神状態のときに食べ過ぎるのか，などといった自分の傾向に気づくことが大切である．
・調理実習やウォーキングなど，実際に体を動かすことが，感動や爽快感，発汗，高揚感などポジティブな反応を認知しやすいため，実技指導を取り入れることも効果的である．

■**参考文献**
❶安酸史子．糖尿病合併症ナーシング．東京: 医歯薬出版; 2005. p.34-41.

〈田島一樹〉

3. 連携パスの構築

1 ▶ パートナーシップの構築

■ まとめ ■

- 患者数の増加と病院勤務専門医不足を背景とし，糖尿病診療でも地域医療連携がますます重要視されている．
- 地域連携クリティカルパス（連携パスと略）は有効な地域医療連携ツールではあるが，病院とかかりつけ医のパートナーシップの構築が絶対条件である．パートナーシップとは両者の信頼関係にほかならない．
- 病院は，診療の質と紹介・逆紹介・緊急対応，技術移転の３点でかかりつけ医の信頼を得る必要がある．

❶病院の糖尿病診療の質	・最新の糖尿病診療技術や，かかりつけ医で行うのが難しい検査や多職種による療養指導が病院に求められるのは当然であるが，それだけではない．
	・かかりつけ医に戻ったときのことを考慮して，患者の年齢，病態，生活環境に応じた診療をし，患者の状態によってはすぐにかかりつけ医に戻すのではなく，病院外来でしばらく経過を追った後にかかりつけ医に戻すなどの配慮や，丁寧な診療情報提供書を記載することなども連携診療では病院に求められる．
	・病院診療からかかりつけ医に戻った直後に低血糖を起こしたり，網膜症が急速に悪化したりすると，病院診療に対しかかりつけ医の不信感を招くので注意が必要である．
❷紹介・逆紹介緊急対応	・パートナーシップの構築に最も重要なものは病院の緊急対応である．高血糖，昏睡，糖尿病性合併症はもちろん，糖尿病に直接関係しない救急疾患も，かかりつけ医から救急診療依頼の要請があれば病院は応需する．
	・ただし病院機能によっては緊急対応が困難な場合がある．しかし病院他部署または他医療機関と連携し，救急診療が不可能であるかかりつけ医からの救急要請に，病院全体で対応しなければ，かかりつけ医の信頼は得られない．
	・「紹介された患者を紹介元に戻す」ことは地域連携の鉄則であることを病院医師は常に意識しなければならない．
	・高血糖で紹介された患者は相当な割合で（当院では半数以上），インスリン導入となるが，インスリン

350 　JCOPY 498-12370

を導入したからといって，紹介元にことわらず患者を糖尿病専門医に逆紹介することなどはあってはならない．インスリン患者を診療しないかかりつけ医からの患者を地域に戻す場合は，必ず紹介元に相談し継続外来医を決定する．

❸技術移転

- かかりつけ医である非専門診療所の診療技術が向上するのを支援するために，症例検討会，講演会，勉強会を病院が開催する．連携パスも技術移転のツールとなる．
- 糖尿病の連携診療で最大の課題は新規にインスリンを導入した患者の受け皿である．かかりつけ医のインスリン療法患者の受け入れを円滑にするために診療報酬算定や自己血糖測定器の取り扱いに関する情報提供を病院が行う．これは説明会形式でも書類による伝達でもよい．
- 講演会，説明会，勉強会は，顔の見える連携の絶好の機会でもある．
- 技術移転は，かかりつけ医の病院への信頼感を増加させるが，逆に，技術移転によりかかりつけ医の診療の質が向上することは，病院がかかりつけ医の診療の質を信頼することにつながり，相互の信頼関係が強化される．

〈宇治原誠〉

2 ▶ 病院と診療所の役割分担

▓▓▓ **まとめ** ▓▓▓▓▓▓▓▓▓▓▓▓▓▓▓▓▓▓▓▓▓▓▓

- 連携パスでの診療の役割は，かかりつけ医は毎月の診療，病院は定期的（通常 1 年に 1 回程度）の診療と療養指導である．
- かかりつけ医は，糖尿病または合併症の急激な悪化を発見した場合は病院に相談または紹介する．

❶糖尿病連携パスの歴史	・教育入院後に，紹介元であるかかりつけ医に戻した患者の血糖コントロールの維持を目的とし，2004年に戸塚糖尿病連携パスを作成し，運用を開始した[1]． ・糖尿病の連携パスは，全国で地域ごとに作成，運用されたため，日本糖尿病協会が 2010 年に，従来の「糖尿病手帳」を，連携パス形式である「糖尿病連携手帳」に変更した．これを連携パスとして使用することもあるが，独自のノートを糖尿病連携パスとして使用する地域もある．
❷糖尿病連携パスの型と開始点	・連携（パス）は一方向型と循環型に分類できる（表1）．糖尿病の連携パスはほぼすべての地域で循環型である． ・循環型連携（パス）では毎月の定期診療はかかりつけ医が行う．病院受診の間隔は通常 1 年に 1 回程度が多い． ・糖尿病連携パスの開始点については，戸塚糖尿病連携パスでは原則，糖尿病教育入院が開始点となるが他地域の糖尿病連携パスでは，病院からかかりつけ医への逆紹介が開始点であるものが多い（表2）． ・戸塚糖尿病連携パスでは連携パス開始後初回の介入日は 3 月後とし，その後は半年程度で受診し，安

表 1 連携（パス）の分類

	一方向型連携（パス）	循環型連携（パス）
代表的疾患	大腿骨頸部骨折，脳卒中	糖尿病 心筋梗塞，がん
適用患者の状態	入院，在宅	日常生活をしている
急性期病院側からみた連携先	回復期リハ病院，療養型病院，在宅患者の診療医	診療所（非専門医）
連携の方向性	順調にいけば一方向 入院→（入院→入院→）在宅	双方向・多方向性 病院→診療所 病院←診療所

表2 糖尿病連携パスの分類

	教育入院型	逆紹介型
開始点 （病院からかかりつけ医に移行する時）	教育入院終了後直ちに，または短期間病院外来通院後	病院外来でかかりつけ医に逆紹介するとき
糖尿病の状態	教育入院後短期間経過後であり改善に向かっている途中	比較的長期間病院外来で安定している
目的	教育入院後のかかりつけ医での診療下での糖尿病の安定	左に加え，病院通院患者をかかりつけ医への診療に移行すること

定していれば1年に1回程度とし，問題がなければ連携パスを卒業し，かかりつけ医の診療に完全移行することとしている．
- 逆紹介型は，病院勤務医の負担軽減を背景にし，病院通院患者を地域のかかりつけ医への診療に移行することを主目的とすることが多い．そのため血糖と合併症が安定している患者が連携パスを適用して逆紹介される．

❸医療機関の役割

- かかりつけ医は毎月，患者を診療し，投薬の調整，変更を行う．血糖，合併症の急激な悪化の際は病院に連絡する．
- 網膜症のチェックは原則的に病院ではなく眼科診療所が行う．
- 一般的に，血糖悪化時の薬剤変更アルゴリズムを連携パスでは設定しない．一定以上の悪化時には専門医に治療方針の検討を求めるほうがよい．
- 病院は，1年に1回程度の定期受診以外にも，高血糖や合併症悪化時などの緊急診療も行う．戸塚糖尿病連携パスのような教育入院型の連携パスでは教育入院での診療方針決定も役割となる．
- 定期受診時の病院の業務は，医師による定期健診と合併症チェック，確認（眼科受診など）でほぼ共通しているが，多職種による療養指導を行うことが多い．戸塚糖尿病連携パスでの病院受診日の内容は次のようなものである．連携パス患者が当院に来院し血液尿検査を終えると1つの外来診察室に居続ける．栄養士，薬剤師，検査技師，看護師がその診察室を訪問し療養指導，フットケアを行い，その内容を連携パスに書き込む．判明した検査結果を連携パスに記入し，かかりつけ医のデータ，多職種の療養

指導内容を参照して，医師が患者に現在の状態と今後の方針を伝え，連携パスに内容を記載する．
- 臨床データの記載は「糖尿病連携手帳」に記載するが，それ以外に独自ノートへの記載や電子的に入力を行う連携パスがある．

■参考文献

[1] 宇治原誠. 患者携帯型・医療者用/患者用パス一体型糖尿病地域連携クリティカルパス. 治療. 2008; 90: 1081-5.

〈宇治原誠〉

3 ▶ 成功のカギ

まとめ

- 糖尿病の連携パスはこの約10年間，各地で導入されたが定着しなかった地域が少なくない．
- 多くは信頼関係が構築されずに，連携パスを開始したためだと思われる．
- 連携パスを導入すれば糖尿病の地域連携が構築されるというのは誤りである．連携パスは連携構築のための手段ではない．
- 連携パスは連携の1つのツール（手段）である．

❶糖尿病連携パスが定着，持続するために必要なこと	・紹介状に対する返書を記載しないなど，社会常識的な礼儀を損なったり，かかりつけ医からの救急要請を病院がむやみに断ったりすると，病院とかかりつけ医の信頼関係は崩れ，連携パスはもとより，いかなる医療連携も成立しない． ・信頼関係が構築されないまま開始しても，連携パスは定着しない． ・相互の診療技術に対する信頼関係も重要である．かかりつけ医は病院に専門的な糖尿病の診療技術を求めるが，逆に病院側も，医療連携のためにはかかりつけ医の糖尿病の診療に，一定以上の標準的な技術，質を求める． ・かかりつけ医の糖尿病診療の質向上のためには，講演会，勉強会，症例検討会，診療報酬算定方法の勉強会を技術移転の場として病院側が開催する必要がある．共通テキスト，マニュアルや連携パス自体も一定の技術移転効果がある． ・技術移転は，病院，かかりつけ医の相互の信頼関係の構築に有効である．
❷連携とは何か連携パスとは何か	・そもそも連携パス（特に逆紹介型）は病院勤務医不足や負担軽減の打開策になるのだろうか． ・病院志向の患者は多く，非専門のかかりつけ医での糖尿病診療を了解させるために，病院との縁が切れない循環型連携パスである糖尿病連携パスは有効化かもしれない． ・一定期間かかりつけ医と病院を行き来しているうちにかかりつけ医での診療に満足し，かかりつけ医に完全移行する患者は多く，循環型連携パスが病院勤務医の負担の軽減に役立つ可能性はある．

- しかし連携パスの作成，運用には多大な労力を必要とする．医師以外にも他職種の協力，事務作業の補助，支援が必要である．
- 連携パスを導入すれば糖尿病の地域連携が構築されるというのは幻想である．連携パスは連携関係の構築の手段ではない．連携パスはあくまでも連携ツールの1つにすぎない．
- 連携とは連携パスやIT技術で患者をやりとりすることではない．
- 糖尿病の連携とは，地域の医療資源に応じて，地域の糖尿病患者を脱落なく，標準化された診療の質で継続的に診療するための工夫と考える．
- 工夫された連携パスは，医療機関の相互の信頼関係を基盤として，標準化された糖尿病治療，療養指導を地域で継続する連携ツールとなり得る．

〈宇治原誠〉

VII

できる糖尿病医に
なるために

1. 新患プレゼンテーション

1 ▶ 書類の準備

まとめ

・症例プレゼンテーションの目的は患者情報を共有することである．プレゼンテーション能力は臨床現場において必須のスキルである．

・プレゼンテーションには事前準備が必要である．患者情報収集，病態の把握，知識・情報の整理を十分に行う．

◆

　情報を整理し，自身の言葉で伝達することが重要である．プレゼンテーションを繰り返すことで医療従事者同士の良好なコミュニケーションをとることが可能となり，また自己学習にもつながる．

　ここでは，新患紹介における症例報告を念頭に話を進めていく．そもそも，症例プレゼンテーションでは下記のような基本的な流れが存在する．

病歴→身体所見→検査・画像所見→アセスメント＆プラン→結論

　各項目の詳細は次章で述べるが，書類作成の際はこの順序に沿って記載を行うとよい．プレゼンテーションを行うための準備として，まず書類作成について解説する．

❶書類作成のための情報収集・整理

・診療録の情報，問診と身体診察から，的確に情報収集を行う．現病歴の問診では，症状の発症時期と時間経過，程度の変化を確認する．また，もとのADLと現在のADL，performance status（PS）を把握する．特に高齢者の患者背景としてキーパーソンの有無や社会資源に関する情報なども確認する．既往歴については，open questionのみでは隠れた病歴を見逃してしまうことがある．症状に関連するものや，疑わしい既往歴はclosed questionで問診を行うことも時に必要である．健診で異常の指摘がなかったかも質問するとよい❶．また，各科領域や疾患ごとに重要視されるポイントが存在することを確認しておく．たとえば，糖尿病では経過年数や体重変化，生活歴が重要であったり，合併症として網膜症の有無など詳細な情報が求められる．

・検査所見についてはプレゼンテーション前に，重要な項目はある程度数値を暗記しておくことが望ましく，時系列で把握しておく．画像所見では，正しい専門用語と各々の表現方法を身につけ記述する．

・資料作成と実際のプレゼンテーション前に注意する点を下記に示す．

358　　JCOPY 498-12370

❷機器を使用しスライド提示を行う場合	・スライドの文字は大きく，みやすくする．背景の色使いなどにも気を配る． ・複雑なアニメーションの頻回な使用は避ける．動画はスムーズに再生する． ・時間制限がある場合は配分を考える．
❸学会発表で症例報告を行う場合❷	・病棟でのプレゼンテーションと異なり下記の点に留意する． ・厳格な時間制限あり． ・事前に参加者を予測できない． ・一般に，口演の場合は照明が暗い．演壇，マイク，ポインターなどを使用する． →読み原稿の準備 ・読みやすいよう手書きでなくワープロで作成する． ・紙を裏返す手間を省くため，片面印刷が望ましい． ・読み原稿の項目・ページは，スライドと対応したものにする． ・不測の事態に備え，読み原稿内容は事前に暗記しておく．
❹配布資料がある場合	・事前指定があれば従う．指定がなければ A4 判もしくは A3 判で配布する❷． ・資料配布する時間帯を決めておく．
❺その他の注意点	・配布資料や読み原稿のバックアップをしておく． ・データの入った USB，参考資料などを常に準備をしておくとよい． ・万が一，機器が使用できない状況でも，自身の言葉で内容を伝えられるよう入念に発表の準備をする．

■参考文献

❶天理よろづ相談所病院レジデント. In: 江原 淳, 編. 初めてだってうまくいく！ よく出会う 18 症例で学ぶプレゼンテーションの具体的なポイントとコツ. 東京: 三輪書店; 2013. p.92.

❷齊藤中哉. In: Alan L, 他編集協力. 臨床医のための症例プレゼンテーション A to Z 東京: 医学書院; 2012. p.159-168.

〈中口裕達〉

2 ▶ プレゼンテーション

░░░░ **まとめ** ░░░░

- プレゼンテーションの基本的な型・ルールを理解し，より効果的な情報伝達の仕方を学ぶ.
- 症例プレゼンテーションの基本的な流れとして，病歴→身体所見→検査所見→画像所見→アセスメント＆プラン→結論の順に進めていく.
- 病歴〜画像所見に関しては，あくまで事実や所見を適切に述べるものであり，プレゼンターの自己解釈を含まないよう注意する.

❶患者 ID・主訴 ： 年齢・性別 人種・主訴 来院理由	• 主訴は鑑別診断のためのキーワードである．自覚症状や問題点を考慮し最も重要な 3 つ以内にまとめる.
❷現病歴	• 時間経過をわかりやすく述べる．時系列は「平成○年」や「201 ○年」などが混在しないようできるだけ統一し，また急性の症状に対しては「X 日前から」の表現がわかりやすい. • 時間経過が直接伝わらないと，聞き手は本質的な経過詳細を理解できない. • 初診日，入院日，手術日，退院日などの時間基点を設定し，そこから日数経過の差を考慮して述べるとよい.
❸既往歴 ： 内科既往歴 外科既往歴 薬物療法歴 アレルギー歴など	• 現在の問題点に関連する病歴を優先して述べる．プレゼンテーションの場では時間が限られていることも考慮し，要約に記載されている詳細な既往歴は提示するのみか質問があったときに返答できるようにする. • 病歴聴取で特に既往歴が見当たらない場合は，「特記事項なし」などと述べることができる.
❹家族歴	• 家族歴聴取では，両親・兄弟姉妹の情報から祖父母，親族へと広げていく．遺伝性疾患が強く疑われる場合は，血族結婚の有無や家系図作成なども行うことがある. • また家族間や周囲の環境を共有することで生じる感染や被曝，中毒疾患などの把握も重要になる❶

| **❺生活歴**
：飲酒・喫煙歴
薬物乱用歴
生活環境
食事内容
運動習慣
職業歴
海外渡航歴
動物飼育歴など | • 糖尿病領域では，患者の食事形態や運動習慣を知ることが重要である．
• 職業歴は普段の ADL や運動強度を知る手がかりとなる．
• また職業に関連した疾患の鑑別に役立つ[❶]． |

| **❻システム
レビュー** | • システムレビューは系統的なまとめであり，一般的には問診の最後に行われる[❷]．
• プレゼンテーションでのシステムレビューは時間の関係上，現病歴で必要事項が十分述べられていれば省略してもよい． |

| **❼身体所見
検査所見
（画像所見含む）** | • 身体所見：全身状態，身長・体重，バイタルサインを述べる．呼吸数（呼吸状態）が抜け落ちやすいので注意する．次に頭頸部～下肢まで説明，最後に筋骨格系と神経学的所見を述べる．
• 検査所見：重要な検査所見についてはプレゼンテーション前にある程度暗記しておく．血液検査などで頻繁に繰り返される項目の単位は，明らかであり省略可能である．異常値だけでなく，必要に応じて正常項目にも触れる．
• 画像所見：正しい用語と表現方法を身につける．
　例）低吸収域と低信号域，肺野と下葉の使い分けなど |

| **❽要約** | • 検査結果までの患者情報のまとめである．状況に応じて省略可能である． |

| **❾プロブレム
リスト** | • プレゼンテーションでは，すでに論じられたことについて問題点を列挙し，説明を行う．重要な問題点に絞り，可能であれば 3 つ程度にまとめる． |

| **❿アセスメント
（評価）＆プラン** | • プロブレムリストにあげた問題点ごとに評価とプランを述べる．
• プロブレムを診断に結びつけるため，鑑別診断を行い，可能であれば疾患の重症度や分類などまで述べる．
• この項目では，診断，治療，患者教育の 3 つの軸を考慮する．3 つの軸を常に心にとどめ，患者の状 |

態と重症度, おかれている状況と文脈を考えバランスよく論じていく[2].

⓫結論

・プレゼンテーションの最終項目となる.

＜結論の3項目[2]＞

□ 患者IDと主訴

□ 病歴, 身体所見, 検査所見の中から症例を最も特徴づける所見（きわめて簡潔に）

□ 症例に対しての見解

　以上が, 症例プレゼンテーションで述べるべき項目である. ただし, プレゼンテーションを行う場や状況に応じて臨機応変に対応する. たとえばカンファレンスルームとベッドサイドでのプレゼンテーションは当然異なるものである. また各科領域や各疾患で押さえるべきポイントが存在することを理解する.

　患者情報の共有のため, プレゼンテーション能力は幅広く必要とされるものである.

■参考文献

[1]天理よろづ相談所病院レジデント. In: 江原　淳, 編. 初めてだってうまくいく！　よく出会う18症例で学ぶプレゼンテーションの具体的なポイントとコツ. 東京: 三輪書店; 2013. p.186.

[2]齊藤中哉. In: Alan L, 他編集協力. 臨床医のための症例プレゼンテーションA to Z　東京: 医学書院; 2012. p.57, 72, 75.

〈中口裕達〉

2. 医療文書の書き方の基本

1 ▶ 診療録（カルテ）

まとめ

- 診療録は患者診察後，遅滞なく記載する．
- 重要な所見を逃さずに簡潔に記載する．
- POS 方式で記載する．

❶診療録の基本的な考え方

- 医師法第 24 条第 1 項に「医師は診察をしたときは，遅滞なく診療に関する事項を診療録に記載しなければならない」とあるように，診察後に遅滞なく記載することが義務付けられている．記載は原則として日本語とし，加筆および修正は医師の責任のもとで行う．

- 記載内容は医師のメモとならないように客観的な事実に基づいて記載する．内容は，記載者以外の人が見ても診療内容が妥当であると納得できるような記載とし，患者の訴えや不満は内容を正確に記載し，記載者の主観が混じらないようにすることが重要である．また，患者や家族に対する説明内容は，正確に記載し，説明者，説明日時，相手方および同席者，説明内容，質問と回答などを必ず記載する．

❷診療録の書き方

- 問題志向型システム（problem oriented system: POS）方式で記載されることが通常であり，患者の問題点を problem list として列挙し，S（subject: 主観的データ），O（object: 客観的データ），A（assessment: 評価），P（plan: 治療方針）の順に各プロブレムごとに記載する．

❸診療録の記載内容

［患者の基本情報］

- 氏名・年齢・性別・住所など患者を特定するために必要な情報を記載する．また，患者の連絡先に加え，患者家族などの連絡先を聴取し記載する．

［主訴］

- 患者が受診した際の自覚症状や他覚症状の記載が望まれる．糖尿病で受診する患者では症状がないこともある．

［現病歴］

- 現病歴の記載時には疾病の罹患時から現在までの経過を記載する．また，患者背景や現在までの投薬歴（経口血糖降下薬やインスリン治療の内容）や検査

結果（HbA1cや血糖）も記載し，患者の糖尿病の経過がわかるような記載が望まれる．

[既往歴]

- 入院時までの既往症について発症年ごとに列記する．手術を施行していれば手術の施行歴なども含めて記載する．

[妊娠・出産歴]

- 経妊回数，経産回数を記載する．巨大児の出産歴などは妊娠糖尿病の可能性を示唆する所見であり重要である．

[家族歴]

- 糖尿病は遺伝素因が深く関わる疾患であることから，家族歴の聴取が重要である．両親，兄弟，祖父母，親戚に関しても聴取し記載する．

[過敏症・アレルギー歴]

- 食物アレルギー，薬物アレルギーなどを記載する．電子カルテにアレルギー歴を登録することができれば登録し，患者に関係するスタッフに周知させる．

[常用薬剤]

- 内服薬や皮下注射薬に関して記載する．複数の医療機関から投薬を受けていることがあるため，通院している医療機関の数に関しても見落としのないようにする．

[生活歴]

- 飲酒歴や喫煙歴に関して記載する．

[出身地・職業歴で特記すべきもの]

- 出身地や職業歴などで疾患に関与する可能性があれば記載する．

[体重歴]

- 血糖変動と体重変化は密接な関係にあるため，血糖の推移を推測するためにも体重歴の聴取は必須である．20歳時の体重ならびに最大体重に関しても聞き漏らさないようにする．

[現症]

- 詳細は別項に譲るが，血圧，脈拍，体温などの基本的なバイタルサインや頭頸部，胸部，腹部，四肢に関しても隈なく診察し所見を記載する．インスリン皮下注射患者では，皮下注射部位にインスリンリポハイパートロフィー（インスリンボール）を生じていることが血糖管理の悪化に関わっている可能性があるため，腹部の触診も重要である．四肢に関して

は，糖尿病の合併症である神経障害を呈していない
か確認するために，神経学的所見に加えて，音叉を
用いて振動覚，モノフィラメントを用いて触覚，打
鍵器を用いて深部腱反射の所見を確認し，カルテに
記載する．

[検査内容]

- 血液尿検査，胸部腹部 X 線，心電図，CV_{R-R} (co-efficiency of variance of R-R interval)，ABI (ankle brachial index)，PWV (pulse wave velocity) などの所見を記載する．血液尿検査に関しては一般的な検査項目以外にインスリン分泌能やインスリン抵抗性を評価する項目に関しても測定し結果を記載し，糖尿病の病態把握に努める．画像検査に関しても所見をカルテに記載し，画像を電子カルテに貼付が可能であれば，カルテに張り付ける．

[プロブレムリスト]

- プロブレムリストという形で問題点を1つずつ列挙する．

[入院後経過・診察経過]

- プロブレムリストのプロブレムごとに初診もしくは入院時の評価を記載し，その後の経過に関しても記載する．また，毎日アセスメントを行い，治療方針の記載を行う．経過が長くなると，記載内容が膨大になる際には適宜ショートサマリーを作成することが有用である．

〈折目和基　寺内康夫〉

2 ▶ 退院サマリー

░░░ **まとめ** ░░
- 退院サマリーは患者の退院日に完成させることが望ましい.
- 日本内科学会の病歴要約に準じて記載する.
- 全人的な考察, 評価を総合考察として記載する.

❶退院サマリーの基本的な考え方	・退院サマリーは患者の入院経過をすべての診療医が把握するために重要な役割を果たす. 入院中の受け持ち医と外来診療医が異なる際には退院サマリーの存在が外来診療を遅滞なく進めるためにも重要である. ・他院からの紹介患者であり退院後に逆紹介する際にも診療情報提供書とともに退院サマリーを添付する. ・初期研修医や後期研修医が症例を担当し退院サマリーを記載した際には, 上級医が退院サマリーの内容を指導し内容を完成させていく. ・退院サマリーの作成は, このような教育的な側面を有しており, 内科学会の専門医や糖尿病学会の専門医取得に向けても重要なトレーニングとなる.
❷退院サマリーの書き方	[書式] ・退院サマリーに関しては, 日本内科学会の病歴要約の書式に準じた形式で記載する. [基本情報] ・患者の基本情報, 次にプロブレムリストを記載する. [入院時のアセスメント] ・主訴, 現病歴, 既往歴, 妊娠・出産歴, 家族歴, 過敏症・アレルギー歴, 常用薬剤, 生活歴, 体重歴, 出身地・職業歴で特記すべきもの, 現症に関しては入院時にサマリーを作成しておく. 検査内容に関しては入院時の検査所見に加え, 入院後の経時的に変化する所見などを加えて記載する. [入院後経過] ・診療の経過に関しては, 入院後の経過を経時的に, かつ薬剤の変更点などがわかるように要点を押さえ

て記載する.

[退院時処方]

• 退院時の退院処方に関しても漏れなく記載する.

[総合考察]

• 日本内科学会の病歴要約で求められるように,病態や薬物の考察のみに特記せずに,全人的な考察,評価を行い,総合考察を記載する.これは糖尿病という病気を理解するうえでも重要である.
• 以下に典型的な退院サマリーの記載例を示す(図1).

病歴要約

提出 No.＿＿＿＿＿　　　　　分野名　内分泌・代謝　　　病院名　　　XXX　　病院

患者 ID. XXXXXXX　　　　　　　　　　　　　　　　　入院日　　　20XX 年 X 月 X 日

患者年齢　63 歳, 性別　男　　　　　　　　　　　　　退院日　　　20XX 年 X 月 X 日

　　　　　　　　　　　　　　　　　　　　　　　　受持期間 自　20XX 年 X 月 X 日

　　　　　　　　　　　　　　　　　　　　　　　　　　　　 至　20XX 年 X 月 X 日

転帰: □治癒　■軽快　□転科(手術　有・無)　□不変　□死亡(剖検　有・無)

フォローアップ: ■外来にて　□他医へ依頼　□転院

確定診断名 (主病名および副病名)

　#1. 糖尿病

　#2. 脂質異常症

　#3. 高血圧症

　#4. 閉塞性動脈硬化症

【主訴】特記事項なし

【現病歴】20XX 年に会社の健康診断受診時に血糖高値を指摘され, 以後近医で食事療法, 運動療法にて経過観察となっていた. 20XX 年 X 月に白内障の精査目的に当院眼科受診し, 受診時の血液検査で血糖 331mg/dl, HbA1c9.0％と高値を認め, X 月 X 日当科受診し X 月 X 日に糖尿病教育入院となった.

【既往歴】53 歳: 脂質異常症　【家族歴】母: 肺結核

【生活歴】食事: 食事摂取量に関して特段注意は払っていない. 運動: 腰痛体操をしている以外の運動習慣はない. 飲酒歴: 焼酎 1 合/日 (20 歳〜現在), 喫煙: 20 本/日 (20 歳〜50 歳)

【過敏症】特記事項なし

【出身地・職業歴で特記すべきもの】東京出身, 会社員であったが退職後は無職.

【体重歴】20 歳時体重: 60kg　　最大体重: 70kg (40 歳時)

【常用薬剤】アトルバスタチン 10mg/日

【主な入院時現症】身長 170cm, 体重 65kg, BMI22.4, 体温 36.3℃, 血圧 155/75mmHg, 脈拍 70 拍/分 regular, 頭頸部: 眼球結膜黄染なし, 眼瞼結膜貧血なし, 咽頭発赤なし, 扁桃腫大なし, 頸部リンパ節触知せず. 胸部: 心音純, 呼吸音清. 腹部: 平坦, 軟, 肝・腎・脾触知せず. 腹囲 77cm. 四肢: 下腿浮腫なし, 足背動脈触知可能. 神経学的所見: 上腕二頭筋反射(+/+), 上腕三頭筋反射(+/+), 腕橈骨筋反射(+/+), 膝蓋腱反射(+/+), アキレス腱反射(−/−), 上肢振動覚:10 秒/10 秒, 下肢振動覚:8 秒/8 秒, モノフィラメント:3.61/3.61

【主要な検査所見】[尿] 比重 1.011, 糖(1+), 蛋白(2+), 潜血(−), ケトン体(−), 白血球(−)

[蓄尿] 尿糖 3.4g/day, 蛋白尿 0.6g/day, Ccr77.6ml/min, 尿中 CPR167μg/day [末血] WBC 5000/mm³, RBC 433 万/mm³, Hb 14.6g/dl, Ht 43.0％, Plt 16 万/mm³, MCV 99.3fl, MCH 33.7Pg, MCHC 34.0％ [生化] TP 7.2g/dl, Alb 4.0g/dl, CK 683IU/l, AST 33U/l, ALT 40IU/l, LDH 200IU/l, ALP 156IU/l, γ-GTP70IU/l, T-bil

図 1　退院サマリーの記載例

0.7 mg/dl, Cr 0.62 mg/dl, UA 5.6mg/dl, BUN 11.6 mg/dl, Glu 140mg/dl, HbA1c 9.0%, TG 170mg/dl, TC 220mg/dl, HDL-C 40mg/dl, LDL-C 146mg/dl, Na 138mEq/l, K 4.1mEq/l, Cl 101mEq/l, Ca 8.9mg/dl, P 3.2mg/dl, CRP 0.06 mg/dl, BNP 53.5pg/ml, 食前血清 IRI 9.1μU/ml, 食後2時間値 血清 IRI 42.1μU/ml, HOMA-IR 3.14, HOMA-β 42.5% 〔心電図〕心拍数 75/min 正常洞調律で異常所見認めず〔胸部レントゲン〕異常所見認めず〔R-R 間隔〕CV 値:1.25% 〔筋電図〕SCV36.2/34.6 m/sec・MCV50.4/52.8m/sec〔心機図〕baPWV:右 2208, 左 3466, ABI:右 0.90, 左 0.82

【入院後経過と考察】

#1. 糖尿病:入院後 1600kcal のエネルギー制限食とし、第2病日より超速効型インスリン製剤(8-4-6)、持効型インスリン製剤(0-0-0-12)による強化インスリン療法を開始した。超速効型インスリン製剤(10-4-6), 持効型インスリン製剤(0-0-0-24)迄増量とした後に、徐々に血糖値の低下を認め、第10病日の血糖値は(朝食前 96-朝食2時間後 172-昼食前 143-昼食2時間後 223-夕食前 102-夕食2時間後 96)と血糖コントロールの改善を認めた。第9病日よりインスリン抵抗性の改善目的に塩酸メトホルミン 500mg/日を開始とした。入院第11病日より混合型インスリン製剤(20-0-10)に変更とした後、第14病日の血糖値は(朝前 112-昼前 118-夕前 83)と良好な血糖コントロールが得られ、第14病日に退院となった。

【糖尿病合併症】神経障害:CV R-R:1.25%, SCV36.2/34.6 m/sec と自律神経障害、感覚神経障害を認める。網膜症:右:新福田分類 AII、左:新福田分類 AII 腎障:3 期(蛋白尿 0.6g/day, CCr 77ml/min) 大血管障害:閉塞性動脈硬化症

#2. 脂質異常症:前医で処方されていたアトルバスタチン 10mg/日を入院後も継続とした。入院時の血液検査所見では TG 170mg/dl, TC 220mg/dl, HDL-C 40mg/dl, LDL-C 146mg/dl と LDL-C、中性脂肪の高値を認めていた。コレステロール摂取過剰、飲酒による脂質異常が疑われたため、内服は変更せず、食事療法のみで経過観察とし、退院時には TC 186mg/dl, LDL-C 118mg/dl, HDL-C 40mg/dl, TG 140mg/dl と脂質管理目標を達成した。

#3. 高血圧:入院時の血圧が 155/75mmHg と高値であり、入院後も血圧低下を認めなかったため第5病日よりオルメサルタン 20mg/日を開始とし、退院時には 120/70mmHg と血圧の低下を認めた。

#4. 閉塞性動脈硬化症:ABI:右 0.90, 左 0.82 と低値であり間欠性跛行の症状も認めており Fontaine 分類 I〜II に相当したため心臓血管外科受診し、禁煙、運動療法、シロスタゾールの内服加療を開始とした。

【総合考察】本症例は当科受診時には細小血管合併症が進行しており糖尿病罹患歴が長期に渡っていると考えられた。HOMA-IR 3.14 とインスリン抵抗性を有し、尿中 CPR167μg/day とインスリン分泌能は十分に保たれており、インスリン療法導入後、比較的速やかに血糖の低下を認めた。インスリン製剤は患者の利便性を優先し混合製剤を選択した。閉塞性動脈硬化症を発症しており、大血管障害の進行を防ぐためには食後血糖の是正が必要であり(Arch Intern Med2001;161:397-405)、食後の運動療法を指導した。インスリン分泌能は保たれていたため、食事療法、運動療法により血糖が低下した際には、インスリン療法の中止も検討する。動脈硬化症の進展予防のためには脂質異常症に関しても十分なコントロールを必要とし、アトルバスタチンを継続投与した。アトルバスタチンは 80mg/日という極めて多量では糖尿病を悪化させるという報告もあるが、10mg/日という常用量では糖尿病を悪化させず、心血管、脳血管イベントを低下させたと報告されており(Lancet2004;364:685-696)、本症例にも有用と考えられた。

【退院時処方】混合型インスリン製剤(20-0-10), 塩酸メトホルミン 750 mg/日, オルメサルタン 20mg/日, アトルバスタチン 10mg/日

記載者: 氏名 _____

指導医師: 氏名 _____

〈折目和基 寺内康夫〉

3 ▶ 処方箋

まとめ

- 医薬品名，分量，用法の記載を間違えない．
- 薬剤の用量を忘れずに記載する．
- 処方箋交付前に，糖尿病治療薬処方時の注意点について確認を行う．

❶処方箋の基本的な考え方

- 医師法第 22 条には「医師は患者に対し治療上薬剤を調剤して投与する必要があると認めた場合には，患者または現にその看護にあたっている者に対して処方箋を交付しなければならない」と規定されている．また，医師法 20 条には医師は自ら診察しないで処方箋を交付してはならないと定められている．

❷処方箋の種類

[院外処方箋と院内処方箋]

- 処方箋の種類として，外来患者に処方する際の院外処方箋と院内の患者に対して処方する院内処方箋がある．院外処方箋は院内で交付後調剤薬局へ提出し，薬剤を調剤してもらう．院外処方箋の有効期限は交付日を含めて 4 日間であり，4 日間以上に延長する際には医師の許可が必要となる．
- 院内処方箋に関しては多くの病院でオーダリングシステムを採用しているため処方箋を記載する機会は少ないと考えられる．
- 通常は院内に採用されていない薬剤が必要となる際には臨時購入届けや臨時使用届けなどの書類を記載することが求められる．

[麻薬処方箋]

- 都道府県知事から免許を受けた麻薬施用者のみが麻薬施用のための麻薬を記載した処方箋（「麻薬処方箋」）を交付することができるとされており，麻薬処方箋には麻薬施用者自身が患者の氏名，年齢（または生年月日），患者の住所，麻薬の品名，分量，用法，用量（投薬日数を含む），処方箋の使用期間（有効期間），処方箋発行年月日，麻薬施用者の記名押印または署名，免許番号，麻薬診療施設の名称，所在地を記載することが求められる．
- 院内処方箋では患者の住所，処方箋の使用期間（有効期間），麻薬診療施設の名称，所在地の記載は省略できる．糖尿病で入院する担癌患者が少なくない

ことから，麻薬施用者の届け出を確実に行っておく必要がある．
・また，麻薬の取り扱いや保管に関しては各施設の安全管理委員会などで厳重な規則が取り決められているため，規則に則った形で麻薬管理を行う．

❸処方箋の記載内容

・院外処方箋の記載事項として，次の通りである．
①患者に関する記載事項として，「氏名」，「生年月日」，「性別」，「保険者番号・記号番号」，「公費番号」，「患者区分」，「負担割合」を記載する．
②保険医療機関に関する記載事項として，「名称および所在地・電話番号」，「保険医氏名（保険医氏名は姓名を署名，または氏名が印刷やゴム印であれば押印する)」，「都道府県番号」，「点数表番号」，「医療機関コード」を記載する．
③交付年・月・日を記載する（処方箋を交付した年・月・日を記載する．処方箋の使用期間は交付日を含めて4日以内とし，長期旅行など特殊な理由がある際には「処方箋使用期間」に有効な年月日を記載する)．
④「備考欄」には，保険薬局が調剤を行うにあたっての留意事項を記載する．処方医が，処方箋に記載した医薬品について後発医薬品に変更することに差し支えがあると判断した場合は，差し支えがあると判断した医薬品ごとに，「処方」欄中の「変更不可」欄に「レ」または「×」を記載するとともに，「保険医署名」欄に署名または記名・押印する．
⑤処方欄は，印字またはボールペンなどで記載する．訂正には修正液は使わず，2本線で削除し押印する．処方の終わりには，偽造防止のために「〆」または「以下余白」の記入をする．また，処方欄には，医薬品名・分量・用法・用量・外用の場合の回数，使用部位を記載する．医薬品名は原則として，薬価基準に記載されている名称を記載することとし，2種類以上の規格単位がある場合には当該規格単位を記載する．分量は，内服薬については1日分量，内服用滴剤，注射薬および外用薬については投与総量，屯服薬については1回分量を記載する（図1）．

①メトグルコ 250 mg　　　　　　　2 錠　　　　　　┐内服薬は 1 日量を記載
　1 日 2 回　朝夕食後　　　　　　　28 日分
②ノボラピッドフレックスタッチ　　3 筒
　1 日 3 回　朝,昼,夕食直前　　　　　　　　　　　┐インスリンは単位数をを記載
　朝 5 単位　昼 5 単位　夕 7 単位
③ペンニードル 32 G テーパー　　　70 本

図 1　処方箋の記載例

❹糖尿病治療薬処方時の注意点

- 糖尿病治療薬の処方に関しては，各薬剤の副作用に留意する必要がある．ビグアナイド薬のように腎機能悪化時や造影剤使用時に中止や休薬しなければいけないものがある．また DPP-4 阻害薬や SGLT2 阻害薬のように SU 薬と併用する際には SU 薬やインスリン投与量の減量が推奨される薬剤もある．処方箋交付時に確認する習慣をつけておく．
- インスリン皮下注射製剤は一般的には 300 単位/本であったが最近では 450 単位/本の製剤も上市された．インスリンの注射針は 70 本/箱の規格となっており，注射針単独の処方は保険適応不可となるため，インスリン製剤を同時に処方する必要がある．

〈折目和基　寺内康夫〉

4 ▶ 入院時診療計画書

▨▨ まとめ ▨▨▨▨▨▨▨▨▨▨▨▨▨▨▨▨▨▨▨▨▨▨▨▨▨▨▨▨▨▨▨▨▨

- 入院時に作成し入院後の計画について説明する.
- 入院時に決定している治療内容や検査に関しては内容や日程を詳細に記載する.
- クリニカルパスを用いた入院時はクリニカルパスで代用される.

❶入院時診療計画書の基本的な考え

- 入院時診療計画書は, 入院時の病状や病態, 今後の検査や治療内容について患者や患者家族に情報提供するために記載する文章である. 平成18年度の診療報酬改正時より, 入院基本料算定の必要事項として組み込まれており, 入院する患者すべてに交付されるべきものとなっている.
- 医療法施行規則第一条の五には患者の診療を担当する医師または歯科医師は, 法第六条の四第一項の規定により, 入院した日から起算して7日以内に同項に規定する書面 (以下「入院診療計画書」という) を作成し, 当該患者またはその家族に対し当該書面を交付して適切な説明を行わなければならないとあり, 入院後できる限り早期に患者や患者家族に交付するべきである.

❷入院時診療提供書の記載内容

- 入院診療計画書に記載する内容として, 患者氏名, 記載日, 病棟 (病室), 主治医以外の担当者名, 病名 (他に考え得る病名), 症状, 治療計画, 検査内容および日程, 手術内容および日程, 推定される入院期間, 特別な栄養管理の必要性の有・無, その他 (看護計画, リハビリテーションなどの計画), 主治医氏名 (押印), 本人, 家族のサインなどがある. 亜急性期の病態であれば, 加えて在宅復帰支援担当者名, 在宅復帰支援計画などを記載する.

[病名 (他に考え得る病名)]
- 糖尿病患者であり診断が確定している場合には1型糖尿病や2型糖尿病と診断名を記載する. 糖尿病の型が不明であれば入院時診療提供書には糖尿病とのみ記載するか疑い病名とし, 入院後に診断を確定する. また, その他の併存疾患についても記載する.

(例) 2型糖尿病，糖尿病，糖尿病ケトアシドーシス
　　　高血圧，脂質異常症，陳旧性心筋梗塞

　　　　［症状］
　　　　　• 入院時の症状について列記する．高血糖により口
　　　　　　渇，多飲，多尿などの症状以外にも神経障害や網膜
　　　　　　症などの合併症に伴う症状があれば，それも記載す
　　　　　　る．糖尿病では症状を呈さないことも多く，症状と
　　　　　　は異なるが血液検査の結果などで病状説明に役立つ
　　　　　　ものは記載する．

(例) 口渇，多飲，多尿，視野障害，足趾の痺れ，高血糖

　　　　　［治療計画］
　　　　　• 入院後の治療内容に関して，摂取エネルギー量や投
　　　　　　薬内容など入院時に確定しているものを記載する．
　　　　　　また，入院後の検査結果いかんによっては追加され
　　　　　　る治療法がある場合には，入院時にその旨を事前に
　　　　　　説明しておく．

(例) 入院後はカロリー制限食（1,600 kcal/日），塩分制限食（塩
分6 g/日）とし，入院以前から服薬していただいている経口
血糖降下薬は服薬を継続していただきます．検査結果によっ
ては，インスリンの皮下注射を開始する可能性があります．
運動療法に関しては，1日10,000歩程度の歩行を行ってくだ
さい．また，医師，看護師，薬剤師，検査技師，栄養士，
作業療法士から糖尿病に関する講義があります．また入院後
は以下の検査を行います．

　　　　　［検査内容および日程］
　　　　　• 入院後に行う検査の内容と日程を記載する．日程が
　　　　　　未決定の検査に関してはその旨を説明し，日程が決
　　　　　　定すれば，事前に患者に説明する．

(例) 毎食前，毎食2時間後に1日6回の血糖測定を行います．X
月X日の朝食前，朝食2時間後に血液検査を行います．X月
X日朝5時〜X月XX日朝5時まで蓄尿を行っていただきま
す．
また日程は未定ですが，入院後に便潜血検査，胸部腹部の
CT検査，頭部のMRI検査を行います（日程が決定すればご
説明いたします）．

　　　　　［推定される入院期間］
　　　　　• 推定される入院期間を記載する．糖尿病の急性代謝
　　　　　　失調などで推定される入院期間が明らかでない時に
　　　　　　は，その旨を記載する．

(例) 1週間，2週間，病状が不安定のため現時点での退院時期は未定です．

[その他（看護計画，リハビリテーションなどの計画）]
- 上記以外で説明が必要なことがあれば記載する．また看護師による看護計画などを記載する．

❸クリニカルパス入院

- 糖尿病の教育入院では数日から数週間のクリニカルパス入院を行っている施設があるが，その際にはクリニカルパスが入院診療計画書に代用される．

〈折目和基　寺内康夫〉

5 ▶ 退院時の説明

まとめ

- 退院後の治療継続の重要性を説き，病状や合併症の状況，治療内容，今後の方針などを説明する．
- シックデイの対処法（シックデイ・ルール）について説明する．
- 低血糖時の対処法を確認する．

◆

　糖尿病患者の退院時には主に以下の項目を中心に説明を行う．退院時説明用紙やパンフレットなどを用いて病状の理解を促すことが望ましく，必要に応じて家族やキーパーソンに同席してもらい，病状を説明し退院後の計画を立てる．

■退院時に説明する内容

❶病型および血糖コントロールの状況，治療内容	・糖尿病の病型および診断の経緯，現在のコントロールの状況について説明する．
	・食事療法の具体的な指導内容や運動処方，薬物療法の内容について説明する．
	・継続治療の重要性および今後の管理目標をわかりやすく伝える．退院後の治療中断を防ぐことが重要である．
❷合併症	・入院中に行った検査結果やこれまでの経過をもとに糖尿病合併症（細小血管合併症・大血管合併症・その他）の状況，今後の治療方針や治療上の留意点について説明する．各種合併症の発症・進行予防が糖尿病治療の大きな目的であることを理解してもらうことが重要である．
	・他科を合わせて受診する必要がある場合はその指示を行い，必要に応じて診療情報提供書を用意する．糖尿病患者では合併症予防のために眼科や皮膚科，整形外科，歯科など他科との連携が重要となる．
❸シックデイ	・いずれの糖尿病患者においてもシックデイ・ルールの説明は必須である．
	・個々の患者の病態，使用薬剤により対処法が異なり，個別に説明を行う．
	・水分や食事摂取の管理の仕方，注射薬や内服薬使用における対処法，受診が必要なタイミングなどについて説明する．

JCOPY 498-12370

- 1型糖尿病を代表とするインスリン依存状態にある患者においてはシックデイを契機に高血糖緊急症に至る可能性がある旨を説明し，シックデイ時の血糖測定およびインスリン指示に関して十分に指導する．
- インスリン製剤やGLP-1受容体アナログ製剤使用時には，血糖や食事状況に応じた注射量の調節が必要になるため，退院時に具体例をあげながら説明し患者の理解を促す．
- 内服薬のなかでもSU薬やビグアナイド薬・SGLT2阻害薬・α-グルコシダーゼ阻害薬などを使用中の患者においてはシックデイ時に薬剤による副作用が出ることがあるため，シックデイ時の内服に関して十分な指導が必要である．

❹低血糖

- すべての患者に低血糖症状および低血糖への対処方法について説明を行う．
- 特にインスリンやSU薬を使用中の患者や，経口血糖降下薬を多剤併用中の患者では注意が必要である．
- SU薬使用中の患者では遷延性低血糖に注意が必要である旨を説明し，α-グルコシダーゼ阻害薬使用中の患者では低血糖時に必ずブドウ糖を摂取するように指導する．
- 特に無自覚低血糖や重症低血糖のリスクのある患者および高齢者の場合には，家人への低血糖時の対応についての指導も重要である．

❺併存疾患

- 糖尿病以外にも，高血圧や脂質異常症はじめ，動脈硬化性疾患や他疾患の併存がある際には，入院中の経過や今後の治療を含め説明を行う．

❻その他

- 退院時に外来継続診療へ向けて日本糖尿病協会が作成している糖尿病連携手帳，自己管理ノート，糖尿病患者用IDカードなどを渡し，受診時に毎回携帯するように説明する．
- 退院後の外来受診について確認し，退院後他院での継続診療を行う場合は診療情報提供書を用意する．

〈奥山朋子〉

6 ▶ 情報提供書

░░ **まとめ** ░░

- 紹介目的を明記する.
- 糖尿病の病型や経過・合併症・治療内容・併存疾患について必要な情報を記載する.
- 処方内容に関しては誤りのないよう,正確に記載する.

❶糖尿病診療における情報提供書の位置づけと目的	・糖尿病患者の診療には病診連携が必須であり,情報提供書は患者の治療中断を防ぐ意味でも重要な役割を果たす. ・糖尿病は種々の合併症をきたすことから,専門医療機関受診が必要なときには情報提供書を作成し専門医療機関と密な連携を図りながら治療に取り組む. ・情報提供が必要となる場面として,血糖管理改善後にかかりつけ医へ紹介する場合をはじめ,病状の悪化に伴う高次医療機関への紹介,専門医へのコンサルト,他科へのコンサルトなどさまざまな場合が想定される.
❷情報提供書の記載	・情報提供書の書式は院内で統一されている場合が多く,代表的な書式を図1に示す. ・適宜検査結果を添付し,紹介目的や紹介先によっては退院サマリなど詳細がわかる資料を添付する.

■情報提供書の記載内容とポイント

❸紹介目的	・今後の診療継続の依頼や転院依頼,合併症精査の依頼など,紹介目的をできる限り具体的に記載する.
❹主訴・傷病名	・糖尿病は症状を呈さないことが多いが,糖尿病急性合併症や慢性合併症などにより症状が出現している際には,もれなく記載する. ・病名に関しては可能な範囲で糖尿病の病型についても記載し,主な合併症や併存疾患についても簡潔に記す.
❺既往歴・家族歴・生活歴	・糖尿病の成因や病型診断において必要な情報である. ・既往疾患では腹部手術歴や肝疾患・腎疾患・内分泌疾患などの有無も重要である. ・糖尿病の家族歴は病型診断にも有用であり,糖尿病

医療文書の書き方の基本

2

診療情報提供書

（紹介先医療機関名）

担当医　　　科　　　　先生　　　　平成　　年　　月　　日

紹介元医療機関の所在地

名　称

電話番号

医師氏名　　　　印

患者氏名	様	性別	男・女
患者住所 電話番号	〒 電話　（　　）　番		
生年月日	明・大・昭・平　年　月　日（　歳）	職業	

主訴・傷病名

紹介目的

家族歴・既往歴

症状経過・検査結果

治療経過・現在の処方

備考

図1　情報提供書の例

合併症である動脈硬化性疾患や悪性疾患の家族歴に関しても記載する.

- 体重歴，職業歴，嗜好歴などについても特記事項がある際には記載する.

❻現病歴および検査結果・治療経過

- 紹介目的や紹介先によって必要な情報は異なる．専門医への紹介の際は詳細な病歴や検査結果についても情報提供する.

JCOPY 498-12370

- 糖尿病の発症様式（年齢，症状，ケトアシドーシスや先行感染の有無），治療経過.
- 初診時の血糖値および HbA1c，ケトーシスの有無，以後の経過および体重推移.
- 内因性インスリン分泌能（IRI，血中・尿中 C ペプチド，膵島関連自己抗体の評価など）や合併症の状況（細小血管症・大血管症，その他）.
- 現在の治療内容およびコントロール状況.
- 併存疾患に関する情報・経過や治療内容.
- その他診療にあたって注意を要する点（生活状況や社会的サポートなど）があれば記載する.

❼処方内容

- 処方内容は誤りのないよう正確に記載する.
- インスリンや GLP-1 アナログ製剤を使用の場合はその単位数や使用量，注射のタイミングについても記載する.
- 自己血糖測定（SMBG）を行っている場合には現在の使用状況や継続の依頼についても明記する.
- 常用薬については他科や他院からの処方もできる限り記載する.

〈奥山朋子〉

7 ▶ 他科への院内併診

まとめ

- 糖尿病は全身へ合併症をきたす疾患であり，専門的な加療を要すると判断した際には該当診療科への併診が必要となる[1].
- 併診の際には併診状を記載し書面で依頼する[1].
- 併診の際には治療内容や治療方針を該当診療科と共有し，連携しながら治療にあたる[1].

■糖尿病患者の他科への併診

　糖尿病の入院患者では，合併症への専門的治療に関して他科へ併診することが多い．糖尿病の合併症は多臓器に及ぶため，併診する診療科も多岐にわたる．該当疾患に対して他院で既に加療されている場合もあり，事前にお薬手帳などで投薬内容を確認し，必要に応じて通院中の医療機関へ情報提供を依頼する．以下，代表的な合併症に関しての例を記す．

❶末梢神経障害	• 自覚症状が著しい場合や筋萎縮などを認める場合は神経内科に併診する. • 定期的にフットケアを行い，白癬や壊疽などを認めた場合は皮膚科や形成外科に診察を依頼する.
❷網膜症	• 糖尿病患者は定期的な眼底検査を行い，網膜症の有無を確認する必要がある. • 糖尿病眼科手帳への眼底所見の記載が望ましい. • 進行した網膜症を有する患者では急激な血糖低下により眼底所見が増悪する可能性があるため，糖尿病治療前に眼底所見を確認する必要がある.
❸腎症	• 糖尿病腎症の早期発見には，定期的に尿中微量アルブミン量を測定し，必要に応じて蛋白制限食の指示や腎臓内科による介入を依頼する.

■併診の一例

表 1 院内併診の一例　併診の基準は各医療機関により異なる.

診療科: 主な対象疾患
眼科: 糖尿病網膜症, 白内障
腎臓内科: 糖尿病腎症を含めた腎機能障害, 透析患者
循環器内科: 冠動脈疾患, 心不全, 不整脈
神経内科: 脳血管障害, 重度の神経障害, 認知症
消化器内科: 消化器悪性疾患, NASH
呼吸器内科: 呼吸器悪性疾患, 睡眠時無呼吸症候群
感染症科: 重症感染症
血管外科: 末梢動脈疾患, 大血管障害
脳神経外科: 脳出血, 頸動脈狭窄
整形外科: 手根管症候群, Dupuytren 拘縮, 狭窄性屈筋腱腱鞘炎 (ばね指), 壊疽
皮膚科: 白癬, 皮膚感染症, 壊疽, 潰瘍
形成外科: 壊疽, 潰瘍
泌尿器科: 尿路感染症
歯科口腔外科: 歯周病, 齲歯
精神科: 抑うつ症状, 睡眠障害, 認知症

■糖尿病専門医への併診

　糖尿病専門医へ併診する際の基準は各医療機関により異なるが, 以下に例をあげる.

❶糖尿病コントロール不良時

- 血糖コントロール不良が長期間続く患者では, 糖尿病専門医および看護部・薬剤部・栄養部も含めた糖尿病連携チームによる介入が望ましい.
- 血糖コントロール悪化の原因が不明の際には糖尿病専門医への紹介が望ましい. 急激な血糖コントロール悪化の背景には悪性腫瘍や内分泌疾患などが関与することもある.
- 低血糖が頻回に生じる場合も糖尿病専門医への紹介が望ましい. インスリン分泌能やインスリン抵抗性を評価したうえで糖尿病治療薬の投与量調整が必要となる.

❷インスリン療法時や新規にインスリン療法の導入を要する場合

- インスリン療法を入院以前より行っている患者は入院時に糖尿病専門医へ併診する. 経口血糖降下薬で血糖コントロール不良の場合もインスリン療法導入の必要性について糖尿病専門医へ併診する.

❹糖尿病 **急性合併症**	・糖尿病ケトアシドーシス，高血糖高浸透圧症候群などは迅速な対処を要する疾患であり，早急に糖尿病専門医へ診察を依頼する．
❺術前	・術前の血糖管理が不十分である場合，感染症や術後縫合不全などの高血糖に伴う周術期合併症のリスクが上がる． ・血糖管理には期間を要するため，術前に糖尿病が判明した場合は早期に糖尿病専門医へ診察を依頼することが望ましい． ・一般的に周術期はインスリン療法の導入が望ましく，術者と糖尿病専門医とが密に連携を図り，患者の容態に関する情報を共有しながら診療にあたる． ・周術期管理は血糖値に応じて超速効型（もしくは速効型）インスリンを皮下注射するスライディングスケールインスリンを用いることが多いが，1型糖尿病など内因性インスリン分泌が枯渇している患者や高カロリー輸液を投与している場合などはスライディングスケールインスリンのみでは血糖管理が困難であり，糖尿病専門医による診療が望ましい．

■併診状の作成

専門的な治療を要すると判断した際は該当診療科への紹介が必要である．併診状を作成し書面で依頼するが，緊急時は口頭でも依頼する．併診状は各医療機関で所定の書式があるが，一般的に入院時診断名，入院目的，自科での加療内容，依頼内容を簡潔に記載する．

■参考文献
❶日本糖尿病学会，編著. 糖尿病診療ガイド 2014-2015. 東京: 文光堂; 2014. p.196-252, 261-9.

〈細川紗帆〉

8 ▶ 死亡診断書

まとめ

- 医師，歯科医師は，法律によって死亡診断書（死体検案書）の作成交付の義務が規定されている（医師法第19条第2項，歯科医師法第19条第2項）❶❷.
- 医師が死亡診断書（死体検案書）を記載しなければ死亡の証明ができず，死亡届を提出することができない❶❷.
- 糖尿病患者の死因としては肝臓癌・肺癌・膵癌などの悪性腫瘍，腎症・虚血性心疾患・脳血管障害などの血管障害，感染症が多い❶❷.

❶死亡診断書 （死体検案書） の意義	・死亡診断書（死体検案書）は，人の死亡に関する医学的・法律的証明であり，死亡に至るまでの過程を可能な限り詳細に表し，死亡を医学的・法律的に証明するものである. ・死因統計は国民の保健・医療・福祉に関する行政や医学研究の際，死因統計作成の資料となる.
❷死亡診断書と 死体検案書の 使い分け	・次の2つの場合には，死体検案を行ったうえで死亡診断書ではなく死体検案書を交付する. ①診療継続中の患者以外の者が死亡した場合. ②診療継続中の患者が診療に係る傷病と関連しない原因により死亡した場合.
❸死亡診断書 （死体検案書） の記入方法	・一般的な死亡診断書（死体検案書）（図1）の記入方法を以下に記す. ・標題は「死亡診断書（死体検案書）」とあるうち不要なものを二重の横線で消す. この場合，選択の意味であり押印の必要はない. ・楷書で記載し，選択肢を選ぶ場合は該当する数字を○で囲む. ・夜の12時は「午前0時」，昼の12時は「午後0時」と記入する. ・書式欄内に記入した内容の訂正は，医師の氏名欄に押印がある場合は訂正箇所に訂正 ・印を押し，署名のみの場合は訂正の箇所に署名する. ・第三者による追記を避けるため，空欄には斜線を引く. ・生年月日が不詳の場合，年齢が推定できる場合は推定年齢にカッコを付して記入する.

医療文書の書き方の基本

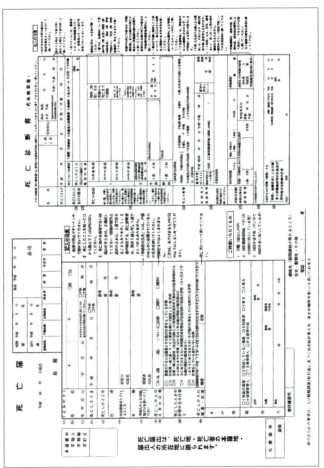

図1 本邦の死亡届・死亡診断書（死体検案書）

- 「死亡したとき」は，死亡確認時刻ではなく，死亡時刻を記入する．不明の場合でも分かる範囲で記入する．
- 死体検案によってできるだけ死亡時刻を推定し，時刻と余白に「(推定)」と記入する．
- 死亡年月もまったく不明の場合は，「時分」の右余白に「(不詳)」と記入する．
- 死亡した所の種別は，病院 (20 床以上)，診療所 (20 床未満)，老人保健施設，助産所，老人ホーム，自宅，その他から適切な選択肢を選んで番号に○を付ける．
- 傷病名は，医学界で通常用いられているものを楷書で明確に記入し，略語は避ける．
- I欄には最も死亡に影響を与えた傷病名を医学的因果関係の順番に記入する．① 直接の死亡の原因となった傷病名などを (ア) 欄に，(ア) 欄の原因となる傷病名などがあれば (イ) 欄に，(イ) 欄の原因となる傷病名などがあれば (ウ) 欄に記入する．
- 具体的な傷病名などがわからない場合は，「死亡の原因」欄に「詳細不明」または「不詳」と記入し，死因欄の空欄は避ける．
- II欄には直接には死因に関係していないが，I欄の傷病などの経過に影響を及ぼした傷病名などがあれば記入する．
- 発病 (発症) または受傷から死亡までの期間：I欄のア，イ，ウ，エ欄およびII欄に記入された傷病名などについて，それぞれ発病 (発症) または受傷から死亡までの期間を記入する．年，月，日などの単位で記入し，1日未満の場合は，時間，分で記入する．不明の場合は「不明」または「不詳」と記入し，空白は避ける．
- 手術：I欄およびII欄の傷病名などに関係のある手術についてのみ記入する．
- 解剖：解剖を実施した場合は，2 を○で囲み，I欄，II欄の傷病名などに関連のある解剖の主要所見 (病変の部位，性状，広がりなど) を記入する．
- 死因の種類：疾病と外因がともに死亡に影響している場合，医学的因果関係よりさかのぼって最も死亡に近い原因から判断する．直接死因が疾病であっても，直接死因に影響を及ぼした損傷などがあると判断される場合は，その損傷名などについても記載す

医療文書の書き方の基本

2

る．「病死および自然死」もしくは「外因死」のどちらかを判断できない場合は，「12 不詳の死」として取扱い，書式下部の「その他特に付言すべきことがら」欄に詳しく記入する．

- 外因死の追加事項欄：「死因の種類」欄で，2〜11 が○で囲まれている場合に記入する．「1 病死および自然死」の場合でも「死亡の原因」欄に損傷名などを記入した場合は，「外因死の追加事項」欄も外因の状況などを可能な限り具体的に記入する．
- その他特に付言すべき事柄：死因が不詳である場合の理由・状況の説明など説明を要する場合に記入する．
- 診断（検案）年月日：診断，検案のいずれか不要なものを二重の横線で消す．この場合，標題と同様に押印の必要はない．また住所を正確に記載する．
- 自筆で記載する場合に捺印は不要であるが，自筆文字の修正箇所がある場合は捺印が望ましい．ゴム印などで施設の住所・名称，自分の氏名を印字する場合は捺印が必要である．

■参考文献

❶日本糖尿病学会，編著．糖尿病専門医研修ガイドブック（改訂 6 版）．東京：診断と治療社；2014. p.323-6.
❷厚生労働省大臣官房統計情報部医政局．平成 27 年度版死亡診断書（死体検案書）記入マニュアル.

〈細川紗帆〉

3. 糖尿病診療の展望

1 ▶ 日本糖尿病学会のミッション

まとめ

- 日本糖尿病学会は，糖尿病患者数の減少と QOL の改善を目標としてアクションプラン（DREAMS）を設定し 5 年ごとに評価．2015 年に新たな第 3 次対糖尿病 5 カ年計画が提唱された．

❶日本糖尿病学会[1]
- 昭和 33 年に任意団体として設立．
- 昭和 60 年に社団法人　日本糖尿病学会となる．
- 糖尿病の成因と治療に関する学術研究活動や糖尿病治療環境の向上を目指している．
- 学術集会の開催，会誌「糖尿病」や「糖尿病治療のための食品交換表」などの発行を通じて糖尿病の正しい知識の普及に努めている．

❷糖尿病専門医
- 平成元年より，糖尿病治療の高度な知識と経験を有する専門医の育成を目指し，糖尿病専門医認定事業が開始された．
- 現在糖尿病患者数が約 950 万人に対し糖尿病専門医は約 4,500 人と不足している．

❸日本糖尿病療養指導士
- 糖尿病治療環境の向上やチーム医療の推進を目的に，日本糖尿病学会，日本糖尿病教育・看護学会，日本病態栄養学会の 3 団体が協力して平成 12 年に日本糖尿病療養指導士認定機構を設立．
- 看護師，管理栄養士，薬剤師，臨床検査技師，理学療法士などが対象．
- 現在，全国で約 18,900 名の糖尿病療養指導士がいる．

❹アクションプラン「DREAMS」
- 年々増加する糖尿病患者数および死亡者数を減少させるため以下 6 項目を 5 カ年のアクションプランとして 2010 年に提唱された．

①糖尿病の早期診断・早期治療体制の構築（Diagnosis and Care）
②研究の推進と人材の育成（Research to Cure）
③エビデンスの構築と普及（Evidence for Optimum Care）
④国際連携（Alliance for Diabetes）
⑤糖尿病予防（Mentoring Program for Prevention）
⑥糖尿病の抑制（Stop the DM）

- これまでに，下の表の①の実現のため診断基準を改訂し，糖尿病診断基準に関する調査検討委員会の活動により HbA1c の国際標準化を行った．②に関して日本癌学会，日本肝臓学会など他学会との連携推進を進め，③の実現に向け「糖尿病予防のための戦略研究」（J-DOIT3）など大規模臨床試験が多数実行されるようになった．
- これまでの成果および，今後の課題（肥満患者の増加，多様な合併症による健康寿命の短縮，医療費の増大，人材・疫学データの不足など）を念頭に以下の項目が第 3 次対糖尿病 5 カ年計画として第 58 回年次学術集会で発表された[1]．

①糖尿病先端研究の結実
②超高齢化社会に向けた基盤整備
③包括的データベースによるエビデンス構築
④将来の糖尿病対策を担う人材育成
⑤国民への啓発と情報発信

■参考文献
[1] 日本糖尿病協会. 第 3 次対糖尿病 5 カ年計画. http://www.jds.or.jp/common/fckeditor/editor/filemanager/connectors/php/transfer.php?file=/uid000025_706C616E5F3579656172735F3372642E706466

〈吉田瑛子〉

2 ▶ 日本糖尿病協会のミッション

まとめ

- 日本糖尿病協会は，患者・家族，医療機関，地域間の橋渡しを行い，包括的に患者の療養支援や知識の普及，啓発などに努めている団体である．

❶日本糖尿病協会

- 昭和36年に創立，平成25年から公益社団法人となった．
- 会員の患者と医療スタッフで作られた約1,600の糖尿病「友の会」と47都道府県糖尿病協会，および日本糖尿病協会が連携して以下の事業などを行う公益社団法人である．
  - 糖尿病の予防と療養についての正しい知識の普及啓発
  - 患者，家族と広く予備群の方々への療養支援
  - 国民の糖尿病の予防と健康増進のための調査研究
  - 国際糖尿病連合の一員として糖尿病の撲滅を目的とした国際交流
- 患者，医師，歯科医師，コメディカルスタッフ，市民・企業などで組織されている．
- 月刊誌「糖尿病ライフさかえ」，糖尿病療養指導のための「DM Ensemble」の発行．
- 糖尿病連携手帳，自己管理ノート，旅先での事故緊急時に役立つIDカードや英文カードの発行．
- 年次集会，糖尿病シンポジウム，糖尿病予防キャン

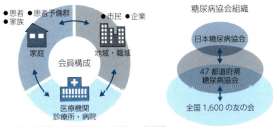

(日本糖尿病協会．日本糖尿病協会のご案内．http://www.nittokyo.or.jp/about/pdf/00_annai01.pdf❷より)

図1 三位一体の会員構成と全国に広がるネットワーク

ペーンといった啓発イベントの開催.
- 国連が定めた世界糖尿病デー（11月14日）に，糖尿病の予防や治療，療養を喚起するため全国各地の著名建築物などをシンボルカラーにライトアップする他，該当活動・講演会などを開催.
- その他，医療従事者向けの講習会（フットケア講習会，療養指導学術集会など）を行っている.

■参考文献

❶日本糖尿病学会, 編著. 糖尿病専門医研修ガイドブック（改訂第6版）. 東京: 診断と治療社; 2014.
❷日本糖尿病協会. 日本糖尿病協会のご案内. http://www.nittokyo.or.jp/about/pdf/00_annai01.pdf

〈吉田瑛子〉

3 ▶ 施設完結型チーム医療から 地域包括型チーム医療へ

まとめ

- 急性期から自宅療養まで切れ目なく適切な医療を提供できるように，施設完結型チーム医療から地域包括型チーム医療への見直しが行われている．

❶地域人口に合わせた医療提供体制の構築

- 若年者の多い都心では急性期疾患が多く，高齢者が多い地域では慢性疾患が多い．さらに人口が減る地域は患者数も減る傾向にある．
- 今後人口が減る地域に新規病院を開設することで，病院経営が困難な状況となり貴重な医療者をとどめてしまうことになりかねない．
- 今後は地域人口にあわせて医療機関の数や質を改める必要があると近年考えられている．
- また，これまでの入院偏重の医療により国民の社会保障負担増加につながっていることも問題である．
- 少子高齢化が進む現在の日本の状況を踏まえ，これまでの入院偏重の医療を改め，地域ごとに人口動態に合わせた医療提供体制の再編が進められている．

- 2006年第5次医療法改正において医療計画制度の見直しが行われた．
- 医療機能の分化・連携を推進することにより，急性期から回復期，在宅療養に至るまで地域全体で切れ目なく必要な医療が提供される地域完結型医療が推進された．
  以下が主な記載事項
- 4疾病5事業に係る目標，医療連携体制および住民への情報提供推進策．
  → 4つの疾病（がん，脳卒中，急性心筋梗塞，糖尿病）と，5つの事業（救急医療，災害時における医療，へき地医療，周産期医療，小児医療）ごとに必要な医療機能と各医療機能を担う医療機関の名称を医療計画に記載し，地域の医療体制を構築する．
  これをわかりやすく示すことで住民や患者が地域の医療機能を理解することを目的とする
- 居宅などにおける医療の確保．
- 医師，看護師などの医療従事者の確保．
- 医療安全の確保．
- 2次医療圏，3次医療圏の設定．

→2次医療圏とは一般の入院に係る医療を提供する地域, 3次医療圏とは特殊な医療(広範囲熱傷, 指趾切断, 急性中毒など専門性の高い救急医療, アブレーションや腎移植など先進的技術を必要とする医療)を提供する地域のこと.
・基準病床数の算定.
→医療圏ごとの病床数を算定することで, それを超えて病床数が増加することを抑制するための基準となるもの.
基準病床数制度により, 病床の整備を病床過剰地域から非過剰地域へ誘導し, 病院・病床の地域偏在を是正することを目的とする

(厚生労働省ホームページより引用)

❷病診連携および医療介護連携地域連携の重要性

- 2012年時点で推定糖尿病人口は約950万人であるのに対し, 糖尿病専門医は約4,500人と不足している.
- 今後, 高齢化社会が進み, さらに糖尿病人口は増加すると予想され, 専門施設での糖尿病治療を受けた後の在宅療養に関しては, 診療所の非専門医やコメディカルの協力が不可欠である(図1).
- また, 少子高齢化に伴う独居の高齢患者, もしくは老老介護を余儀なくされる患者・家族も増加しており, 在宅療養においては, 各地域の医療介護支援の必要性が増している.
- 一方で, 新規糖尿病治療薬の開発も進み, 治療は複雑化し療養指導の専門化も進んでいる.
- 以上のことから, 今後は各地域の実情に則して認定される地域療養指導士(CDEL)などの介入を交えて専門病院と提携し(図1), 各方面から患者・家

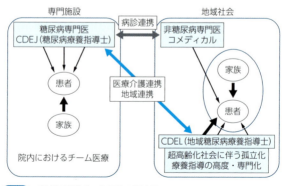

図1 地域包括型チーム医療の概略図

族の在宅療養を支援するような，地域包括型医療の
提供が重要となる．

■参考文献

1. 日本糖尿病学会，編著. 糖尿病専門医研修ガイドブック（改訂第 6 版）. 東京: 診断と治療社; 2014.
2. 日本糖尿病学会，編著. 糖尿病治療ガイド 2014-2015. 東京: 文光社; 2014.

〈吉田瑛子〉

付録

1. 患者の病態把握　チェックポイント

問診

【現病歴】
□健康診断や人間ドックなどの受診歴　□糖尿病発症・診断時期　□自覚症状の有無
□糖尿病と診断されてからの通院歴および治療歴（食事・運動療法，薬物療法の内容，HbA1cの推移など）

【既往歴】
□代謝疾患（高血圧症，脂質異常症など），合併症（虚血性心疾患，脳血管障害など）
□悪性腫瘍　□内分泌疾患（甲状腺疾患，副腎疾患など）
□肝疾患，膵疾患　□腹部手術
□【女性患者】妊娠・出産歴，児の出生時体重，妊娠糖尿病

【家族歴】
□血縁者の糖尿病治療内容（経口血糖降下薬，インスリン製剤かなど）
□合併症〔神経障害，網膜症，糖尿病性腎症（透析の有無），虚血性心疾患，脳血管障害，末梢動脈疾患の有無〕
□糖尿病以外の代謝系疾患（高血圧，脂質異常症など）

【生活習慣】
□食事内容（調理者，食事回数，時間帯など）　□運動習慣　□嗜好歴（喫煙，飲酒）
□家族構成（同居人の有無，キーパーソンの確認）
□【特に高齢者】普段のADL（歩行，排泄に介助が必要かなど）
□【特に高齢者】介護保険の申請の有無および認定区分やサービスの内容

【薬剤歴】
□現在治療中の疾患に対する薬剤の処方内容および変更内容など
□血糖コントロールの悪化をきたし得る薬剤（ステロイド，インターフェロン，一部の向精神病薬など）の使用歴

【体重歴】
□20歳時の体重　□最大体重　□直近の体重変化

【職業歴】
□職業内容（デスクワークが中心の軽い労作か，力仕事が多い重い労作かなど）
□車の運転や高所作業などの有無
□職場の環境変化の有無

身体診察（一般内科所見に関しては一部割愛）

□バイタル
　　意識状態，血圧，脈拍，呼吸数，体温，身長，体重，BMI，腹囲
□頭頸部　眼瞼結膜の貧血，眼球結膜の黄染，口腔内の乾燥，齲歯，歯周病
　　甲状腺腫大，頸動脈血管雑音
　　先端巨大症様顔貌（眉弓部の膨隆，鼻・口唇の肥大，下顎の突出など）
□胸部〜腹部
　　胸部：肺雑音および心雑音
　　腹部：肝脾腫の触知，腸蠕動音の亢進・減弱
　　耐糖能異常をきたし得る病態に特徴的な身体所見，硬結，腎動脈の血管雑音
□四肢
　　筋萎縮（拇指球筋など），関節の変形や指趾の拘縮（hammer toeや外反母趾など），足背動脈や後脛骨動脈の触知，潰瘍や足白癬，下腿浮腫
□神経障害
　　脳神経（瞳孔検査，眼球運動など），運動神経：麻痺の有無
　　知覚：圧触覚，振動覚など
　　腱反射（上腕二頭筋反射，上腕三頭筋反射，腕橈骨筋反射，膝蓋腱反射，アキレス腱反射），
　　起立性低血圧の有無

検査（一般項目に関しては一部割愛）

【血液検査】
□血糖値（空腹時，食後2時間後），HbA1c，グリコアルブミン（GA），インスリン（インスリン治療中の患者は測定の有用性に乏しい），C-ペプチド，抗GAD抗体

内分泌疾患スクリーニングが望ましい症例や2次性高血圧症が疑われる症例では，甲状腺ホルモン，副腎皮質・髄質ホルモンおよび下垂体ホルモンなどの測定を追加する

【尿検査】
□尿中微量アルブミンおよび尿蛋白測定（随時および蓄尿）
尿糖，尿潜血，尿ケトン体の有無の確認
画像検査およびその他の検査（各々症例に合わせて検討）
□胸部X線，腹部X線
□（心機能評価）心電図，運動負荷心電図，心エコー，心筋シンチグラフィー
□（動脈硬化評価）血圧脈波検査，頸動脈エコー
□（神経障害評価）神経伝導速度，心拍変動測定（CV$_{R-R}$）
□（悪性腫瘍スクリーニング）腹部エコー，腹部CT，便潜血検査，内視鏡検査など
□（脳血管性認知症や脳梗塞が疑われる場合など）頭部CT，頭部MRI

〈小西裕美〉

2. 経口血糖降下薬一覧　（代表的な薬剤のみ抜粋，各薬剤の詳細は本文該当項目参照）

		一般名 （代表商品名）	主な適応	用法・用量
インスリン抵抗性改善系	BG薬	メトホルミン塩酸塩 （メトグルコ錠® 250・500 mg）	インスリン抵抗性型（特に肥満症例）	500 mg/日より開始．1日2〜3回，食直前または食後．維持 750〜1,500 mg/日．最大 2,250 mg/日．
	TZD薬	ピオグリタゾン塩酸塩 （アクトス錠® 15・30 mg）	インスリン抵抗性型（肥満，浮腫が顕著でない症例）	1回 15〜30 mg，1日1回朝食前または後．最大 45 mg/回．※インスリン使用時は1回15 mgから開始し最大 30 mg/回．
インスリン分泌促進系	SU薬	第2世代：グリベンクラミド （オイグルコン錠®，ダオニール錠® 1.25・2.5 mg）	インスリン分泌低下型（空腹時高血糖が目立つ症例）	1.25〜2.5 mg/日，1日1〜2回，朝または朝夕，食前または食後．最大 10 mg/日．
		第2世代：グリクラジド （グリミクロン®RHA 20 mg，グリミクロン® 40 mg）		40 mg/日より開始．1日1〜2回，朝または朝夕，食前または食後．維持 40〜120 mg/日．最大 160 mg/日．
		第3世代：グリメピリド （アマリール®錠 0.5・1・3 mg）		0.5〜1 mg/日より開始．1日1〜2回，朝または朝夕，食前または食後．維持 1〜4 mg/日．最大 6 mg/日．
	グリニド薬	ナテグリニド （ファスティック®錠，スターシス®錠 30・90 mg）	インスリン分泌低下型（食後高血糖が目立つ症例）	1回 90 mg，1日3回，毎食直前．最大 120 mg/回．
		ミチグリニドカルシウム水和物 （グルファスト®錠 5・10 mg）		1回 10 mg，1日3回，毎食直前．
		レパグリニド （シュアポスト®錠 0.25・0.5 mg）		1回 0.25 mg，1日3回，毎食直前．維持：1回 0.25〜0.5 mg．最大 1 mg/回．
	DPP-4阻害薬	シタグリプチンリン酸塩水和物 （ジャヌビア®錠，グラクティブ®錠 12.5・25・50・100 mg）	空腹時および食後高血糖を認めるインスリン分泌が比較的保たれている症例	1回 50〜100 mg，1日1回．最大 100 mg．30≦Ccr<50：1回 25 mg，1日1回．最大 50 mg/回．Ccr<30：1回 12.5 mg，1日1回．最大 25 mg/回．
		リナグリプチン （トラゼンタ®錠 5 mg）		1回 5 mg，1日1回．

		一般名 (代表商品名)	主な適応	用法・用量
インスリン分泌促進系	DPP-4 阻害薬	テネリグリプチン (テネリア®錠 20 mg)		1 回 20 mg, 1 日 1 回. 最大 40 mg/回.
		ビルダグリプチン (エクア®錠 50 mg)		1 回 50 mg, 1 日 1~2 回, 朝または朝夕. 中等度以上の腎機能障害, 末期腎 不全: 1 回 50 mg 1 日 1 回に減 量を検討する.
		アログリプチン (ネシーナ®錠 6.25・ 12.5・25 mg)		1 回 25 mg, 1 日 1 回. 30≦Ccr<50: 1 回 12.5 mg, 1 日 1 回. Ccr<30: 1 回 6.25 mg, 1 日 1 回.
		アナグリプチン (スイニー®錠 100 mg)		1 回 100 mg, 1 日 2 回, 朝夕. 最大 200 mg/回. 重度腎障害, 末期腎不全: 1 回 100 mg, 1 日 1 回.
		サキサグリプチン (オングリザ®錠 2.5・5 mg)	空腹時および食 後高血糖を認め るインスリン分 泌が比較的保た れている症例	1 回 5 mg, 1 日 1 回. 中等度以上の腎機能障害: 1 回 2.5 mg, 1 日 1 回.
		トレラグリプチン (ザファテック®錠 50・100 mg)		1 回 100 mg, 週 1 回. 中等度以上の腎機能障害: 1 回 50 mg, 週 1 回. ※週 1 回内服の DPP-4 阻害薬
糖吸収・排泄調節系	αグルコシダーゼ阻害薬	ボグリボース (ベイスン®錠 0.2・0.3 mg)	食後高血糖が目 立つ症例	1 回 0.2 mg, 1 日 3 回, 毎食直前. 最大 0.3 mg/回.
		アカルボース (グルコバイ®錠 50・100 mg)		1 回 50 mg, 1 日 3 回, 毎食直前. 最大 100 mg/回.
		ミグリトール (セイブル®錠 25・50・75 mg)		1 回 50 mg, 1 日 3 回, 毎食直前. 最大 75 mg/回.
	SGLT2阻害薬	イプラグリフロジン (スーグラ®錠 25・ 50 mg)	比較的若年の肥 満症例	1 回 50 mg, 1 日 1 回朝食前 または朝食後. 最大 100 mg/回.
		ダパグリフロジン (フォシーガ®錠 5・10 mg)		1 回 5 mg, 1 日 1 回. 最大 10 mg/回.
		トホグリフロジン (アプルウェイ®錠/デ ベルザ®錠 20 mg)		1 回 20 mg, 1 日 1 回朝食前 または朝食後.

2 経口血糖降下薬一覧

	一般名 (代表商品名)	主な適応	用法・用量
糖吸収・排泄調節系 / SGLT2阻害薬	ルセオグリフロジン (ルセフィ® 2.5・5 mg)	比較的若年の肥満症例	1回2.5 mg, 1日1回朝食前または朝食後. 最大5 mg/回.
	カナグリフロジン (カナグル®錠 100 mg)		1回100 mg, 1日1回, 朝食前または朝食後.
	エンパグリフロジン (ジャディアンス®錠 10 mg・25 mg)		1回10 mg, 1日1回, 朝食前または朝食後. 最大25 mg/回.
配合剤	ピオグリタゾン塩酸塩/メトホルミン塩酸塩配合錠 (メタクト®配合錠LD (15 mg/500 mg)/HD (30 mg/500 mg))	合剤にすることで, 服薬アドヒアランスの向上が期待できる症例(各薬剤の適応は, 各単剤の項目参照)	1回1錠, 1日1回, 朝食後.
	ピオグリタゾン塩酸塩/グリメピリド配合錠 (ソニアス®配合錠LD (15 mg/1 mg)/HD (30 mg/3 mg))		1回1錠, 1日1回, 朝食前または朝食後.
	アログリプチン安息香酸塩/ピオグリタゾン塩酸塩配合錠 (リオベル®配合錠LD (25 mg/15 mg)/HD (25 mg/30 mg))		1回1錠, 1日1回, 朝食前または朝食後. 中等度以上の腎機能障害に対しては, 本剤は使用せず各単剤を使用する.
	ミチグリニドカルシウム水和物/ボグリボース配合錠 (グルベス®配合錠)		1回1錠, 1日3回, 毎食直前.

〈小西裕美〉

3. インスリン製剤早見表

表1　インスリン製剤早見表

製品名/製造販売元		一般名	(総単位数/内容量)	作用発現時間	最大作用時間	作用持続時間	性状(結晶性%)	pH	識別色
■超速効型インスリンアナログ製剤									
ノボラピッド®注フレックスタッチ®	k	インスリンアスパルト	(300単位/3mL)	10〜20分	1〜3時間	3〜5時間	無色澄明の液	7.2〜7.8	オレンジ
ノボラピッド®注フレックスペン®	c								
ノボラピッド®注イノレット®	v								
ノボラピッド®注ペンフィル®	k		(1000単位/10mL)						
ノボラピッド®注 10C 単位/mL	c								
ヒューマログ®注ミリオペン®	v	インスリンリスプロ	(300単位/3mL)	15分未満	0.5〜1.5時間	3〜5時間	無色澄明の液	7.0〜7.8	赤紫色
ヒューマログ®注カート®	k		(1000単位/10mL)						
ヒューマログ®注 100 単位/mL	c								
アピドラ®注ソロスター®	v	インスリングルリジン	(300単位/3mL)	15分未満	0.5〜1.5時間	3〜5時間	無色澄明の液	7.0〜7.8	
アピドラ®注カート®	k		(1000単位/10mL)						
アピドラ®注 100 単位/mL	c								

表1 インスリン製剤早見表（つづき）

製品名/製造販売元		一般名	（総単位数/内容量）	作用発現時間	最大作用時間	作用持続時間	性状（結晶性%）	pH	識別色
■速効型ヒトインスリン製剤									
ノボリン®R注フレックスペン®	k	生合成ヒト中性インスリン	（300単位/3mL）	約30分	1~3時間	約8時間	無色澄明の液	7.0~7.8	黄色
ノボリン®R注100単位/mL	v		（1000単位/10mL）						
ヒューマリン®R注ミリオペン®	k	ヒトインスリン	（300単位/3mL）	30分~1時間	1~3時間	5~7時間	無色澄明の液	7.0~7.8	黄色
ヒューマリン®R注カート	c		（300単位/3mL）						
ヒューマリン®R注100単位/mL	v		（1000単位/10mL）						
■持効型溶解インスリンアナログ製剤									
トレシーバ®注フレックスタッチ®	k	インスリンデグルデク	（300単位/3mL）	該当なし（定常状態）*1	明らかなピークなし	>42時間*2	無色澄明の液	7.2~8.0	若草色
トレシーバ®注ペンフィル®	c								
レベミル®注フレックスペン®	k	インスリンデテミル	（300単位/3mL）	約1時間	3~14時間	約24時間	無色澄明の液	7.2~7.6	グリーン
レベミル®注イノレット®	k								
レベミル®注ペンフィル®	c								
ランタス®注ソロスター®	k	インスリングラルギン	（300単位/3mL）	1~2時間	明らかなピークなし	約24時間	無色澄明の液	3.5~4.5	
ランタス®注カート	c								
ランタス®注100単位/mL	v		（1000単位/10mL）						

表1 インスリン製剤早見表 (つづき)

製品名/製造販売元		一般名	(総単位数/内容量)	作用発現時間	最大作用時間	作用持続時間	性状(結晶化%)	pH	識別色
インスリングラルギンBS注ミリオペン®®	k	インスリングラルギン	(300単位/3mL)	1~2時間	明らかなピークなし	約24時間	無色澄明の液	3.5~4.5	うぐいす色
インスリングラルギンBS注カート	c	[バイオ後発品]	(300単位/3mL)						
■中間型インスリンアナログ製剤									
ヒューマログ®N注ミリオペン®	k	中間型インスリンリスプロ	(300単位/3mL)	30分~1時間	2~6時間	18~24時間	白色の懸濁液(結晶性)	7.0~7.8	緑色
ヒューマログ®N注カート	c		(300単位/3mL)						
■中間型ヒトインスリン製剤									
ノボリン®N注フレックスペン®	k	生合成ヒトイソフェンインスリン	(300単位/3mL)	約1.5時間	4~12時間	約24時間	白色の懸濁液(結晶性)	6.9~7.5	黄緑
ヒューマリン®N注ミリオペン®	k	ヒトイソフェンインスリン	(300単位/3mL)	1~3時間	8~10時間	18~24時間	白色の懸濁液(結晶性)	7.0~7.5	黄緑
ヒューマリン®N注カート	c								
ヒューマリン®N注 10C単位/mL	v								
■混合型インスリンアナログ製剤									
ヒューマログ®ミックス25注ミリオペン®	k	インスリンリスプロ混合製剤-25	(300単位/3mL)	15分未満	0.5~6時間	18~24時間	白色の懸濁液(結晶性-75%)	7.0~7.8	黄色
ヒューマログ®ミックス25注カート	c								

表1 インスリン製剤早見表 (つづき)

製品名/製造販売元		一般名	(総単位数/内容量)	作用発現時間	最大作用時間	作用持続時間	性状(結晶性%)	pH	識別色
ノボラピッド®30ミックス注フレックスペン®	k	二相性プロタミン結晶性インスリンアスパルト	(300単位/3mL)	10~20分	1~4時間	約24時間	白色の懸濁液(結晶性-70%)	7.2~7.44	ロイヤルブルー
ノボラピッド®30ミックス注ペンフィル®	c	二相性プロタミン結晶性インスリンアスパルト	(300単位/3mL)	10~20分	1~4時間	約24時間	白色の懸濁液(結晶性-70%)		
ノボラピッド®50ミックス注フレックスペン®	k	二相性プロタミン結晶性インスリンアスパルト	(300単位/3mL)	10~20分	1~4時間	約24時間	白色の懸濁液(結晶性-50%)	7.1~7.44	ピンク
ヒューマログ®ミックス50注ミリオペン®	k	インスリンリスプロ混合製剤-50	(300単位/3mL)	15分未満	0.5~4時間	18~24時間	白色の懸濁液(結晶性-50%)	7.0~7.8	赤色
ヒューマログ®ミックス50注カート®	c	インスリンリスプロ混合製剤-50	(300単位/3mL)	15分未満	0.5~4時間	18~24時間	白色の懸濁液(結晶性-50%)		
ノボラピッド®70ミックス注フレックスペン®	k	二相性プロタミン結晶性インスリンアスパルト	(300単位/3mL)	10~20分	1~4時間	約24時間	白色の懸濁液(結晶性-30%)	7.1~7.44	ベージュ

■混合型ヒトインスリン製剤

製品名/製造販売元		一般名	(総単位数/内容量)	作用発現時間	最大作用時間	作用持続時間	性状(結晶性%)	pH	識別色
ノボリン®30R注フレックスペン® イノレット®30R注	k	生合成ヒト二相性イソフェンインスリン	(300単位/3mL)	約30分	2~8時間	約24時間	白色の懸濁液(結晶性-70%)	6.9~7.5	茶色

表1 インスリン製剤早見表（つづき）

製品名/製造販売元		一般名	(総単位数/内容量)	作用発現時間	最大作用時間	作用持続時間	性状（結晶性%）	pH	識別色
ヒューマリン®3/7 注ミリオペン®	k	ヒト二相性インスフェンインスリン	(300単位/3mL)	30分～1時間	2～12時間	18～24時間	白色の懸濁液（結晶性-70%）	7.0～7.8	茶色
ヒューマリン®3/7 注カート	c								
ヒューマリン®3/7 注100単位/mL	v		(1000単位/10mL)						

*1: 定常状態において作用が持続するため
*2: ユーカシアンと日本人のＩ型糖尿病患者における薬物動態プロファイルに基づいて外挿
K: プレフィルド/キット製剤
C: カートリッジ製剤
V: バイアル製剤
（日本糖尿病学会．編著．糖尿病専門医研修ガイドブック（改訂第6版）東京：診断と治療社：2014. p.238-9 より）

〈富樫 優〉

4. GLP-1 受容体作動薬一覧

一般名	エキセナチド BID	リキシセナチド	リラグルチド	エキセナチド QW	デュラグルチド
商品名	バイエッタ®	リキスミア®	ビクトーザ®	ビデュリオン®	トルリシティ®
作用型	短時間作用型			長時間作用型	
投与量	10〜20 μg/日	10〜20 μg/日	0.3〜 0.9 mg/日	2 mg/週	0.75 mg/週
半減期	2〜3	2〜3	11〜15	95 時間	90 時間
投与頻度	1 日 2 回	1 日 1 回	1 日 1 回	週 1 回	週 1 回
投与タイミング	朝・夕食前	朝食前	任意	任意	任意
空腹時血糖	↓	↓	↓	↓	↓
食後血糖	↓↓	↓↓	↓	↓	↓
消化器症状	＋＋	＋＋	＋	＋	＋
代謝・排泄	腎代謝・腎排泄	一般的なタンパク異化経路により分解	DPP-4 および中性エンドペプチダーゼにより代謝	腎代謝・腎排泄	一般的なタンパク異化経路により分解
胃内容排泄遅延	＋	＋	＋/−	＋/−	＋/−
末期腎不全での使用	×	×	○	×	○
併用認可薬	SU, BG, TZD	SU, BG 基礎インスリン	すべての経口血糖降下薬, 追加・基礎インスリン	SU, BG, TZD	すべての経口血糖降下薬, 追加・基礎インスリン

BID=1 日 2 回投与, QW=週 1 回投与, SU=スルホニル尿素薬, BG=ビグアナイド薬, TZD=チアゾリジン薬
(Lund A, et al. Eur J Intern Med. 2014; 25: 407-14 [1] より)

■参考文献

[1] Lund A, Knop FK, Vilsbøll T. Glucagon-like peptide-1 receptor agonists for the treatment of type 2 diabetes: differences and similarities. Eur J Intern Med. 2014; 25: 407-14.

〈近藤義宣〉

索引

■あ行

アキレス腱反射	79, 133
悪性外耳道炎	108
悪性腫瘍	196
悪玉アディポカイン	26
圧触覚	134
アディポカイン	25
アディポサイトカイン	37, 100
アディポネクチン	25, 38, 100
アテローム血栓性脳梗塞	98
アテローム性変化	95
アミリン遺伝子異常	51
アルコール	173
アルツハイマー病	114, 320
アンドロゲン	35, 36
遺伝子異常	50
院外処方箋	371
インクレチン	16, 223
インスリン	77
インスリン・C ペプチド	136
インスリン依存状態	148
インスリン遺伝子異常	51
インスリン自己注射	233
インスリン受容体遺伝子異常	52
インスリン製剤	231
インスリン抵抗性	15, 204, 205, 263, 308
インスリン非依存状態	146
インスリン分泌指数	74
インスリン分泌不全	14
インスリンポンプ	237
インスリン療法	156
インターフェロン	57
院内処方箋	371
ウォーキング	190
うつ病	116, 323
運動指導	192
運動習慣	122
運動負荷試験	185
運動療法	151, 192
栄養バランス	149
易感染性	103, 108
エキセナチド	165, 166
エキセナチド QW	251
エストロゲン-ER 系	34
炎症性サイトカイン	205

■か行

カートリッジ式	234
カーボカウント	173, 181
外食	178
菓子	176
下垂体機能	27
下垂体疾患	27
家族歴	120, 121
学会発表	359
褐色細胞腫	32, 277
合併症	192
粥状動脈硬化	95
過量投与	257
加齢性性腺機能低下症候群	318
肝・腎・心・循環障害	153
肝疾患	56
間食	177
緩徐進行 1 型糖尿病	62
冠動脈疾患	95
既往歴	120
気腫性腎盂腎炎	108
気腫性胆嚢炎	108
技術移転	351
喫煙	196
急性心筋梗塞	95
強化インスリン療法	159
胸腹部 X 線検査	141
虚血性心疾患	95
起立性低血圧	134
グラム陰性嫌気性菌	106

407

グリコアルブミン	71, 136
グリニド薬	212
グルカゴン	17
グルカゴン負荷試験	77
グルココルチコイド	57
グレリン	41
経口血糖降下薬	162
頸動脈エコー	81, 141
頸動脈血管雑音	128
血圧管理	305
血液検査	136
結果予期	346
血球検査	137
血糖コントロール	306
血糖値	136
ケトン体分画	136
限局性神経障害	85
原発性アルドステロン症	32, 277
現病歴	120
減量手術	267
抗 GAD 抗体	59, 60, 64, 67
後脛骨動脈	131
高血圧	269, 273
抗血小板療法	306
高血糖緊急症	82
高血糖高浸透圧症候群	82
口臭	106
甲状腺	127
甲状腺機能亢進症	30
甲状腺ホルモン	31
抗精神病薬	57
抗体産生	257
高プロラクチン血症	28
効力予期	346
高齢者	64
高齢者糖尿病	320
呼吸器感染症	315
コリンエステラーゼ阻害薬	320
混合型	231

■さ行

サイアザイド系利尿薬	
	228, 229, 272
最終目標	3

細小血管障害	193
サルコペニア	64, 65, 256, 257
酸化ストレス	88, 100, 205, 308
三大栄養素	169
嗜好飲料	176
持効型インスリン製剤	3
持効型溶解	158
持効型溶解インスリン製剤	232
嗜好歴	122
自己血糖測定	239
自己抗体	138
自己効力	346, 348
脂質治療	306
歯周病	106, 312
システムレビュー	361
持続血糖モニター	72
持続陽圧呼吸療法	208
死体検案書	383
シックデイ	246, 289, 314
シックデイ・ルール	245, 375
自転車エルゴメーター	186
死亡診断書	383
脂肪摂取	171
シャルコー足変形	299
週 1 回製剤	250
周産期合併症	333
重症感染症	153
手術前後	153
腫瘍マーカー	138
小児	66
情報提供書	377
症例プレゼンテーション	358
症例報告	359
食塩	171
職業歴	123
食後高血糖	19
食事回数	172
食事バランスガイド	174
食事療法	149
食品交換表	173
食物繊維	171
触覚検査	80
処方箋	369, 370
書類作成	358

自律神経障害	103, 291
腎盂腎炎	315
心エコー検査	141
真菌性膀胱炎	108
神経因性膀胱	315
神経伝導検査	142
腎症	296, 297, 380
新生児糖尿病	67
心臓足首血管指数	81
心電図検査	141
振動覚	80, 94, 134
診療録	363
膵移植	168
膵炎・膵腫瘍	257
膵外分泌疾患	56
膵島移植	168
膵島自己抗体の測定	67
水分摂取	191
睡眠維持困難	202
睡眠時無呼吸症候群	202, 203, 277
睡眠障害	202
スタチン	284
ステロイド	228, 229
ストレス	345
スライディングスケール	235
スルホニル尿素薬	209
生化学検査	136
生活習慣	122
成人 GH 分泌不全症	28
精神疾患	116
青壮期	62
成長ホルモン	31
性ホルモン	31
責任インスリン方式	236
セチリスタット	265
摂取エネルギーの設定	170
絶対的適応	156
セルフケア	345
前脛骨部萎縮色素斑	104, 310
潜在性甲状腺機能亢進症	30
選択的セロトニン再取り込み 阻害薬	323
先端巨大症	27
先天奇形	329

創傷治癒遅延	94
相対的適応	158
足潰瘍	93, 300
足関節上腕血圧比	81
足趾変形	299
足背動脈	
足白癬	94
足変形	299
速効型	158
速効型インスリン製剤	231
ソフトドリンクケトーシス	82

■た行

退院サマリー	366, 367, 375
代謝障害	103
体重歴/肥満歴	123
対称性多発神経障害	85
耐糖能異常	137
大量飲酒者	153
短時間作用型 GLP-1-RA	247, 248
男女差	9
炭水化物摂取	171
胆道感染症	316
蛋白質摂取	171
チアゾリジン	220
地域医療連携	350
地域包括型チーム医療	391, 392
地域連携クリティカルパス	350
チーム医療	338
チームリーダー	342
遅延性低血糖	192
中間型インスリン製剤	158, 231
中食	178
長時間作用型 GLP-1-RA	247, 248, 254
超速効型インスリン製剤	158, 231
治療方法	146
低血糖	83, 209, 243, 257
テストステロン	35
テストステロン-AR 系	34
デュラグルチド	165, 251
糖質制限	180
糖代謝異常	68
糖尿病合併妊娠	54, 68, 325

索引

糖尿病患者の死因	12
糖尿病腎症	91, 296, 328
糖尿病性壊疽	104
糖尿病性潰瘍	104
糖尿病性ケトアシドーシス	82
糖尿病性紅潮	104, 311
糖尿病性神経障害	202
糖尿病性水疱	104, 310
糖尿病性足感染症	315
糖尿病性浮腫性硬化症	104, 310
糖尿病足感染症	108
糖尿病足病変	93, 299
糖尿病網膜症	88, 293, 327
糖尿病有病率調査	6, 7, 10
糖尿病療養指導士	339
トレッドミル	186

■な行

内臓脂肪型肥満	260
内分泌疾患	56
ニコチン依存症	199
二相性/混合型	158
日本糖尿病学会	387
日本糖尿病協会	389
入院時診療計画書	372
乳酸アシドーシス	
	83, 216, 217, 288
入眠困難	202
尿ケトン体	140
尿検査	139
尿蛋白	139
尿中Cペプチド	140
尿中アルブミン	139
尿沈渣	140
尿糖	139, 226
尿路感染症	315
妊娠・出産歴	68, 120, 327
妊娠管理	331
妊娠中毒症	329
妊娠糖尿病	53, 325
認知行動療法	208
認知症	114, 320
認知症早期発見	115
認知症発症予防	115

年齢	9
脳血管障害	98
脳血管性認知症	114
脳梗塞	305
脳卒中	305

■は行

バイエッタ®	168
バイタルサイン	125
配布資料	359
ビグアナイド薬	216
ビクトーザ®	166
ビデュリオン®	166
皮膚感染症	105, 311
皮膚掻痒症	104, 311
皮膚病変	103
肥満症	260
びまん性狭窄	303
病診連携	340
微量アルブミン尿	303
頻回注射法	235
負荷後Cペプチドインデックス	253
腹囲	126
副腎皮質ホルモン	31
福田分類	294
腹部エコー検査	141
フットケア	299
ブリンクマン指数	199
プレゼンテーション	360, 362
プロブレムリスト	361
併診状	382
ペン型注射器	234
包括的管理	302, 304
勃起障害	110
ポリオール系代謝	89

■ま行

末梢血流障害	103
末梢循環障害	94, 108
末梢神経障害	380
麻薬処方箋	369
マルチプルリスクファクター	
	304
慢性高血糖	2

慢性腎臓病	296
ミトコンドリア糖尿病	51
脈波伝播速度	81
ムコール真菌症	108
無酸素運動	182, 308
無痛性心筋虚血	96
メタボリックシンドローム	22, 62, 302
メトホルミン	216, 217, 218
網膜症	380
モノフィラメント	94
問題志向型システム方式	363

■や行

薬剤溶出ステント	303
薬剤歴	123
薬物治療	207
有酸素運動	182, 187
有痛性神経障害	291
有病者数	6

■ら行

リキセナチド	165
リキスミア®	166
リシセナチド	166
利尿薬	272
リポイド類壊死症	104, 310
リラグルチド	165, 166
レジスタンス運動	187
レジスタンストレーニング	308
レプチン	26, 31, 38, 40
連携パス	352

■A・B・C

α-グルコシダーゼ阻害薬（α-GI）	214
α遮断薬	272
ABI	142
ACCORD-BP	269
ACCORD試験	302
ACE阻害薬/アンジオテンシンII受容体拮抗薬：ARB	271
acute coronary syndrome:ACS	95

acute myocardial infarction:AMI	95
AGEs	89
ankle-brachial pressure index:ABI	81
β遮断薬	272
basal-supported prandial GLP-1 RA therapy：BPT療法	166
BMI	125
cardio ankle vascular index:CAVI	81
Ca拮抗薬	271
chronic kidney disease: CKD	296
continuous glucose monitoring:CGM	72
CT	142
Cushing症候群	33, 129, 277
Cushing病	28
CV_{R-R}	80, 142
Cペプチド	76
Cペプチドインデックス	253

■D・E・G・H

Davis分類	293
DKA	226
ED	110
GCS	125
gestational diabetes mellitus:GDM	68, 325
GLP-1	41, 223, 224
GLP-1受容体作動薬	165, 252, 264, 265, 320
glycemic index: GI	180
HbA1c	70, 136
HOMA-IR	77
HOMA-β	77

■I・J・K・L・M・N

IL-6	38
insulinoma-associated antigen 2抗体	67
JCS	125
JDCS	95
Kussmaul	125

late-onset hypogonadism:	
LOH	318
MCP-1	39
MIDD	63
MODY	51, 63
MRA	142
MRI	142
NAFIC score	101
NAFLD	100, 308
NASH	100, 308
NMDA 受容体拮抗薬	320

■P・Q・S・T・U・V

PDE (phosphodiesterase)-5 阻害薬	317
peroxisome proliferator-activated receptor γ : PPARγ	220
post-treatment painful neuropathy	86, 290
PPARγ	221
pulse wave velocity: PWV	81, 142
quality of life: QOL	110

SGLT2 阻害薬	226, 264, 265
silent myocardium ischemia:	
SMI	96
SMBG	70
TNF-α	38, 312
two hit theory	100
UKPDS	95
VEGF	89

■数字

1, 5-AG (1,5-アンヒドログルシトール)	71
1 型糖尿病	43, 45
1 次予防	278
1 次予防試験	280, 282
2 型糖尿病	43, 48
2 次性高血圧	276
2 次予防	278
2 次予防試験	280, 282
Ⅳ型コラーゲン 7S	101
50 g グルコースチャレンジテスト	68
75 g 経口ブドウ糖負荷試験	59, 66, 73

糖尿病グリーンノート   ©

発　行	2016 年 10 月 20 日　初版 1 刷
編著者	寺　内　康　夫
発行者	株式会社　　　中外医学社
	代表取締役　　青　木　　滋
	〒 162-0805　東京都新宿区矢来町 62
	電　話　　（03）3268-2701 （代）
	振替口座　　00190-1-98814 番

印刷・製本/横山印刷㈱ 　　　　　　　　〈HI・SI〉・
ISBN978-4-498-12370-0 　　　　　　　Printed in Japan

JCOPY ＜(社)出版者著作権管理機構 委託出版物＞

本書の無断複写は著作権法上での例外を除き禁じられています.
複写される場合は，そのつど事前に，(社)出版者著作権管理機構
（電話 03-3513-6969, FAX 03-3513-6979, e-mail: info@jcopy.
or.jp）の許諾を得てください.